放射医学技术（士）资格考试
全真模拟试卷与解析

模拟试卷（一）

中国健康传媒集团
中国医药科技出版社

基础知识

一、单选题：以下每道考题有五个备选答案，请从中选择一个最佳答案。

1. 关于膈肌的描述，正确的是
   A. 起自胸廓下口的周缘
   B. 整块肌在同一个水平面上
   C. 是重要的呼吸肌
   D. 上面全被胸膜覆盖
   E. 下面全被腹膜覆盖

2. 不属于跗骨的是
   A. 距骨　　B. 跟骨
   C. 跖骨　　D. 足舟骨
   E. 骰骨

3. 食管的第三处狭窄在
   A. 食管起始处　　B. 膈食管裂孔处
   C. 与胃相接处　　D. 胸廓上口处
   E. 与左主支气管交叉处

4. 关于脾脏与周围器官关系的描述，错误的是
   A. 和左肾上 1/3 前缘相邻接
   B. 内缘中 1/3 邻接胃大弯
   C. 一般人脾下极平第 1 腰椎下缘
   D. 脾膈面与左膈的后外侧弧线一致
   E. 脾下缘邻接结肠脾曲

5. 喉的支架软骨构成中不包括
   A. 杓状软骨　　B. 甲状软骨
   C. 会厌软骨　　D. 环状软骨
   E. 气管软骨

6. 组成肌腱的主要组织是
   A. 疏松结缔组织　　B. 致密结缔组织
   C. 网状组织　　D. 脂肪组织
   E. 肌组织

7. 下列组合，错误的是
   A. 细胞的基本物质——原生质
   B. 细胞质——物质交换、信息传递
   C. 细胞核——遗传物质的主要存在部位
   D. 细胞膜——细胞外表面的膜，又称质膜
   E. 细胞器——完成细胞的主要功能

8. 正常气管隆突分叉角度为
   A. 10°~15°　　B. 20°~25°
   C. 30°~35°　　D. 40°~45°
   E. 60°~85°

9. 第四脑室底指的是
   A. 脚尖窝　　B. 脚间池
   C. 菱形窝　　D. 四叠体
   E. 小脑上脚

10. 参与组成眼眶的骨骼是
    A. 枕骨　　B. 胫骨
    C. 跗骨　　D. 鼻骨
    E. 趾骨

11. 有关胰腺的说法，正确的是
    A. 是狭长形的腺体
    B. 分头、体、尾和钩突 4 部分
    C. 胰尾与脾门相接
    D. 胰头位于十二指肠曲内
    E. 胰的中央有胰腺管

12. 下列器官中成对的是
    A. 胃　　B. 肝
    C. 肾　　D. 脾
    E. 膀胱

13. 有关消化与吸收的叙述，正确的是
    A. 食物的分解过程称为吸收
    B. 食物消化后经消化道肌层进入血液循环
    C. 食物先消化再分解
    D. 食物经分解后变为大分子物质
    E. 食物的分解过程称为消化

14. 关于胆汁的描述，错误的是

A. 是肝细胞生成的
B. 胆汁储存在胆囊内
C. 为金黄色或橘棕色
D. 胆盐有乳化脂肪的作用
E. 生成量主要与脂肪的摄入量有关

15. 下列人体细胞中，直径最大的是
A. 红细胞　B. 白细胞
C. 卵细胞　D. 淋巴细胞
E. 神经细胞

16. 造成夜盲症的原因是缺乏
A. 维生素 A　B. 维生素 B
C. 维生素 C　D. 维生素 D
E. 维生素 E

17. 属于内耳半规管的是
A. 左垂直半规管　B. 下垂直半规管
C. 水平半规管　D. 前垂直半规管
E. 右垂直半规管

18. 下列结构中属于眼球外膜（纤维膜）的是
A. 角膜　B. 虹膜
C. 睫状体　D. 脉络膜
E. 视网膜

19. 骨性外耳道位于
A. 蝶骨　B. 颞骨
C. 筛骨　D. 枕骨
E. 下颌骨

20. 与性腺发育有关的是
A. 甲状腺　B. 肾上腺
C. 胰岛素　D. 松果体
E. 甲状旁腺

21. 下列不属于内分泌腺的是
A. 甲状腺　B. 肾上腺
C. 垂体　D. 松果体
E. 唾液腺

22. 临床上测定基础代谢率主要可反映
A. 甲状腺的功能　B. 甲状旁腺的功能
C. 胰岛的功能　D. 肾上腺的功能
E. 蛋白质代谢情况

23. 脊髓的血供主要来源于
A. 椎动脉　B. 颈内动脉
C. 颈外动脉　D. 胸主动脉
E. 大脑后动脉

24. 关于脊髓神经分布的描述，错误的是
A. 颈神经 7 对　B. 胸神经 12 对
C. 腰神经 5 对　D. 骶神经 5 对
E. 尾神经 1 对

25. 视神经管内包括
A. 眼动脉　B. 眼静脉
C. 眼神经　D. 动眼神经
E. 展神经

26. 关于肝脏分段的标记，错误的是
A. 以肝静脉为主要分段标记
B. 肝中静脉将肝分成左、右叶
C. 肝右静脉将肝分成左、右叶
D. 肝左静脉将肝分成内、外两段
E. 背裂将尾状叶与左内叶和右前叶分开

27. 以下消化道解剖的描述中，错误的是
A. 喉咽：软腭与会厌上缘之间
B. 胃体下界：角切迹与胃下极连线
C. 十二指肠：小肠中最宽的部分
D. 结肠脾曲：横结肠左端与降结肠的移行部
E. 肝外胆管：包括胆囊和胆总管

28. 位于颅后窝的解剖结构是
A. 视神经孔　B. 棘孔
C. 卵圆孔　D. 圆孔
E. 舌下神经孔

29. 维持子宫前倾的主要结构是
A. 子宫阔韧带　B. 子宫圆韧带
C. 子宫主韧带　D. 子宫骶韧带
E. 盆底肌

30. 关于肾脏的叙述，错误的是
A. 肾窦内有 7～8 个肾小盏
B. 肾髓质由许多肾锥体组成

C. 肾髓质形成肾窦
D. 肾皮质主要由肾小体构成
E. 肾实质分为肾皮质和髓质

31. 关于胸导管的描述，错误的是
A. 由左右腰干和肠干汇合而成
B. 起始部膨大，称乳糜池
C. 经食管裂孔入胸腔
D. 走行在食管后方
E. 注入左静脉角

32. 下列关于心血管功能的叙述，错误的是
A. 心传导系统含窦房结、房室结和房室束
B. 正常心跳的起搏点是房室结
C. 动脉是运血离心的管道
D. 静脉是引导血液回心的管道
E. 静脉血管壁薄、管腔大、血容量大

33. 由掌骨头和近节指骨底构成的关节是
A. 腕掌关节
B. 掌指关节
C. 胸锁关节
D. 肩锁关节
E. 手指间关节

34. 关于肝脏的描述，错误的是
A. 肝脏是消化腺
B. 肝脏是实质性器官
C. 肝脏血供丰富
D. 肝脏的供血血管有肝动脉
E. 胆汁不在肝脏内生成

35. 直肠上端与乙状结肠相接的平面位于
A. 第 5 腰椎　B. 第 1 骶椎
C. 第 2 骶椎　D. 第 3 骶椎
E. 第 4 骶椎

36. 关于肺的叙述，错误的是
A. 肺是呼吸系统的重要器官
B. 纵隔面中间高处为肺门
C. 肺位于胸腔内纵隔两侧
D. 左肺因心脏而窄长
E. 右肺因肝脏而宽短

37. 属于胸部纵隔结构的是
A. 胸椎　B. 胸骨
C. 胸膜　D. 胸主动脉
E. 肺叶支气管

38. 变移上皮分布于
A. 血管的内表面　B. 胆囊的内表面
C. 气管内表面　D. 膀胱的内表面
E. 胃的内表面

39. 人体的基本组织不包括
A. 结缔组织　B. 下皮组织
C. 肌组织　D. 神经组织
E. 上皮组织

40. 不属于上肢自由骨的是
A. 肱骨　B. 尺骨
C. 腕骨　D. 指骨
E. 肩胛骨

41. 原子核对电子的吸引力，下列描述错误的是
A. 靠近原子核越近，壳层电子结合能力越强
B. 靠近原子核越远，壳层电子结合能力越强
C. 原子序数越高，对电子的吸引力越大
D. 结合力越大，从原子内移走电子所需的能量越大
E. 结合能是移走原子中某壳层轨道电子所需要的最小能量

42. 下列关于原子的叙述，错误的是
A. 中性原子轨道电子数与原子序数相同
B. 原子性质决定质子数
C. 轨道电子的质量与原子核质量相同
D. 中性原子轨道电子数与原子核质子数相同
E. 电子轨道中，最接近原子核的是 K 层

43. 移走轨道电子，所需能量最大的壳层是
A. K 层　B. L 层

C. M 层　　D. N 层
E. O 层

44. 关于原子能级的叙述，错误的是
A. 轨道电子具有的能量谱是不连续的
B. 结合力即原子核对电子的吸引力
C. 移走轨道电子所需最小能量即结合能
D. 内层电子产生的 X 线波长最长
E. X 线波长与电子所在壳层有关

45. 成人的子宫呈
A. 前倾后屈位　　B. 正立位
C. 后倾位　　D. 横位
E. 前倾前屈位

46. 关于原子核外结构的叙述，错误的是
A. 原子均由核及核外电子组成
B. 电子沿一定轨道绕核旋转
C. 核外电子具有不同壳层
D. K 层最多容纳 8 个电子
E. K 层电子半径最小

47. 以下说法错误的是
A. 中子和质子均为奇数，符合磁性原子核的条件
B. 中子为奇数、质子为偶数，符合磁性原子核的条件
C. 中子为偶数、质子为奇数，符合磁性原子核的条件
D. 由带有正电荷的原子核自旋产生的磁场称为核磁
E. ^{1}H 的磁化率在人体磁性原子核中是最低的

48. 利用光动力学作用治疗恶性肿瘤的方法不包括
A. 体表照射　　B. 组织间照射
C. 综合治疗　　D. 腔内照射
E. 热治疗

49. 关于准分子激光器的描述，错误的是
A. 其工作物质是稀有气体、卤化物或氧化物
B. 输出波长从紫外线到可见光
C. 波长短
D. 功率低
E. 主要用于手术治疗

50. 于前后方向将人体纵切为左右两半的切面是
A. 冠状面　　B. 矢状面
C. 正中面　　D. 横切面
E. 水平面

51. 体表定位，两髂嵴连线的中点相当于
A. 第 3 腰椎　　B. 第 4 腰椎
C. 第 5 腰椎　　D. 第 1 骶椎
E. 第 2 骶椎

52. 原子的最外层电子数最多不超过
A. 16 个　　B. 12 个
C. 8 个　　D. 4 个
E. 2 个

53. 原子中壳层电子吸收足够的能量脱离原子核的束缚变为自由电子的过程称为
A. 特征光子　　B. 跃迁
C. 基态　　D. 激发
E. 电离

54. 听口线是指
A. 外耳孔到上唇的连线
B. 外耳孔到下唇的连线
C. 外耳孔到下颌的连线
D. 外耳孔到口角的连线
E. 外耳孔到下颌角的连线

55. 感光过度部分是
A. 反转部　　B. 起始部
C. 肩部　　D. 直线部
E. 脚部

56. 下肢摄影时，应当使用的呼吸方式是
A. 平静呼吸不屏气　　B. 平静呼吸下屏气
C. 深吸气后屏气　　D. 深呼气后屏气
E. 均匀连续浅呼吸

57. 胸型分 4 种，不包括

A. 肥胖型　B. 一般型
C. 桶状型　D. 老年型
E. 小儿型

58. 腹主动脉通常不发出
A. 肾上腺动脉　B. 腹腔干
C. 肾动脉　D. 子宫动脉
E. 卵巢动脉

59. 酸碱度 pH 为 0.9～1.5 的是
A. 血液　B. 尿液
C. 唾液　D. 胃液
E. 胆汁

60.《医疗机构从业人员行为规范》公布执行的时间是
A. 2012 年 6 月 26 日
B. 2010 年 1 月 7 日
C. 2012 年 1 月 7 日
D. 2012 年 8 月 27 日
E. 2012 年 10 月 20 日

61. 参与组织制定了《医疗机构从业人员行为规范》的部门是
A. 卫生部医政司、国家食品药品监督管理局、国家中医药管理局
B. 卫生部医政司、国家食品药品监督管理局
C. 卫生部、国家食品药品监督管理局、国家中医药管理局
D. 国家中医药管理局、卫生部主管部门
E. 国家中医药管理局

62. 以下不是产生 X 射线的必备条件的是
A. 电子源　B. 强电场
C. 真空　D. 阳极靶面
E. 高压发生器

63. 发现 X 射线的物理学家是
A. 伦琴　B. 贝克勒尔
C. 居里夫人　D. 戈瑞
E. 拉德

64. 在诊断 X 线能量范围内，产生几率占 5% 的是
A. 相干散射　B. 光核反应
C. 光电效应　D. 电子对效应
E. 康普顿效应

65. X 线与物质的作用中，不产生电离过程的是
A. 相干散射　B. 光电效应
C. 康普顿效应　D. 电子对效应
E. 光核反应

66. 可以用来表示 X 线质的是
A. 管电流　B. 毫安秒
C. 半值层　D. 滤过板
E. 衰减系数

67. 关于 X 线强度的叙述，错误的是
A. X 线强度指的是管电压的高低
B. kVp 代表 X 线的质，mAs 代表 X 线的量
C. 阳极靶物质的原子序数越高，X 线强度越大
D. X 线强度与管电压平方成正比
E. 整流后的脉动电压越接近峰值，其 X 线强度越大

68. 人体对 X 线衰减最大的组织是
A. 水　B. 骨
C. 肌肉　D. 脂肪
E. 空气

69. 当光子能量为 33.17～88 keV 之间时，下列说法正确的是
A. 碘不吸收 X 线
B. 碘比铅对 X 线的吸收大
C. 铅比碘对 X 线的吸收大
D. 碘和铅对 X 线的吸收一样大
E. 铅不吸收 X 线

70. X 线剂量单位戈瑞（Gy）指的是
A. 照射量　B. 照射量率
C. 吸收剂量　D. 当量剂量
E. 吸收剂量率

71. 伦琴（R）和库伦每千克（C/kg）的换算关系是
A. $1R = 3.87 \times 10^{3} C/kg$
B. $1R = 2.58 \times 10^{-4} C/kg$
C. $1R = 1C/kg$
D. $1C/kg = 2.58 \times 10^{-4} R$
E. $1C/kg = 3.87 \times 10^{-3} R$

72. 线衰减系数的单位是
A. m　B. cm
C. dm　D. m^{-1}
E. Km^{-1}

73. 放射工作人员为防止非随机性效应的影响，眼晶状体的年当量剂量的限值是
A. 200mSv/年　B. 150mSv/年
C. 100mSv/年　D. 50mSv/年
E. 1mSv/年

74. 关于胎儿出生前受照效应的描述，正确的是
A. 都属于确定性效应
B. 主要包括胚胎死亡、畸形、智力迟钝、诱发癌症
C. 除植入前期外，在宫内发育的其他阶段受到较高的剂量照射，都不会诱发胚胎或胎儿死亡
D. 胎儿畸形属于随机性效应
E. 胎儿智力受损属于随机性效应

75. 辐射的生物效应分为
A. 致癌效应
B. 遗传效应
C. 确定性效应和随机性效应
D. 致癌效应及遗传效应
E. 遗传效应和皮肤效应

76. 关于CT检查防护原则的叙述，错误的是
A. 防止发生有害的非随机效应
B. 将随机效应的发生率降低到最低水平
C. 除CT机房固有的防护外还需注意个人防护
D. CT扫描是安全的，不需要注意被检者个人防护
E. 患者接受的平均剂量在辐射防护标准规定的允许值内

77. 属于建立防护外照射的基本方法是
A. 屏蔽防护
B. 个人剂量限制
C. 防护水平最优化
D. 合理降低个人受照剂量
E. 合理降低全民检查频率

78. 照射量的国际单位是
A. C/kg　B. $kg \cdot C^{-1}$
C. A/kg　D. kg/A
E. J/kg

79. 有关CT值的叙述，正确的是
A. CT值越高，X线衰减越小
B. CT值越高，图像越黑
C. 较低CT值的物质，转换为白色
D. CT值随窗技术调整而改变
E. 矩阵中的每1个像素，包含相应的CT值

80. 关于采样的叙述，错误的是
A. 实质上是按一定间隔将图像位置信息离散地取出
B. 是将模拟信号分解成离散分布的样本值信号
C. 相邻两个采样点间的间隔称为采样间隔
D. 当采样间隔大于采样点大小时，图像噪声减少
E. 当采样间隔小于采样点大小时，图像模糊度增加

81. 属于主观评价的方法是
A. 维纳频谱（WS）
B. 量子检出效率（DQE）
C. 照片颗粒度均方根值（RMS）
D. 调制传递函数（MTF）
E. 观测者操作特性曲线（ROC）

82. 关于散射线的叙述，正确的是
A. 物体越薄，产生散射线越多
B. X线波长越长，产生散射线越多
C. 物体受照面越大，产生散射线越多
D. X线强度越小，产生散射线越多
E. 散射线使照片对比度增大

83. 患者，男，53岁。后前位胸片表现为右肺下野内侧靠右心缘出现上界清楚下、界模糊的片状致密影，侧位片上表现为自肺门向前下方倾斜的带状三角形致密影，最有可能为
A. 右上叶肺不张　B. 一侧性肺不张
C. 右中叶肺不张　D. 右下叶肺不张
E. 脓胸

84. 患者，男，65岁。胸部CT扫描示近右肺门区有一分叶状软组织肿块，并伴有右上肺肺不张，右肺上叶支气管狭窄，纵隔内见肿大淋巴结，最可能的诊断为
A. 右肺上叶中央型肺癌
B. 周围型肺癌
C. 肺结核
D. 右肺上叶炎症
E. 右侧纵隔恶性肿瘤

85. 患者，男，20岁。正位胸片中，颈部两侧向下延伸达肺尖内侧的纵行高密度阴影为
A. 皮下脂肪　B. 胸大肌
C. 胸锁乳突肌　D. 锁骨上皮肤皱褶
E. 乳房

二、共用备选答案单选题：以下试题中，每连续的2~3个试题使用相同的五个备选答案，请从中为每道试题选择一个最佳答案。每个备选答案可能被选择一次、多次或不被选择。

（86~88题共用备选答案）
A. 睾丸　B. 附睾
C. 精索　D. 精囊
E. 输精管

86. 属于男性生殖腺的是
87. 属于男性附属腺的是
88. 暂时储存精子的器官是

（89~90题共用备选答案）
A. 输尿管　B. 膀胱底和尿道
C. 子宫颈　D. 尿生殖膈
E. 直肠

89. 阴道前方邻
90. 阴道后方邻

（91~92题共用备选答案）
A. NEQ　B. DQE
C. RMS　D. ROC
E. MTF

91. 调制传递函数是
92. 量子检出率是

（93~95题共用备选答案）
A. 磁量子数　B. 角量子数
C. 主量子数　D. 电子壳层
E. 自旋磁量子数

93. 决定电子自旋状态的是
94. 决定同一电子壳层中电子具有的能量及运动形式的是
95. 取值为±1/2的是

（96~97题共用备选答案）
A. X线管　B. 高压发生装置
C. 控制装置　D. 电源变压器
E. X线管支架

96. 属于X线机辅助装置的是
97. 灯丝变压器位于

（98~100题共用备选答案）
A. 75~100cm　B. 200cm以上
C. 150~180cm　D. 40~60cm
E. 180~200cm

98. 四肢摄影的摄影距离一般是
99. 肺部摄影的摄影距离是
100. 纵隔摄影的距离是

相关专业知识

一、单选题：以下每道考题有五个备选答案，请从中选择一个最佳答案。

1. CT 图像后处理中电子放大的特点是
   A. 图像放大，像素数量不变
   B. 图像放大，像素数量成比例增加
   C. 图像放大，像素数量成比例减少
   D. 图像放大 2 倍，像素数增加 4 倍
   E. 图像放大 2 倍，像素数减少 4 倍

2. 旋转阳极 X 线管不具备的特点是
   A. 结构复杂造价较高
   B. 功率大
   C. 有效焦点面积小
   D. 传导散热能力强
   E. 热量分散到整个靶面上

3. 管电流的改变一般是通过
   A. 调节灯丝初级电路中的电阻
   B. 调节电源电压
   C. 调节稳压器的输入电压
   D. 调节稳压器的输出电压
   E. 调节管电压

4. 关于间接转换型平板探测器工作原理的描述，错误的是
   A. CSI 晶体将 X 线光子转化为可见光信号
   B. 可见光沿碘化铯针状晶体传递到光电二极管
   C. 光电二极管将光信号变为电信号
   D. 电信号储能在 TFT 晶体管中
   E. TFT 晶体管阵列顺序读取各像素的信息

5. 关于高压发生部分电参数的叙述，错误的是
   A. 20～40kV，级差 0.5kV
   B. 30～120mA
   C. 4～500mAs
   D. 电源电阻 3Ω
   E. 输出功率 5kW 左右

6. 摄影床常用的滤线器类型是
   A. 活动型　　B. 固定型
   C. 全自动型　　D. 红外遥控型
   E. 密纹静止型

7. 医用大型 X 线机，管电压的设置范围为
   A. 20～125kV　　B. 40～150kV
   C. 30～165kV　　D. 35～170kV
   E. 40～180kV

8. 关于 X 线发生效率的描述，错误的是
   A. X 线发生效率 = X 线能量/阴极射线能量
   B. 靶物质原子序数越大，X 线发生效率越大
   C. 管电压越大，X 线发生效率越大
   D. 管电流越大，X 线发生效率越大
   E. 靶面积大小与 X 线发生效率无关

9. computed radiography 代表的是
   A. 计算机体层摄影
   B. 计算机 X 线摄影
   C. 数字摄影
   D. 数字减影血管造影
   E. 磁共振成像

10. 下述内容正确的是
    A. X 线管焦点大，分辨率大
    B. X 线管焦点小，分辨率小
    C. 焦点线量分布为多峰，分辨率大
    D. 焦点线量分布为单峰，分辨率小
    E. 焦点极限分辨率 R 值大，成像性能好

11. 关于 X 线管容量的组合，错误的是
    A. 瞬时负荷——比负荷值
    B. 连续负荷——阳极热容量和冷却效率
    C. 旋转阳极的代表容量——以 0.1 秒时的最大负荷

D. 热容量——表示连续使用特性

E. X 线管容量——阳极最大热容量

12. 影像增强器的光放大倍数是

A. 4000 倍　B. 5000 倍

C. 6000 倍　D. 10000 倍

E. 6000 ~ 10000 倍

13. 下列信号中属于同步机产生的是

A. 曝光信号　B. 视频信号

C. 彩条信号　D. 声音信号

E. 复合消隐信号

14. 可以作为 CCD 探测器光敏元件的是

A. TFD　B. TFT

C. FPD　D. PSP

E. MOS 电容

15. 关于诊断 X 线机准直器的作用，错误的是

A. 显示照射野

B. 显示中心线

C. 屏蔽多余原射线

D. 吸收有用射束产生的二次射线

E. 把患者接受剂量限制到最低

16. X 线管阳极靶面的材料一般采用

A. 铜　B. 铝

C. 铅　D. 锡

E. 钨

17. 表示 X 线管热容量的符号是

A. kVp　B. kW

C. HU　D. HU/s

E. mAs

18. 钨靶（钨原子序数为 74）在 120kV 时产生 X 线的效率约是

A. 0.7%　B. 0.8%

C. 0.9%　D. 2.0%

E. 99%

19. mAs 表指示的是

A. 管电流与曝光时间的乘积

B. 管电压与曝光时间的乘积

C. 管电流与管电压的乘积

D. 灯丝加热电流与管电压的乘积

E. 灯丝加热电压与管电流的乘积

20. 固定阳极 X 线管的代表容量是指在单相全波整流电路中所能承受的最大负荷，其曝光时间是

A. 0.05 秒　B. 0.1 秒

C. 0.5 秒　D. 0.8 秒

E. 1.0 秒

21. 计算机 X 线摄影使用的辐射转换器是

A. 增感屏　B. 影像板

C. 硒鼓检测器　D. 平板检测器

E. 多丝正比室

22. CT 用 X 线管的突出特点是

A. 阳极热容量明显加大

B. 外形尺寸明显大

C. 额定功率明显火

D. 有效焦点面积明大

E. 只有一个焦点

23. 关于逆变式 X 线装置的特点，不妥的是

A. 可小型轻量化

B. 容易获得平稳直流高压

C. 输出精度高

D. 有利于计算机的控制

E. 对电源容量要求高

24. “单光子发射计算机体层”的英文缩写是

A. X - CT　B. MRI

C. ECT　D. PET

E. SPECT

25. 关于 DSA 导管床应具备的特点，错误的是

A. X 线管倾斜角度摄影时，图像中不出现导管台边缘的金属边框影

B. 大倾斜角度摄影时，导管台与机架应无碰撞冲突

C. 下肢血管摄影时，应使用具备旋转功能的床板

D. 应配有长时间躺卧也不易疲劳的床垫
E. 应易于清除血液、消毒液及对比剂等附着的污染

26. 铼钨合金靶中铼所占的比例是
A. 1%　B. 2%
C. 10%　D. 50%
E. 60%

27. 在X线管阳极应具备的条件中，不包括
A. 原子序数高　B. 熔点高
C. 散热系数高　D. 金属蒸发压力低
E. 旋转阳极

28. 下列不属于高压部件的是
A. 高压变压器　B. 灯丝变压器
C. 高压交换闸　D. 高压接触器
E. 高压电缆

29. 我国规定X线机的接地电阻应小于
A. 12Ω　B. 8Ω
C. 4Ω　D. 6Ω
E. 10Ω

30. 不属于X线管组件散热方法的是
A. 密封管套，自然散热
B. 密封管套，风扇散热
C. 闭路油循环风冷散热
D. 管套内冷水循环散热
E. 空调散热

31. 能将X线直接转换成电信号的是
A. 胶片　B. IP
C. 非晶硒FPD　D. 荧光屏
E. 电视

32. 继电器工作时噪声过大的原因：①铁芯接触面粗糙不平；②工作电压过高或过低；③继电器吸合时两铁芯错位偏离中心；④短路环断裂。正确的是
A. ①、②、④　B. ①、②、③、④
C. ②、③、④　D. ①、②、③
E. ①、③、④

33. 关于固定阳极X线管靶面倾角的解释，正确的是
A. 靶面与X线管短轴的垂直面的夹角
B. 靶面与X线管长轴的垂直面的夹角
C. 靶面与水平面的夹角
D. 靶面与竖直面的夹角
E. 靶面与X线管长轴的平行面的夹角

34. 间接转换型平板探测器的模式是
A. X线－可见光－数字图像－电荷图像
B. X线－电荷图像－可见光－数字图像
C. X线－数字图像－电荷图像－可见光
D. X线－可见光－电荷图像－数字图像
E. X线－数字图像－可见光－电荷图像

35. 在一定范围内，关于变换系数的叙述，正确的是
A. 变换系数越大则图像越亮
B. 变换系数越小则图像越亮
C. 变换系数越大则图像越暗
D. 变换系数变小，图像无变化
E. 变换系数对图像亮度影响不大

36. 摄影专用X线机，其X线发生装置的功率一般在
A. 5～10kW　B. 10～20kW
C. 15～25kW　D. 30～50kW
E. 100～200kW

37. 口腔专用机X线发生装置的功率一般在
A. 55～65kW　B. 45～55kW
C. 35～45kW　D. 25～35kW
E. 2～5kW

38. CT机将X射线锥形射束转化为扇形射束的部件是
A. 滤过器　B. 准直器
C. 窗口　D. 探测器
E. 定位系统

39. CT成像，能将光信号转换为电信号的是
A. A/D转换器　B. 探测器
C. 阵列处理机　D. 准直器
E. D/A转换器

40. X线机操作中毫安表颤动，其原因不包括
   A. 整流管轻度漏气
   B. X线管高压放电
   C. 高压初级电路接触不良
   D. 毫安表故障
   E. 高压整流管灯丝断路

41. X线管具有高度的真空能够
   A. 防止吸收软X线
   B. 提供良好的热隔离
   C. 防止电子在碰撞中损失能量
   D. 能够用来作自整流
   E. 吸收高能量电子

42. 关于阳极制动电路的叙述，不正确的是
   A. 减少阳极轴承的磨损
   B. 延长X线管的寿命
   C. 在很短的时间内使转速降到很低
   D. 其原理是曝光结束后给启动绕组提供一个脉动直流电
   E. 缩短了X线管的空转时间

43. 用电秒表法测量曝光时间，适用于曝光的时间情况是
   A. 大于0.05秒　B. 大于0.1秒
   C. 大于0.15秒　D. 大于0.2秒
   E. 大于0.5秒

44. 计算机X线摄影研制成功的时间是
   A. 1979年　B. 20世纪90年代
   C. 1972年　D. 1978年
   E. 1982年

45. 数字X线成像和传统的屏/片系统比较，不具备的优点是
   A. 对比度分辨率高
   B. 辐射剂量小
   C. 成像质量高
   D. 可进入PACS
   E. 空间分辨率高

46. X线机准直器的种类不包括
   A. 手动式　B. 圆形射野式
   C. 三角形射野式　D. 平板式
   E. 全自动式

47. 若X线机可用220V也可用380V供电时，选380V供电的原因是
   A. 降低对电源容量的要求
   B. 降低对电源电压的要求
   C. 降低对电源频率的要求
   D. 降低对电源电阻的要求
   E. 降低对自耦变压器的要求

48. 经垂体的横断面位于垂体两侧的解剖结构为
   A. 蝶窦　B. 海绵窦
   C. 颞叶　D. 鞍背
   E. 脑桥

49. 脑池中，构成五角形鞍上池的有
   A. 四叠体池、外侧窝池、交叉池、脚间池
   B. 大脑纵裂池、外侧窝池、交叉池、脚间池
   C. 大脑纵裂池、环池、交叉池、桥池
   D. 大脑纵裂池、外侧窝池、交叉池、桥池
   E. 大脑纵裂池、外侧窝池、交叉池、小脑上池

50. 以下选项不属于PACS和HIS/RIS集成基本原则的是
   A. 各系统硬、软件可扩展，并保持系统间通讯
   B. 各系统能与其他计算机平台很好地兼容
   C. 各系统的结构、数据和功能应保持不变
   D. 各系统功能相对独立
   E. 各系统数据共享

51. PACS存储系统的构成是
A. 在线高速主存储设备、接入设备及备份存储设备
B. 汇聚层设备、存储设备及接入设备
C. 近线存储设备、备份存储设备及接入设备
D. 离线高速主存储设备、近线存储设备及备份存储设备
E. 在线高速主存储设备、近线存储设备及备份存储设备

52. 不属于RIS系统功能的是
A. 管理预约登记
B. 安排检查房间
C. 书写诊断报告
D. 存储图像数据
E. 统计工作量

53. 标准化制定的目的是
A. 对提出的管理对策进行实施
B. 为了防止质量管理改善效果的退化
C. 对问题点的原因提出改善措施
D. 分析质量管理问题产生的原因
E. 取得全员的管理共识

54. 质量保证的英文缩写是
A. QA B. CEC
C. ISO D. QC
E. TQC

55. 重拍片率的计算方法是
A. 各项目废片数/总废片张数
B. 总使用胶片数/总废片张数
C. 总废片张数/总使用胶片张数
D. 总重拍片张数/总使用胶片张数
E. 各项目重拍片张数/总重拍片张数

56. PACS是利用大容量存储技术，以数字方式显示医学影像资料的医学信息管理系统，其步骤是
A. 存放，管理，传送，显示
B. 存储，使用，分析，处理
C. 存放，使用，传送，处理
D. 采集，存储，管理，传送
E. 采集，存放，传送，分析

57. 与电容电流的大小有关的参数是
A. 管电压
B. 管电流
C. 曝光时间
D. 旋转阳极的转速
E. 灯丝温度

58. 下列关于质量管理的叙述，错误的是
A. 影像质量是对诊断的价值
B. 指导和控制影响质量的一切活动
C. TQM是指质量管理
D. 质量管理包括QA和QC活动的全部过程
E. 质量管理是指制订质量计划并为实现该计划所开展的一切活动的总和

59. X线管灯丝电子的发射率决定于
A. 曝光时间 B. 焦点大小
C. 千伏数 D. 灯丝温度
E. 阳极特性

60. 下列不属于X线管构造参数的有
A. 阳极靶面倾斜角度
B. 灯丝尺寸
C. 工作温度
D. 最高管电压
E. 阳极转速

61. X线机上不常用的仪表有
A. 电源电压表 B. 千伏表
C. 安培表 D. 毫安表
E. 毫安秒表

62. 关于灯丝变压器的叙述，错误的是
A. 降压变压器
B. 初级电流小，次级电流大
C. 初级匝数多，次级匝数少

D. 初级线径小，次级线径大
E. 绝缘要求和普通变压器相同

63. 关于电源电阻的解释，正确的是
A. 自耦变压器内阻和电源线电阻之和
B. 变压器的内阻
C. 变压器的内阻和电源线电阻之和
D. 自耦变压器内阻
E. 自耦变压器内阻和变压器的内阻之和

64. 关于空间电荷抵偿器的作用，正确的是
A. 随管电流的变化，稳定管电压
B. 随管电压的变化，稳定管电流
C. 随管电流的变化，稳定电源电压
D. 随管电压的变化，稳定管电压
E. 随管电压的变化，稳定电源电压

65. 与增感屏发光效率无关的是
A. X 线吸收效率　B. 荧光转换效率
C. 荧光传递效率　D. X 线斜射效应
E. 屏 - 片匹配效率

66. 增感屏应用的注意事项中，错误的是
A. 不可放于潮湿处
B. 宜放于高温干燥处
C. 暗盒直立放置，并关闭好暗盒
D. 驱尘时可用软毛刷
E. 避免强光照射

67. 荧光体在 X 线激发下产生的荧光放射方向是
A. 从前向后方向发射
B. 从后向前方向发射
C. 从左向右方向发射
D. 从右向左方向发射
E. 向各个方向发射

68. CT 质量控制中最常用的测试空间分辨率方法是
A. PSF　B. LSF
C. CTF　D. MTF
E. ERF

69. 全面质量管理提出的“四全”，不包括
A. 全面　B. 全盘
C. 全员　D. 全过程
E. 全方位

70. 螺旋 CT 扫描又可称为
A. 同层扫描　B. 动态扫描
C. 快速扫描　D. 容积扫描
E. 定位扫描

71. CT 滤过器作用的关键在于
A. 使射线能量分布均匀
B. 吸收低能量 X 线
C. 减少患者照射剂量
D. 优化射线的能谱
E. 使射线近似单一性

72. CT 的模数转换是将
A. 电压量转换化为电流量
B. 电流量转换为电压量
C. 数字量转换为模拟量
D. 光能量转换为电能量
E. 模拟量转换为数字量

73. CT 扫描床面的定位精度要求达到
A. ±0.45mm　B. ±0.05mm
C. ±0.15mm　D. ±0.35mm
E. ±0.25mm

74. CT 扫描架内不属于转动的部件是
A. 探测器　B. 交流稳压器
C. X 线管　D. 油循环泵
E. 热交换器

75. 影像增强管的构成中不包括
A. 电源　B. 玻璃壳
C. 输入屏　D. 输出屏
E. 电子透镜

76. 经胼胝体压部的横断层面上，透明隔后连
A. 矢状窦　B. 大脑镰
C. 穹窿柱　D. 胼胝体
E. 丘脑枕

77. CT 计算机中的核心部件是

A. 中央处理器　　B. X 线球管
C. 阵列处理器　　D. 模数转换器
E. 数据采集系统

78. 关于荧光体的叙述，错误的是
A. 荧光体分为单纯型和赋活型
B. 稀土增感屏的荧光体是单纯型
C. 赋活型由母体、赋活剂和溶剂组成
D. 母体是荧光体具有某种特性的基础
E. 溶剂有增加发光效率的作用

79. 用于稀土增感屏的稀土元素主要是
A. 铜系　　B. 镎系
C. 镧系　　D. 钡系
E. 碳系

80. 患者，男，28 岁。左肺下叶背段见一薄壁空洞，首先考虑的疾病是
A. 肺脓肿　　B. 周围型肺癌
C. 肺结核　　D. 先天性肺囊肿
E. 肺包虫病

81. 患者，男，36 岁。腹痛半年。CT 示胰腺略小并见较多细小钙化灶，胰管轻度扩张。最可能的诊断是
A. 急性胰腺炎　　B. 慢性胰腺炎
C. 胰腺结核　　D. 胰腺癌
E. 动脉硬化钙化

82. 患者，男，63 岁。反复右上腹痛月余，伴恶心、呕吐一天。CT 检查示胆囊体积变小，胆囊壁增厚，胆囊内示单个颗粒状均匀高密度影，CT 值约 90HU。最可能的诊断为
A. 慢性胃炎并胆囊结石
B. 慢性胰腺炎并胆囊结石
C. 脂肪肝并胆囊结石
D. 消化道穿孔
E. 慢性胆囊炎并胆囊结石

83. 患者，女，56 岁。乳腺癌术后，未行化疗，结合 CT 图像，最可能的诊断是

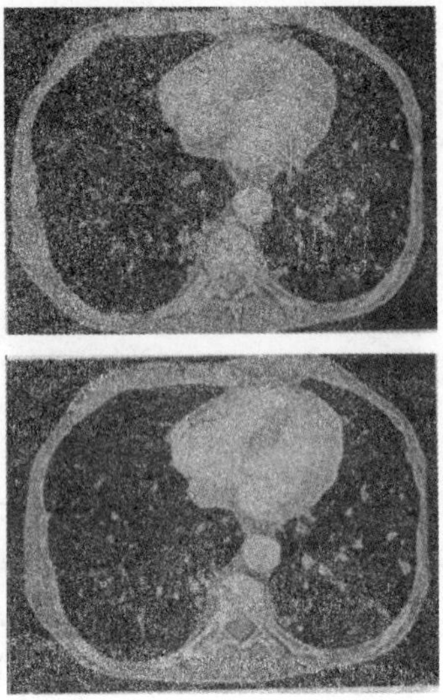

A. 肺转移瘤　　B. 肺结核
C. 间质性肺炎　　D. 肺结节病
E. 肺曲菌病

84. 下图中 7 所指的是

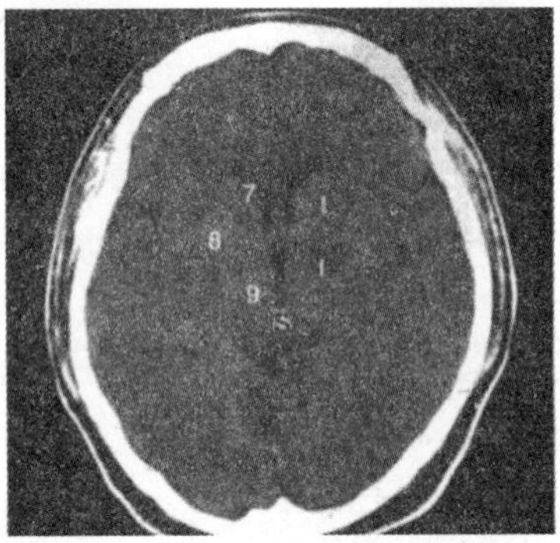

A. 豆状核　　B. 尾状核
C. 内囊　　D. 黑核
E. 齿状核

85. 下面上腹部断层图像中箭头所指为

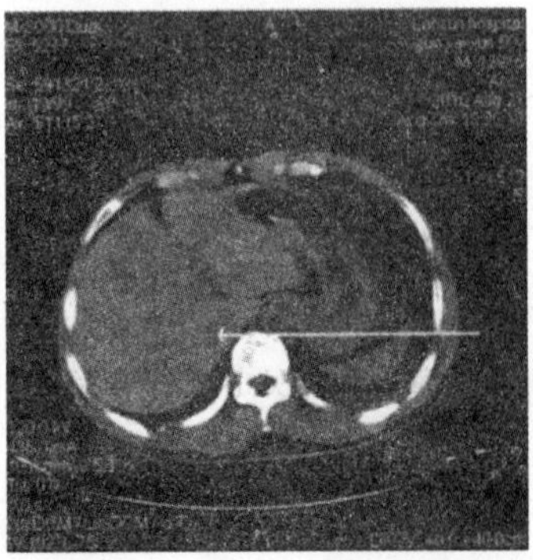

A. 腹主动脉　　B. 门静脉

C. 下腔静脉　　D. 肝静脉
E. 胆总管

二、共用备选答案单选题：以下试题中，每连续的2～3个试题使用相同的五个备选答案，请从中为每道试题选择一个最佳答案。每个备选答案可能被选择一次、多次或不被选择。

（86～88题共用备选答案）

A. 大脑镰　　B. 中脑
C. 鞍上池　　D. 垂体
E. 鼻咽

86. 位于断面前分中部，其前方有蝶窦的是
87. 经下颌颈的横断层，位居断面中央的是
88. 经前连合的横断层，位居断面中央的是

（89～90题共用备选答案）

A. 大脑镰　　B. 小脑
C. 鞍上池　　D. 颞肌
E. 海绵窦

89. 经半卵圆中心的横断层上，位居左右半球之间的是
90. 经视交叉的横断层，中部可见

（91～92题共用备选答案）

A. X线球管
B. 光导纤维传输系统
C. 准直器
D. 计算机
E. 探测器

91. 能够减少散射线、减少辐射剂量、决定扫描层厚度的是
92. 具有为CT成像提供X线源作用的是

（93～95题共用备选答案）

A. 2MP显示器
B. 16∶9的宽屏显示器
C. 平板式显示器
D. 2K显示器
E. CRT显示器

93. 利用阴极射线显示的医用显示器是
94. 按照显示荧光屏的分辨率分类的是
95. 按照显示荧光屏可显示像素数量分类的是

（96～98题共用备选答案）

A. 硫化锌镉　　B. 钨酸钙
C. 硫酸锌　　D. 硫酸铅钡
E. 硫氧化钆

96. 高电压用屏的荧光体是
97. 透视荧光屏的荧光体是
98. 稀土增感屏的荧光体是

（99～100题共用备选答案）

A. 电容电流补偿变压器
B. 灯丝变压器
C. 集射罩
D. 空间电荷补偿变压器
E. 灯丝

99. 在X线管中用于发射电子的是
100. 摄影时用于补偿管电压变化引起的管电流变化的是

专业知识

一、单选题：以下每道考题有五个备选答案，请从中选择一个最佳答案。

1. X线胶片经曝光、洗片处理，形成影像后简称
   A. 胶片　　B. 照片
   C. 热敏片　　D. 正色片
   E. 色盲片

2. 与常规X线摄影相比，CT的主要优点是
   A. 视觉分辨率提高
   B. 能量分辨率提高
   C. 低对比分辨率改善
   D. 空间分辨率改善
   E. 时间分辨率改善

3. 中心线与被照体局部边缘相切为
   A. 冠状方向摄影　　B. 前后方向摄影
   C. 切线方向摄影　　D. 后前方向摄影
   E. 轴方向摄影

4. 人眼的模糊阈值为
   A. 0.02mm　　B. 0.05mm
   C. 0.1mm　　D. 0.2mm
   E. 0.5mm

5. 不能提高X线照片清晰度的措施是
   A. 使用小焦点　　B. 使用滤线器
   C. 缩短焦－物距　　D. 缩短物－片距
   E. 固定摄影肢体

6. 胶片感光发生的光化学反应，实质上属于
   A. 水解反应　　B. 合成反应
   C. 氧化－还原反应　　D. 光合作用
   E. 光化学反应

7. 关于乳腺摄影专用正色胶片特点的叙述，错误的是
   A. 高分辨率　　B. 高对比度
   C. 单层乳剂　　D. 绿光敏感
   E. 银盐粗大

8. 关于锐利度的叙述，错误的是
   A. 锐利度与对比度成正比
   B. 锐利度与模糊值成反比
   C. 锐利度与焦点面大小有关
   D. 锐利度与放大率有关
   E. 用阴极侧射线摄影锐利度增大

9. X线摄影距离缩小一半，其他条件不变，管电流应为原条件的
   A. 1/8　　B. 1/4
   C. 1/2　　D. 2倍
   E. 4倍

10. 有关胶片特性的叙述，错误的是
    A. 感光晶体颗粒大，感光度高
    B. 晶体颗粒分布均匀，对比度高
    C. 晶体颗粒大小不一，宽容度高
    D. 感光晶体颗粒小，分辨率低
    E. 晶体颗粒小，涂层薄，清晰度好

11. 关于模糊度的叙述，错误的是
    A. 是两密度值的移行幅
    B. 是以长度（mm）度量
    C. 是影响锐利度的因素
    D. 直接影响着影像质量
    E. X线摄影中可以避免

12. 构成X线照片影像的五大要素中，属于几何因素的是
    A. 对比度　　B. 密度
    C. 颗粒度　　D. 失真度
    E. 锐利度

13. 下列影响照片密度值的因素中，错误的是
    A. 照射量　　B. 管电压
    C. 摄影距离　　D. 显影时间
    E. 水洗时间

14. 若透射光强度为入射光的1/100时，照

片密度应为

A. 0.01　　B. 0.02

C. 1　　D. 2

E. 3

15. 物质在射线激发下将吸收的能量以可见光形式释放称为

A. 吸收现象　　B. 发射现象

C. 感光现象　　D. 荧光现象

E. 衰变现象

16. 关于数字合成体层成像工作原理的描述，错误的是

A. 是一项基于平板探测器的高级应用技术

B. 基于传统体层摄影的几何原理基础

C. 通过一次体层运动过程只能合成一个层面的影像

D. 获取肢体有限角度内多个不同投影角下的小剂量投影数据

E. 回顾性重建出与探测器平面平行的任意深度层面的X线密度影像

17. 为了减少射线通道油层对射线的吸收，以下措施正确的是

A. 射线同道不用绝缘油

B. 尽量减薄油层的厚度

C. 用其他物质代替绝缘油

D. 铍窗直接吻合组合机头窗口

E. 使用易透射线的优质绝缘油

18. 小角度体层摄影的角度是

A. ≤5°　　B. ≤10°

C. ≤15°　　D. ≤20°

E. ≤25°

19. 乳腺X线管使用钼靶的理由，错误的是

A. 输出X线的能量集中在17keV

B. 能辐射出波长为0.05nm特征的X线

C. 乳腺摄影主要应用钼靶辐射的特征X线

D. 可以使乳腺组织产生较好的对比度

E. 钼靶的特征X线有利于乳腺结构的显示

20. 膀胱癌的CT检查，不能显示

A. 突入膀胱内的肿瘤

B. 输尿管开口肿瘤阻塞

C. 膀胱壁局限性增厚

D. 肿瘤侵入黏膜或黏膜下层的深度

E. 精囊、前列腺和盆腔内邻近组织受侵

21. 下列关于肾囊肿的CT表现，错误的是

A. 是边缘锐利的圆形水样低密度灶

B. 囊肿和肾实质分界锐利，清楚

C. 囊肿壁很薄，难以显示

D. 囊内密度均匀，接近水

E. 注射造影剂，轻度强化

22. 普通蓝敏X线片的盲色是

A. 红色　　B. 黄色

C. 绿色　　D. 蓝色

E. 紫色

23. 激光打印机的结构不包括

A. 激光打印系统

B. 胶片传输系统

C. 信息传递和存储系统

D. 控制系统

E. 循环系统

24. 关于PQ型显影液特点的叙述，错误的是

A. 显影能力的持续性强

B. 具有良好的保存性

C. 具有明显的超加和性

D. 有时出现显影中的着色污染

E. 照片处理容量大

25. 在普通增感屏中，最早使用的荧光体是

A. 硫化锌　　B. 钨酸钙

C. 硫酸铅钡　　D. 硫化铬锌

E. 硫氧化镧

26. 关于胶片对比度的叙述，错误的是

A. 胶片对射线对比度的放大能力，称胶片对比度

B. 照片影像对比度与射线对比度之比，称反差系数

C. 反差系数是直线部分的斜率
D. 直线部分的斜率也称最大斜率
E. 平均斜率等于反差系数

27. 胶片制作中，实际广泛应用的卤化银是
A. 氟化银　B. 溴化银
C. 氯化银　D. 碘化银
E. 氧化银

28. 增感率又可称为
A. 感度　B. 增感因数
C. 增感速度　D. 荧光转换效率
E. 荧光传递效率

29. 胶片未经曝光而显影加工处理后产生的密度称
A. 乳剂灰雾　B. 本底灰雾
C. 片基灰雾　D. 冲洗灰雾
E. 照片灰雾

30. 不属于直接摄影用的 X 线胶片是
A. 感蓝胶片
B. 感绿胶片
C. 荧光缩影胶片
D. 乳腺摄影用正色胶片
E. 高清晰度摄影用胶片

31. 使用同质同厚度感光乳剂层，双面乳剂 X 线胶片形成的密度约是单面乳剂的
A. 1/4 倍　B. 1/2 倍
C. 1 倍　D. 2 倍
E. 4 倍

32. 下列组合中，错误的是
A. 赤血盐——减薄液
B. 氯化汞——加厚液
C. 碳酸钠——停显液
D. 硼砂——促进剂
E. 铬明矾——坚膜剂

33. X 线照片产生灰雾的因素不包括
A. 胶片本底灰雾
B. 焦点外 X 线
C. 显影处理
D. 被检体产生的散射线
E. 分辨率

34. 显影液中的抗氧剂是
A. 菲尼酮　B. 亚硫酸钠
C. 溴化钾　D. 碳酸钠
E. 氢氧化钠

35. 单纯性荧光体是指
A. 氯化钡　B. 钨酸钙
C. 硫化钙　D. 氯化钾
E. 硫化钡

36. 关于胶片特性曲线的描述，错误的是
A. 平均斜率大的胶片，宽容度小
B. 胶片感光特性不受显影液特性的影响
C. 反差系数是胶片特性曲线的最大斜率
D. 特性曲线因胶片种类不同而不同
E. 照片影像对比度受胶片平均斜率的影响

37. 有关 PQ 型显影液与 MQ 型显影液比较的叙述，错误的是
A. 超加和性好
B. 稳定性和保存性好
C. 显影能力持续性弱
D. 影像显影速度快
E. 胶片处理容量大

38. 干式激光打印机的基本结构不包括
A. 控制系统
B. 温度控制系统
C. 数据传输系统
D. 胶片传送系统
E. 功率调制系统

39. 医用激光相机的构成除了打印系统，还包括
A. 打印接口、信息系统、控制系统、X 线发生系统
B. 传输系统、打印接口、信息传输及存储系统、控制系统
C. 胶片系统、信息系统、控制系统

D. 胶片传输系统、打印接口、信息传输及存储系统、辅助系统

E. 胶片传输系统、打印接口、信息传输及存储系统、控制系统

40. 水洗的目的主要是

A. 去除残留的污染物

B. 去除残留的定影液

C. 去除残留的显影液

D. 去除残留的银原子

E. 去除残留的卤化银

41. 显影液中的防灰剂是

A. Na_2CO_3　　B. $C_6H_4(OH)_2$

C. $Na_2S_2O_4$　　D. $KAl(SO_4)_2$

E. KBr

42. 激光打印成像，胶片曝光利用的是

A. 紫外线　　B. 激光束

C. 电子线　　D. 阴极射线

E. 软 X 射线

43. 激光打印机中，激光束对胶片完成“幅式打印”的部件是

A. 调节器　　B. 发散透镜

C. 聚焦透镜　　D. 旋转多角光镜

E. 高精度电机转动

44. 关于激光胶片的特点，错误的是

A. 极细微的乳剂颗粒

B. 单面涂布

C. 成像质量高于多幅相机胶片

D. 采用扁平颗粒技术

E. 背底涂有防光晕层

45. 与自动冲洗照片干燥不良无关的因素是

A. 干燥设定温度低

B. 干燥组件湿度过大

C. 定影液疲劳

D. 水洗不足

E. 水洗温度低于常温

46. 下列关于保管使用增感屏的方法中，错误的是

A. 防高温、防潮湿

B. 防阳光曝晒

C. 防止水或药液溅入

D. 发现灰尘可用口吹清除

E. 暗盒应直立放置，避免重压变形

47. 自动冲洗时，与补充液流量调整无关的因素是

A. 显影温度的高低

B. 处理液放置时间的长短

C. 冲洗机冲洗容量的大小

D. 连续冲洗胶片的数量

E. 被冲洗照片密度的大小

48. 形成潜影的先决条件是

A. 自发还原

B. 晶体位错

C. 光量子被卤化银吸收

D. 晶体点阵缺陷

E. 晶体物理结构的不完整性

49. 潜影的组成成分是

A. 显影中心　　B. 电子

C. 银离子　　D. 溴离子

E. 感光中心

50. 对潜影不起决定作用的因素是

A. X 线的吸收系数

B. 人体组织的原子序数

C. 被照体的形状

D. 人体组织的密度

E. X 线的波长

51. 关于自动冲洗机显影温度的设定范围，正确的是

A. 40～45℃　　B. 18～20℃

C. 33～35℃　　D. 20～22℃

E. 45～50℃

52. 显影补充液的组成不包括

A. 坚膜剂　　B. 保护剂

C. 缓冲剂　　D. 促进剂

E. 催化剂

53. 激光热成像胶片的组成不包括
A. 片基　B. 保护层
C. 乳剂层　D. 吸收层
E. 防反射层

54. 正常情况下，IP 中存储的信息在 8 小时后损失
A. 10%　B. 15%
C. 25%　D. 35%
E. 50%

55. X 线胶片特性曲线中力求应用的部分是
A. 密度与照射量的变化成比例的部分
B. 反转部
C. 密度与照射量的变化不成比例的部分
D. 足部
E. 肩部

56. 国产 76% 泛影葡胺每安瓿的容量是
A. 5ml　B. 10ml
C. 20ml　D. 30ml
E. 40ml

57. 碘过敏静脉注射试验，观察时间为
A. 5min　B. 10min
C. 15min　D. 20min
E. 25min

58. 关于对比剂直接引入人体方法的叙述，错误的是
A. 通过体表穿刺
B. 通过人体自然孔道
C. 直接将对比剂引入器官
D. 通过口服对比剂进入血液循环后使脏器显影
E. 钡剂灌肠检查

59. 碘过敏试验方法中最可靠的是
A. 口服试验
B. 眼结膜试验
C. 舌下试验
D. 静脉注射试验
E. 皮内试验

60. 过敏试验中最费时间的方法是
A. 皮内试验　B. 口含试验
C. 口服试验　D. 眼结膜试验
E. 静脉注射试验

61. 属于无机碘对比剂的是
A. 泛影钠　B. 硫酸钡
C. 碘必乐　D. 碘化钠
E. 碘苯酯

62. 关于对比剂引入方法的叙述，错误的是
A. 静脉肾盂造影——通过生理排泄法显影
B. 消化道钡餐检查——通过直接引入法显影
C. 静脉胆管造影——经静脉直接到达胆系显影
D. 经皮穿刺肝胆系造影——通过直接引入法显影
E. 口服胆囊造影——通过生理排泄法显影

63. 关于对比剂应具备条件的叙述，错误的是
A. 与造影的人体组织密度相同
B. 毒副作用少
C. 易于吸收与排泄
D. 使用方便且成本低
E. 理化性能稳定

64. 下列组合中，错误的是
A. 硫酸钡——阳性对比剂
B. 优维显——离子型对比剂
C. 碘必乐——非离子型对比剂
D. 二氧化碳——阴性对比剂
E. 胆影葡胺——有机碘化物

65. 定影液中常用的中和剂是
A. 硫酸　B. 碳酸
C. 磷酸　D. 盐酸
E. 冰醋酸

66. 患者，男，35 岁。患有骨肿瘤，下列叙

述不正确的是
A. 良性骨肿瘤比恶性骨肿瘤多见
B. 骨巨细胞瘤多数是良性的
C. 并非所有良性骨肿瘤都有骨破坏
D. 碱性磷酸酶测定对恶性骨肿瘤诊断有意义
E. 转移性骨肿瘤仅见于中老年人

67. 患者，女，40 岁。体检发现肾占位，平扫密度不均，CT 值 80HU，增强扫描无明显强化，超声为强回声。应首先考虑为
A. 肾囊肿　　B. 肾腺瘤
C. 肾结核　　D. 肾脓肿
E. 肾血管平滑肌脂肪瘤

68. 患者，女性，58 岁。血尿 1 年余，右腰痛 10 天余，CT 右肾下极 60mm × 70mm 肿块，突出肾外，中心有不规则低密度区，增强扫描早期病灶明显强化，中心低密度区无强化。最可能的诊断为
A. 肾癌　　B. 肾腺瘤
C. 肾脓肿　　D. 肾转移癌
E. 肾血管平滑肌脂肪瘤

69. 患者，男，53 岁。上腹隐痛半年就诊，ERCP 示主胰管粗细不均、扭曲、僵硬，胆总管下端向内移位，应首先考虑为
A. 急性胰腺炎
B. 慢性胰腺炎
C. 胰腺假性囊肿
D. 先天性胆总管囊样扩张症
E. 胰腺癌

70. 患者，男，43 岁。行 CT 检查考虑为肝癌，与原发性肝癌比较，下列诊断肝转移瘤最有价值的是
A. 环样强化
B. 多发病灶，伴“牛眼征”
C. 边界清楚
D. 延迟扫描为低密度灶
E. 动脉期明显强化

二、共用题干单选题：以下每道试题有 2 ~ 6 个提问，每个提问有五个备选答案，请选择一个最佳答案。

（71 ~ 73 题共用题干）

层厚是指扫描后一幅图像对应的断面厚度。

71. 层厚等于探测器排宽度的扫描方式是
A. 螺旋扫描　　B. 非螺旋扫描
C. 多层螺旋扫描　　D. 薄层螺旋扫描
E. 重叠扫描

72. 多层螺旋 CT 扫描，层厚等于准直器宽度的扫描方式是
A. 螺旋扫描
B. 非螺旋扫描
C. 多层螺旋扫描
D. 薄层螺旋扫描
E. 重叠扫描

73. 层厚与图像分辨率的关系是
A. 薄层图像的分辨率高
B. 薄层图像的分辨率低
C. 薄层图像的密度分辨率高
D. 厚层图像的空间分辨率高
E. 薄层图像的空间分辨率高

（74 ~ 75 题共用题干）

在 X 线胶片中，出现照片影像密度一边高，一边低的现象。

74. 造成这种现象的原因是
A. 聚焦栅反置使用
B. 侧向倾斜栅焦距
C. 上、下偏离栅焦距
D. 双重偏离
E. 其他原因

75. 解决问题的方法是
A. 不要将聚焦栅反置
B. X 线中心要对准滤线栅中线，倾斜方向与铅条一致
C. 调好与曝光时间相适应的运动速度
D. 选用栅比大的滤线栅

E. 改用其他滤线栅

（76～77 题共用题干）

人体对X线的吸收强度按照骨、肌肉、脂肪、空气的顺序而变小，所以在这些组织之间产生X线对比度。而在消化系统、泌尿系统、生殖系统、血管等器官内不产生X线对比度，无法摄出X线影像，但可以在这些器官内注入原子序数不同或者密度不同的物质，即可形成X线对比度。

76. 下列叙述正确的是
  A. 被照体密度越高，吸收X线的能力越强
  B. 被照体的天然差别称为X线对比度
  C. 无法改变消化道形成的X线对比度
  D. 骨折外用的固定石膏不影响X线对比度
  E. $BaSO_4$不可作为X线对比剂

77. 在器官内注入原子序数不同或者密度不同的物质，形成X线对比度原理的原因，错误的是
  A. 改变了所处位置的有效原子序数
  B. 改变了所处位置的密度
  C. 改变了所处位置的X线吸收能力
  D. 改变了所处位置物质的化学性质
  E. 改变了所处位置与邻近位置的吸收差异

（78～80 题共用题干）

透光率指照片上某处的透光程度，在数值上等于透过光线强度与入射光强度之比。阻光率指照片阻挡光线能力的大小，在数值上等于透光率的倒数。照片阻光率的对数值称作照片的光学密度值。

78. 如果透光率为0.1，则光学密度是
  A. 0.1　　B. 1.0
  C. 0　　D. 0.01
  E. 10

79. 如果2张照片的光学密度都是1.0，则2张照片叠加后的光学密度是
  A. 1.0　　B. 0.5
  C. 2.0　　D. 0.1
  E. 0.2

80. 光学密度的别称是
  A. 分辨力　　B. 感度
  C. 黑化度　　D. 模糊度
  E. 对比度

三、共用题干单选题：以下每道试题有2～6个提问，每个提问有五个备选答案，请选择一个最佳答案。

（81～82 题共用题干）

X线胶片特性曲线是描绘曝光量与所产生的密度之间关系的一条曲线，由于这条曲线可以表示出感光材料的感光特性，所以称之为“特性曲线”。特性曲线的横坐标为曝光量，以对数值lgE表示；纵坐标为密度，以D表示。特性曲线由足部、直线部、肩部和反转部组成。足部密度的上升与曝光量不成正比，曝光量增加逐渐很多，密度只有较小的增加。直线部密度与曝光量的增加成正比，密度差保持一定，此时曲线沿一定的斜率直线上升。肩部密度随曝光量的增加而增加，但不成正比。反转部随曝光量的增加密度反而下降，影像密度呈现逆转。特性曲线可提供感光材料的本底灰雾（D_{min}）、感光度（S）、对比度（γ）、最大密度（D_{max}）、宽容度（L）等参数，以表示感光材料的感光性能。

81. 如果要求有较大的宽容度，应选用何种胶片
  A. 反差大的胶片
  B. 高对比度的胶片
  C. γ小的胶片
  D. 直线部斜率大的胶片
  E. 足部大的胶片

82. 如果操作人员经验丰富，最好选用何种胶片
  A. 反差小的胶片
  B. γ大的胶片

C. 宽容度大的胶片
D. L 大的胶片
E. 直线部分斜率缓的胶片

(83～85 题共用题干)

随着 DSA 技术的发展，对于运动部位的 DSA 成像以及 DSA 成像过程中 X 线管与检测器同步运动而得到系列减影像，已成了事实。所以，将 DSA 成像过程中，X 线管、人体和检测器规律运动的情况下而获得 DSA 图像的方式，称为动态 DSA。按照 C 形臂的运动方式分为旋转运动、岁差运动、钟摆运动和步进。这些检查技术，可实时动态三维显示。

83. 利用 C 臂的两次旋转动作，第一次旋转采集一系列蒙片像，第二次旋转时注射对比剂、曝光采集充盈像，在相同角度采集的两幅图像进行减影，以获取序列减影图像是
A. 岁差运动　B. 钟摆运动
C. 连续运动　D. 旋转运动
E. 步进

84. 主要用于腹部、盆腔血管重叠的器官，以观察血管立体解剖关系的是
A. 旋转运动　B. 连续运动
C. 岁差运动　D. 步进
E. 钟摆运动

85. 关于步进方式，叙述错误的是
A. 分为分段步进和连续步进
B. 可降低受检者的辐射剂量
C. 分段步进的曝光时序难以与对比剂的充盈高峰相吻合
D. 可获得该血管的全程减影像
E. 采用低速脉冲曝光采集图像，实时减影成像

(86～87 题共用题干)

在自动冲洗机的动态管理中，要求每月最少检测一次药液温度。

86. 用来测量药液温度的是
A. 一支水银式温度计
B. 两支水银式温度计
C. 一支电子温度计或金属温度计
D. 两支电子温度计或金属温度计
E. 自动冲洗机专用温度计

87. 测量药液温度的方法是
A. 用两支温度计分别测量显影药液和定影药液的温度
B. 用一支温度计先测量定影药液温度，再测量显影药液温度
C. 用一支温度计先测量显影药液温度，再测量定影药液温度
D. 用一支温度计先测量定影药液温度，而后用清水洗净后再测量显影药液温度
E. 用一支温度计先测量显影药液温度，而后用清水洗净后再测量定影药液温度

(88～90 题共用题干)

患者，男，28 岁。6 年来反复低热、腰痛，伴尿频、尿痛。血压 150/100mmHg。多次尿常规示尿比重均为 1.010，尿蛋白(+)、红细胞 0～2 个/HP、白细胞 15～20 个/HP，血尿素氮 6.5mmol/L，内生肌酐清除率 80ml/min，尿培养大肠埃希菌阳性、阴性各一次。

88. 该患者可行的影像学检查不包括
A. CT
B. 静脉肾盂造影
C. 逆行膀胱造影
D. 泌尿系 X 线平片
E. 超声

89. 泌尿系统结核感染多起源于
A. 肺结核　B. 肠结核
C. 肝结核　D. 骨结核
E. 关节结核

90. 关于肾结核早期 CT 表现，叙述错误的是
A. 增强扫描可有对比剂进入病灶

B. 肾实质内低密度灶

C. 肾盂、肾盏可见破坏征象

D. 病灶边缘不整

E. 结核性空洞形成

（91～92 题共用题干）

正常后前位X线胸部平片，右心缘可见上下两个弓。

91. 下段弓密度均匀，由心脏哪部分构成

A. 上腔静脉　B. 下腔静脉

C. 右心室　D. 左心房

E. 右心房

92. 上段弓由哪些结构组成

A. 上腔静脉和升主动脉

B. 右心房

C. 上腔静脉

D. 右心室

E. 左心房

（93～94 题共用题干）

人体内广泛存在的氢原子核，其质子有自旋运动，带正电，产生磁矩，有如一个小磁体，小磁体自旋轴的排列无一定规律。但如在均匀的强磁场中，则小磁体的自旋轴将按磁场磁感线的方向重新排列。在这种状态下，用特定频率的射频脉冲（RF）进行激发，作为小磁体的氢原子核吸收一定的能量而共振，即发生了磁共振现象。

93. 下列不是磁共振产生条件的是

A. 磁性核　B. 射频

C. 恒定的磁场　D. 电离

E. ^{1}H

94. 选用氢原子核进行磁共振成像的原因是

A. 在人体中含量多

B. 原子序数低

C. 质量小

D. 磁化低

E. 没有自旋激光器

（95～98 题共用题干）

X线对三维空间的被照体进行照射，形成载有被照体信息成分的强度不均匀分布。此阶段信息形成的质与量，取决于被照体因素（原子序数、密度、厚度）和射线因素（线质、线量、散射线）等。将不均匀的X线强度分布，通过增感屏转换为二维的荧光强度分布，再传递给胶片形成银颗粒的分布（潜影形成）；经显影加工处理成为二维光学密度的分布。此阶段的信息传递转换功能取决于荧光体特性、胶片特性，以及显影加工条件。

95. X线使胶片感光形成潜影是利用了X线的

A. 穿透性　B. 感光特性

C. 着色特性　D. 生物效应

E. 荧光效应

96. 关于射线因素（线质、线量、散射线）对影像信息的影响，叙述正确的是

A. 线质越硬，穿透能力越小

B. 线量对影像密度无影响

C. 散射线导致照片对比度降低

D. 射线量越多，照片密度越小

E. 散射线是成像的有用信息

97. 被照体信息成分的强度不均匀分布称为

A. 物体对比度　B. X线对比度

C. 胶片对比度　D. 光学对比度

E. 人工对比度

98. 被照体因素（原子序数、密度、厚度）所形成的对比度称为

A. 胶片对比度　B. X线对比度

C. 物体对比度　D. 光学对比度

E. 人工对比度

（99～100 题共用题干）

CR系统用成像板（IP）来接收X线的模拟信息，然后经过模/数转换来实现影像的数字化。对IP的曝光过程就是信息采集。

99. 关于IP的叙述，错误的是

A. IP作为辐射接收部件替代了常规X线摄影用的胶片

B. IP在X线下受到第一次激发时储存连续的模拟信息
C. IP被扫描后所获得的信息可以同时进行存储和打印
D. 曝光后的成像板，由于吸收X线而发生电化学反应
E. IP的影像数据可通过施加强光照射来消除

100. 关于CR的信息采集，叙述错误的是
A. IP具有与胶片相同的结构
B. IP成为影像记录的载体
C. 光激励荧光体的晶体结构“陷阱”中存储吸收的X线能量
D. IP以俘获电子的形式存储的能量形成潜影
E. 随着时间的推移，俘获的信号会呈指数规律逐渐消退

专业实践能力

一、单选题：以下每道考题有五个备选答案，请从中选择一个最佳答案。

1. 胸部 CT 高分辨率扫描主要用于检查
   A. 胸膜增厚　B. 中心型肺癌
   C. 胸腔积液　D. 气胸
   E. 间质性病变

2. 造影中发生气体栓塞，患者的体位应选择
   A. 半卧位
   B. 头低足高，右侧卧位
   C. 头低足高，左侧卧位
   D. 头高足低，右侧卧位
   E. 头高足低，左侧卧位

3. 股骨粉碎性骨折，侧位摄影首选的体位是
   A. 蛙式位　B. 谢氏位
   C. 侧卧位　D. 仰卧水平侧位
   E. 俯卧水平侧位

4. 曲面体层常用于检查
   A. 颧骨　B. 筛骨
   C. 颌骨　D. 颞骨
   E. 蝶骨

5. 关于肘关节侧位摄影的叙述，错误的是
   A. 五指紧贴台面
   B. 肘关节弯曲呈 90°
   C. 中心线对准肱骨外上髁
   D. 尺侧靠近台面
   E. 肩部与肘部平齐

6. 1 岁以内小孩测量骨龄，应摄取
   A. 双膝关节或足的正位
   B. 双膝关节及手的正位
   C. 双手及腕关节的正位
   D. 双肘及肩关节的正位
   E. 双踝关节及足的正位

7. 关于膝关节前后正位成像技术标准的叙述，错误的是
   A. 滤线栅：(－)
   B. 屏－片体系感度：标称感度 200
   C. 摄影距离：100～120cm
   D. 自动曝光控制：(＋)
   E. 曝光时间：小于 200ms

8. 下面关于脊柱 CT 扫描技术的叙述，正确的是
   A. 若是以观察椎间盘为主，则扫描基线应平行相应的椎间隙
   B. 患者侧卧于检查床上
   C. 若是以观察椎体和椎旁组织为主，则扫描基线应平行于椎间盘
   D. 颈椎和腰椎常规扫描正位定位像
   E. 腰椎间盘扫描常规扫描 $L_{1\sim2}$、$L_{2\sim3}$、$L_{3\sim4}$、$L_{4\sim5}$ 4 个椎间盘

9. CT 扫描盆腔占位病变进行定性时，扫描技术不包括
   A. 对比剂总量 60～100ml
   B. 必须做增强扫描
   C. 增强扫描常规用静脉内团注法
   D. 增强扫描常规用静脉内团注法再加滴注
   E. 延迟扫描时间 30～35 秒

10. 关于腰椎侧位显示标准的描述，错误的是
    A. 照片包括胸 11 至骶 2 椎骨及部分软组织
    B. 包括胸 11 至腰 5 棘突
    C. 腰椎体各缘无双边显示
    D. 腰骶关节可见
    E. 腰 2 椎体处于照片正中

11. 有关髋关节前后位摄影的叙述，正确的是
    A. 双足内收 20°
    B. 双足外旋 20°

C. 双足尖垂直向上
D. 双下肢稍外展，足尖内旋并拢
E. 双足跟并拢，足尖自然外旋

12. 颈椎俯张口位摄影，中心线应在
A. 两嘴角连线中点，垂直射入
B. 两嘴角连线中点向头侧倾斜 10°
C. 两嘴角连线中点向足侧倾斜 20°
D. 两嘴角连线中点向头侧倾斜 20°
E. 两嘴角连线中点垂直投射

13. 需要借助膀胱镜检查的是
A. 膀胱造影
B. 尿道造影
C. 逆行肾盂造影
D. 静脉尿路造影
E. 腹膜后充气造影

14. 拟观察某肠梗阻患者腹部积气和积液情况，最好选用
A. 站立前后位　B. 仰卧前后位
C. 俯卧后前位　D. 侧卧位
E. 前后斜位

15. 关于尾骨的体表定位，正确的是
A. 相当于肚脐水平
B. 相当于脐下 3cm
C. 相当于髂前上棘水平
D. 相当于耻骨联合的平面
E. 相当于髂嵴下 3cm

16. 膈下肋骨摄影，采用的呼吸方式为
A. 浅呼吸屏气　B. 深呼气后屏气
C. 深吸气后屏气　D. 平静呼吸屏气
E. 腹式呼吸屏气

17. 克雷氏骨折的 X 线摄影选
A. 肱骨头正侧位
B. 肱骨正侧位（含肘关节）
C. 前臂正侧位（含腕关节）
D. 股骨颈正侧位
E. 小腿正侧位（含踝关节）

18. 四肢长骨摄影的基本原则不包括
A. 长骨摄影至少包括一端关节
B. 长骨长轴应与胶片短轴平行
C. 两个摄影位置的关节面同高
D. 同部位两个摄影位置同端对齐
E. 儿童骨关节摄影常需两侧同摄

19. 不属于上肢摄影骨性标志点的是
A. 大多角骨　B. 桡骨茎突
C. 尺骨茎突　D. 肩胛下角
E. 尺骨鹰嘴

20. 肺结核患者摄影时常规采用的呼吸方式是
A. 平静呼吸状态　B. 深呼气后屏气
C. 深吸气后屏气　D. 深呼吸状态
E. 连续缓慢呼吸

21. 心脏摄影时常规采用的呼吸方式是
A. 深呼吸状态　B. 深呼气后屏气
C. 深吸气后屏气　D. 平静呼吸屏气
E. 连续缓慢呼吸

22. 关于头颅摄影的注意事项，不妥的是
A. 了解临床的诊断要求
B. 标有明确的左右标志
C. 一般都不选用滤线栅
D. 除去头部饰物等物品
E. 正确使用辅助测量工具

23. 有关头颅水平面的定位，正确的是
A. 两侧听眉线所在平面
B. 两侧听眶线所在平面
C. 两侧听眦线所在平面
D. 两侧听口线所在平面
E. 两侧听鼻线所在平面

24. 关于脊柱的描述，不妥的是
A. 可做屈、伸、侧弯及轻微旋转运动
B. 包括颈、胸、腰、骶、尾等生理弯曲
C. 椎骨均由前方的椎体和后方的椎弓组成
D. 胸椎与肋骨相连构成骨性胸廓的一部分

E. 典型颈椎有横突孔且第 7 颈椎棘突最长

25. 关于腹部摄影的特点，不妥的是
A. 腹部摄影一般首选前后位
B. 急性肠梗阻应先腹部清洁
C. 腹部检查一般使用滤线栅
D. 常规采用深呼气后屏气曝光
E. 观察气液平面常摄立位像

26. 下列骨质病变中需要适当增加摄影管电压的是
A. 四肢长骨结核
B. 老年性骨稀疏
C. 溶骨性骨病变
D. 增生性骨肉瘤
E. 长期废用性骨骼

27. 下列肺部病变中需要适当减少曝光条件的是
A. 一侧性肺不张　B. 肺癌并周围炎
C. 肺结核纤维化　D. 一侧胸腔积液
E. 双侧肺气肿

28. 视神经管摄影，与台面垂直的标志线为
A. 听眉线　B. 听眦线
C. 听眶线　D. 听鼻线
E. 听口线

29. 检查额窦病变的首选体位是
A. 斯氏（Stenever's）位
B. 柯氏（Caldwell's）位
C. 华氏（Water's）位
D. 瑞氏（Rhees's）位
E. 劳氏（Law's）位

30. 属于矢状方向摄影体位的是
A. 头颅后前位　B. 乳突许氏位
C. 胸部后前斜位　D. 颅底颏顶位
E. 手后前斜位

31. 不属于颈椎摄影体位的是
A. 颈椎正位　B. 颈椎侧位
C. 颈椎斜位　D. 颈椎切线位
E. 第 1、2 颈椎张口位

32. 不属于心脏摄影检查体位的是
A. 前后位　B. 后前位
C. 左侧位　D. 右前斜位
E. 左前斜位

33. 膀胱造影最常用的方法是
A. 静脉肾盂法　B. 逆行造影法
C. 空气造影法　D. 双重造影法
E. 造瘘导管法

34. 插管难度最大的成像方式是
A. 外周静脉法
B. 中心静脉法
C. 选择性动脉 DSA
D. 超选择性动脉 DSA
E. 非选择性动脉 DSA

35. 颏顶位常用于检查的部位是
A. 上颌窦　B. 上颌骨
C. 蝶鞍　D. 额窦
E. 颅底

36. 关于脊柱摄影特点的描述，不妥的是
A. 尽量减少各个椎体影像的重叠
B. 应包括临近有明确标志的椎体
C. 下部腰椎摄影应注意性腺防护
D. 将下部椎体置于 X 线管阳极端
E. 胸、腰椎摄影均应使用滤线栅

37. 胸骨后前位摄影条件正确的选择是
A. 低千伏、高毫安、长曝光时间
B. 高千伏、高毫安、长曝光时间
C. 低千伏、低毫安、短曝光时间
D. 高千伏、高毫安、短曝光时间
E. 低千伏、低毫安、长曝光时间

38. 标准的跟骨轴位像，横径与纵径投影比例约为
A. 1∶1　B. 1∶1.5
C. 1∶2　D. 1∶2.5
E. 1∶3

39. 关于跟骨侧位的叙述，错误的是

A. 跟骨纹理显示清晰
B. 被检侧足部外踝紧贴暗盒并置于胶片中心
C. 照片显示包括踝关节
D. 距骨下关节面呈切线位显示，关节间隙清晰显示
E. 中心线对准内踝

40. 肾脏前后位摄影，中心线经
A. 脐与耻骨联合连线中点
B. 肚脐
C. 剑突与脐连线中点
D. 脐下 3cm
E. 剑突与耻骨联合连线中点

41. 关于常规照片标记的叙述，错误的是
A. 标记以解剖学姿势为准
B. 应标有检查日期
C. 造影检查应标有摄片时间
D. 标志在照片的非诊断区
E. 必须统一使用数码输入

42. 表现有气液平面的病例，应首先考虑选用
A. 仰卧位摄影　　B. 俯卧位摄影
C. 侧卧位摄影　　D. 站立位摄影
E. 倒立位摄影

43. 下列有关腰椎侧位片显示的叙述，错误的是
A. 椎体略呈长方形
B. 椎间隙自上而下逐渐增宽
C. 椎体上下缘与后缘约成直角
D. 棘突宽大指向后方
E. 横突位于椎体前缘

44. 512×512 表示方式，代表的是
A. 像素　　B. 矩阵
C. 体素　　D. 视野
E. 灰阶

45. 颅脑 CT 扫描中的特殊扫描方法是
A. 听神经瘤增强扫描
B. 蛛网膜下腔造影
C. 脑灌注 CT
D. 脑池扫描
E. 脑动脉造影

46. CT 检查前患者的准备工作，不包括
A. 对于胸腹部检查的患者，做必要的呼吸训练
B. CT 检查前，患者须携带有关检查资料
C. 检查并去除被检部位的金属物品
D. 对患者应做好耐心的解释说明工作
E. 做增强扫描的患者不必做碘过敏试验

47. CT 成像对呼吸控制要求最严格的是
A. 膀胱扫描　　B. 肝脏扫描
C. 前列腺扫描　　D. 肾脏扫描
E. 肾上腺扫描

48. 已婚女性做盆腔 CT 检查，需在阴道内放置纱布塞，目的是
A. 用于显示阴道和宫颈的位置
B. 便于与男性患者区分
C. 已婚女性阴道内易患肿瘤
D. 清洁的纱布可防止交叉感染
E. 避免阴道出血

49. 关于颈部血管造影的描述，下列错误的是
A. 患者仰卧，头后仰，使下颌支与扫描床面垂直
B. 扫描范围为 $C_5 \sim T_1$
C. 单层或多层螺旋
D. 多层螺旋的扫描层厚 0.75～1mm，重建层厚 1mm，间距 0.7～1mm
E. 静脉注射对比剂 60～80ml，流速 3ml/s，扫描延迟时间 15～18 秒

50. 下列关于胸部 CT 后处理技术的说法，正确的是
A. 肺窗：窗宽 800～1500HU，窗位 800～500HU
B. 胸部图像的显示和摄影常规用双窗技术，即肺窗和纵隔窗

C. 肺窗：窗宽 800 ~ 1500HU，窗位 600 ~ 800HU
D. 纵隔窗：窗宽 300 ~ 500HU，窗位 40 ~ 60HU
E. 纵隔窗：窗宽 300 ~ 500HU，窗位 30 ~ 50HU

51. 关于腹部 CT 血管造影的检查，错误的是
A. 采用静脉内团注法
B. 通常用于腹主动脉及其大分支的血管成像
C. 检查前口服对比剂
D. 可用于诊断腹主动脉夹层、腹主动脉瘤、肝血管异常及肾动脉狭窄等
E. 延迟扫描时间通常为 15 ~ 20 秒

52. 耳部 CT 常用的扫描位置是
A. 横断面、矢状面
B. 矢状面、冠状面
C. 斜面、矢状面
D. 横断面、冠状面
E. 横断面、斜面

53. 腰椎 CT 扫描时，使腰椎的生理弧度减少，扫描线易于平行于椎间隙的方法是
A. 让患者躺着
B. 减轻患者由于椎间盘突出引起的疼痛的体位
C. 给患者腿部垫起
D. 使用扫描机架减少倾斜角度
E. 抬高患者的脚

54. 肺部 CT 图像拍摄时，对于窗选择的基本要求是
A. 一般采用双窗拍摄
B. 只需拍摄肺窗
C. 必须要拍摄骨窗
D. 必须包括肺的宽窗和窄窗各一套
E. 必须拍摄肺窗和纵隔软组织窗

55. 下列关于鞍区 CT 扫描技术的叙述，正确的是
A. 冠状位扫描层厚和层间距，视蝶鞍大小选择 3 ~ 5mm
B. CT 检查横断位扫描鞍区，常规做平扫
C. 冠状位扫描尽可能与鞍底平行
D. 冠状位扫描可用颅脑颏顶位或顶颏位
E. 放大动态扫描主要用于大腺瘤

56. 颌面部 CT 扫描技术不包括
A. 鼻咽部，从蝶鞍床突上扫描至硬腭上缘
B. 患者仰卧，头部正中矢状位与床面中线垂直
C. 腮腺，以听眉线为扫描基线
D. 定位像为头部侧位定位像
E. 腮腺，扫描层厚 2 ~ 3mm，层间距 2 ~ 3mm

57. 不是咽喉部 CT 扫描技术的是
A. 层厚与层间距用 5mm，小病灶可用 2 ~ 3mm
B. 患者仰卧，使颈部与床面平行
C. 咽喉部常规检查，一般以横断位、非螺旋扫描为主
D. 咽喉部正位定位像与咽部平行
E. 咽部检查从口咽下 1cm 向上至颅底

58. 肺部 CT 图像的拍摄，需要加摄骨窗的情况是
A. 发现结节性病灶
B. 遇大血管疾病
C. 侵犯胸膜的病变
D. 严重肺气肿的患者
E. 疑有骨转移者

59. 与颅脑常规 CT 扫描比较，咽部扫描的注意事项是
A. 头颅固定
B. 去除头上金属饰物
C. 不合作者，采用药物镇静
D. 不做吞咽动作
E. 平静呼吸扫描

60. 下列关于肝胆 CT 扫描适应证的叙述，错

误的是

A. 肝脏血管瘤与囊肿的鉴别诊断

B. 肝脏占位病变的诊断

C. 肝硬化的诊断

D. 甲型肝炎的诊断

E. 脂肪肝的诊断

61. 患者，女，60 岁。行 X 线检查，诊断为肠梗阻，关于其征象正确的是

A. 气液平面　B. 腹痛

C. 板状腹　D. 白细胞增多

E. 红细胞减少

62. 患者，男，85 岁。患有结肠癌，其最常见转移至

A. 肺　B. 脾

C. 肾　D. 肝

E. 胰

63. 患者，男，69 岁。患有关节退行性病变，其 X 线表现不正确的是

A. 关节面骨质增生

B. 关节面凹凸不平

C. 关节边缘骨赘形成

D. 均见明显骨质破坏

E. 关节面骨质硬化

64. 患者，男，36 岁。行 CT 检查示心包钙化，则最有可能的疾病是

A. 二尖瓣狭窄

B. 二尖瓣关闭不全

C. 主动脉缩窄

D. 高血压性心脏病

E. 缩窄性心包炎

65. 患者，男，59 岁。CT 检查确诊为肝脓肿，下列说法正确的是

A. 圆形病灶内见气体和（或）液平

B. 平扫呈环形略低密度灶

C. 增强扫描环形强化

D. 增强扫描病灶外周可见低密度水肿带

E. 病变边界清晰

二、共用题干单选题：以下每道试题有 2 ~ 6 个提问，每个提问有五个备选答案，请选择一个最佳答案。

（66 ~ 69 题共用题干）

患者，男，65 岁。肝区疼痛数个月，近来疼痛加重，到医院就诊后，医师建议行腹部 CT 平扫 + 增强检查，检查报告显示肝右叶巨块型肝癌，综合评价后考虑行介入治疗。

66. 关于肝癌介入治疗，叙述错误的是

A. 灌注化疗 + 栓塞术

B. 先行选择性腹腔动脉造影

C. 再行超选择性肝动脉造影

D. 选用 50% ~ 60% 非离子型对比剂

E. 采用 Seldinger 技术，行股动脉或肱动脉穿刺插管

67. 肝癌灌注化疗 + 栓塞术通常将导管置于

A. 腹腔干　B. 门静脉

C. 肝中静脉　D. 腹主动脉

E. 肝固有动脉或肝总动脉

68. 胆囊动脉来源于

A. 腹腔干　B. 肝总动脉

C. 肝左动脉　D. 肝右动脉

E. 肝固有动脉

69. 腹腔动脉造影的常用参数是

A. 流速：1 ~ 2ml/s，量/次：30 ~ 40ml/次

B. 流速：3 ~ 4ml/s，量/次：6 ~ 8ml/次

C. 流速：5 ~ 6ml/s，量/次：15 ~ 18ml/次

D. 流速：6 ~ 7ml/s，量/次：8 ~ 10ml/次

E. 流速：6 ~ 8ml/s，量/次：18 ~ 24ml/次

（70 ~ 71 题共用题干）

患者，男，60 岁。近几年来干活时感觉胸闷、心慌、气短，近半年来逐渐加重，上楼时常觉胸部不适，遂来医院急诊。医师接诊后行胸部听诊，建议行心脏 X 线摄影。

70. 关于心脏摄影的叙述，错误的是

A. 常规取站立后前位

B. 右前斜位应服钡

C. 摄影距离200cm

D. 侧位常规取左侧位

E. 深吸气末屏气曝光

71. 心脏右前斜位摄影，身体冠状面与胶片夹角为

A. 15°～20°　　B. 25°～35°

C. 35°～40°　　D. 45°～55°

E. 55°～65°

（72～74题共用题干）

患者，男，45岁。平素有去公园晨练的习惯，今晨在跑步时，与他人碰撞后争吵，情绪激动，片刻后不明原因倒地不起，伴随有呕吐等症状，拨打120后急诊医生到达现场，查体示患者意识障碍、出现脑膜刺激征，以颈强直最明显。

72. 该患者昏迷的原因最可能是

A. 颅脑源性　　B. 肺源性

C. 心脏源性　　D. 肝脏源性

E. 冠状动脉源性

73. 首选影像学检查应为

A. 心动图　　B. 颅脑CT

C. 颅脑MRI　　D. 心电图

E. 冠状动脉CTA

74. 影像学检查范围是

A. 从肺尖到肺底

B. 从膈顶到肝右下角

C. 从气管分叉到心脏膈面

D. 从听眦线平面到头顶

E. 以胸骨柄到剑突

（75～76题共用题干）

胸部X线摄影是胸部疾病检查的常用方法。

75. 关于胸骨后前斜位摄影，叙述不正确的是

A. 取立位后前位体位

B. 俯身使胸骨置于探测器中心并贴近探测器

C. 两臂内旋置于身旁

D. 身体矢状面与探测器长轴平行

E. 中心线从右侧肩胛骨下角向左侧倾斜，对准右侧肩胛骨内缘与第4胸椎水平射入探测器中心

76. 胸部后前位标准影像上，肺尖

A. 不能显示　　B. 部分显示

C. 充分显示　　D. 对称显示

E. 放大变形

（77～80题共用题干）

腹部CT扫描方法主要包括平扫、平扫＋增强、直接增强、平扫＋增强＋多期扫描、腹部CTA。

77. 关于腹部CTA，叙述正确的是

A. 为形成良好对比，检查前口服60%泛影葡胺加温水配置的对比剂500ml

B. 对比剂用量为50～60ml

C. 对比剂速率为4～5ml/s

D. 延迟时间为25～30s

E. 层厚为2～5mm

78. 采用双期（动脉期、静脉期）扫描增强检查的是

A. 肝　　B. 脾

C. 肾　　D. 胰腺

E. 胆囊

79. 不属于腹部CT扫描适应证的是

A. 肝脏海绵状血管瘤

B. 胆囊炎

C. 肾脓肿

D. 浅表性胃炎

E. 胰腺炎

80. 肝血管瘤肝实质期延迟扫描的时间是

A. 60～70s　　B. 90s

C. 2min　　D. 2～3min

E. 3～5min或更长

（81～82题共用题干）

窗口技术是将全范围CT值分时分段进行显示的技术。被显示灰阶的范围称为窗宽

(W)，其中间值称为窗位(C)，窗宽以外的CT值不显示。根据此概念，可以计算出CT值显示的范围：显示下限为窗位减去1/2窗宽，上限是窗位加上1/2窗宽。假如提示某一脑部图像的窗宽和窗位分别是80HU和40HU。

81. 其显示的CT值范围为
A. 0～80HU　B. 0～120HU
C. 40～80HU　D. 80～120HU
E. 0～40HU

82. 其显示的CT值的下限是
A. 80HU　B. 40HU
C. 0HU　D. 120HU
E. 60HU

(83～84题共用题干)

关于CT窗口技术，值得注意的有几方面。

83. CT值的标尺设置为
A. －1024～＋1024
B. －1024～＋2048
C. －1024～＋3071
D. －2048～＋1024
E. －3071～＋1024

84. CT值显示范围的数学表达公式为(C是窗位，W是窗宽)
A. C－W～C＋W
B. (C－W)/2～(C＋W)/2
C. C－W/2～C＋W/2
D. C－W/4～C＋W/4
E. C－W/8～C＋W/8

(85～86题共用题干)

患者，男，45岁。诊断为心脏病，申请心脏X线摄影。

85. X线从患者的左后方射向右前方的摄影方向称为
A. 左前斜位　B. 右前斜位
C. 左后斜位　D. 右后斜位
E. 前后位

86. 与选择摄影条件无关的因素是
A. 胸廓形状　B. 患者性别
C. 患者年龄　D. 胸部边界
E. 胸廓病理性变形

(87～90题共用题干)

某患者，怀疑视网膜母细胞瘤，需行X线检查。

87. 下列关于摄影体位的叙述，正确的是
A. 头颅前后位　B. 许氏位
C. 斯氏位　D. 柯氏位
E. 华氏位

88. 该患者检查时的摄影要点不包括
A. 被检者俯卧于摄影床上
B. 正中矢状面垂直于台面
C. 额部及鼻尖置于床面上
D. 下颌内收，听眦线垂直于台面
E. 鼻尖对准探测器

89. 下列关于该摄影体位标准影像显示的叙述，错误的是
A. 额窦投影于眼眶的内上方
B. 眼眶投影于照片的中部
C. 眼眶内可见眶上裂
D. 眼眶投影于照片的下部，两侧对称
E. 前组筛窦显示于两眼眶影之间

90. 该患者还可选用的体位有
A. 头颅侧位　B. 许氏位
C. 瑞氏位　D. 斯氏位
E. 华氏位

(91～92题共用题干)

患者，女，46岁。心前区钝痛，怀疑冠心病，需行造影检查。

91. 关于造影检查，叙述错误的是
A. 先行测压或试注造影证实导管在冠状动脉口内
B. 导管分别选择性插入左、右冠状动脉口部
C. 对比剂浓度为10%～20%
D. 选择性左心室造影经股动脉穿刺

E. 冠状动脉造影一般手推造影剂

92. 不是左冠状动脉造影体位的是
A. 肝位
B. 长轴斜位
C. 蜘蛛位
D. 右肩位
E. 侧位

（93～95 题共用题干）

腰椎斜位片，正常椎弓及附件的影像呈“猎狗形”。

93. 椎弓崩裂易累及
A. 椎板后部
B. 下关节突
C. 椎弓根
D. 椎弓峡部
E. 上关节突

94. 椎弓崩裂最好发于
A. 第 2 腰椎
B. 第 1 腰椎
C. 第 5 腰椎
D. 第 3 腰椎
E. 第 4 腰椎

95. 关于腰椎各解剖结构与“猎狗”的对应关系，叙述错误的是
A. “狗嘴”为同侧横突
B. “前腿”为同侧下关节突
C. “耳”为同侧上关节突
D. “颈部”为同侧椎弓峡部
E. “眼”为对侧椎弓根的断面

（96～98 题共用题干）

患者，女，33 岁。孕 3 产 0，最后一次妊娠至今已 5 年，未采取任何避孕措施。妇科检查：宫体正常大小，双附件正常。医师考虑诊断为继发不孕。

96. 既可明确诊断，又可获得治疗的检查方式为
A. 子宫输卵管碘油造影
B. MRA
C. CT
D. B 超
E. 骨盆平片

97. 子宫输卵管碘油造影，造影剂选用
A. 碘化油
B. GD－DTPA
C. 优维显
D. 泛影葡安
E. 硫酸钡

98. 子宫输卵管碘油造影的禁忌证有
A. 子宫输卵管慢性炎症
B. 子宫输卵管结核
C. 子宫输卵管位置形态异常
D. 子宫输卵管良性肿瘤
E. 子宫输卵管出血

（99～100 题共用题干）

患者，男，40 岁。因喉部肿瘤行 CT 检查。

99. 喉室轴位扫描法确定声带走行时，扫描基线应与
A. 中部颈椎间隙保持一致
B. 舌骨长轴平行
C. 颈部前缘皮肤而垂直
D. 第 1 颈椎至第 7 颈椎两中点连线垂直
E. 下颌骨下缘平行

100. 喉部 CT 扫描，仰头目的在于
A. 患者舒服
B. 头不易动
C. 便于定位
D. 喉室打开
E. 防止下颌骨伪影

放射医学技术（士）资格考试
全真模拟试卷与解析

模拟试卷（二）

中国健康传媒集团
中国医药科技出版社

基础知识

一、单选题：以下每道考题有五个备选答案，请从中选择一个最佳答案。

1. 关于连续X线光子能量的叙述，错误的是
   A. X线是混合能谱
   B. 能量越大，X线波长越长
   C. 能量取决于电子的能量
   D. 能量取决于核电荷数
   E. 能量取决于电子接近核的距离

2. 正常情况下，肺与胸壁之间的胸膜腔内仅含有
   A. 少量浆液　B. 负压空气
   C. 正压空气　D. 残腔
   E. 肺泡表面活性物质

3. 输尿管的第2处狭窄位于
   A. 输尿管的起始部
   B. 腰大肌的前面
   C. 小骨盆入口越过髂血管处
   D. 坐骨棘附近
   E. 穿膀胱壁处

4. 腹式呼吸的吸气过程主要参与收缩的肌是
   A. 腹肌　B. 膈肌
   C. 肋间内肌　D. 肋间外肌
   E. 胸锁乳突肌

5. 属于女性生殖系统的是
   A. 睾丸　B. 卵巢
   C. 精囊　D. 前列腺
   E. 尿道球腺

6. 发出肋间后动脉的血管是
   A. 胸廓内动脉　B. 胸主动脉
   C. 肺动脉　D. 锁骨下动脉
   E. 升主动脉

7. 主动脉起始于
   A. 左心室　B. 左心房
   C. 右心房　D. 右心室
   E. 冠状动脉根部

8. 血液与组织液之间进行物质交换的场所为
   A. 大动脉　B. 中动脉
   C. 小动脉　D. 静脉
   E. 毛细血管

9. 被十二指肠环抱的腹部脏器是
   A. 胰头　B. 胆囊
   C. 胃体　D. 脾脏
   E. 空肠

10. 有关食管的描述，错误的是
    A. 食管的第1处生理性狭窄位于咽食管交接处
    B. 食管的第2处生理性狭窄位于主动脉弓压迹水平
    C. 食管的第3处生理性狭窄在膈食管裂孔处
    D. 食管壁无浆膜层
    E. 食管的肌层上部为横纹肌，下部为平滑肌

11. 关于肺尖的体表投影描述，正确的是
    A. 相当于第7颈椎椎体的高度
    B. 相当于第7颈椎棘突的高度
    C. 相当于第1胸椎棘突的高度
    D. 相当于第6颈椎棘突的高度
    E. 相当于第6颈椎椎体的高度

12. 有关胸膜的描述，正确的是
    A. 脏层胸膜分为肋胸膜、膈胸膜和纵隔胸膜
    B. 脏层胸膜与壁层胸膜在肺门处相互移行
    C. 左右胸膜腔相通
    D. 胸膜腔由壁层胸膜各部形成
    E. 壁层胸膜被覆于肺表面

13. 关于气管和支气管的叙述，错误的是

A. 气管分颈段和胸段
B. 支气管为连接心脏和肺的管道
C. 支气管末端与肺泡相通
D. 气管分叉处位于胸骨角水平
E. 颈段与喉相接于第 7 颈椎水平

14. 正常人安静状态下，通气/血流比的正常值是
A. 0.48　B. 0.64
C. 0.84　D. 8.4
E. 0.58

15. 关于呼吸系统的组成，正确的是
A. 气管及喉室　B. 气管及纵隔
C. 呼吸道及肺　D. 气管及食管
E. 气管及支气管

16. 关于输尿管的描述，错误的是
A. 输尿管起自肾盂，终于膀胱
B. 输尿管可做节律性的蠕动
C. 输尿管壁有较厚的横纹肌
D. 输尿管在进入膀胱壁内段为狭窄部
E. 输尿管的作用是输送尿液至膀胱

17. 位于延髓、脑桥与小脑之间的脑室是
A. 左侧脑室　B. 右侧脑室
C. 第三脑室　D. 第四脑室
E. 蛛网膜下腔

18. 眼动脉起自
A. 大脑前动脉　B. 大脑中动脉
C. 大脑后动脉　D. 颈内动脉
E. 颈外动脉

19. 口咽与喉咽分界的标志为
A. 软腭平面　B. 环状软骨
C. 会厌上缘　D. 第 6 颈椎
E. 咽峡

20. 壁层胸膜和脏层胸膜相互移行的部位是
A. 胸膜顶　B. 肺裂
C. 肺根　D. 肋膈隐窝
E. 肺底

21. 有关左肺的叙述，错误的是
A. 只有斜裂，无水平裂
B. 分为上、下两叶
C. 较右肺粗短
D. 前缘有心切迹
E. 肺尖部高出锁骨内 1/3 上方 2 ~ 3cm

22. 胸骨角位于
A. 胸骨柄与剑突连接处
B. 胸骨体与剑突连结处
C. 胸骨柄与胸骨体连结处
D. 锁骨与胸骨柄连结处
E. 胸骨体中点

23. 与胃的排空时间长短无关的是
A. 贲门功能　B. 胃张力
C. 体位　D. 幽门功能
E. 精神状态

24. 肝外形呈
A. 长梨形　B. 蚕豆形
C. 狭长形　D. 圆锥形
E. 不规则的楔形

25. 关于基础代谢的叙述，错误的是
A. 人体的新陈代谢，包括合成代谢和分解代谢
B. 一般人体发热时，基础代谢力降低
C. 基础代谢力随性别、年龄、体格不同而变化
D. 甲状腺功能亢进者基础代谢率高
E. 能量代谢受肌肉活动、环境温度、食物等影响

26. 松果体钙化最常见于
A. 20 岁以后　B. 15 岁以后
C. 10 岁以后　D. 新生儿
E. 早产儿

27. 甲状旁腺素的生理作用是
A. 维持血钙平衡
B. 使血磷浓度升高
C. 激活细胞内腺苷酸环化酶
D. 抑制未分化间充质细胞的分化

E. 维持血管内皮完整性

28. 关于肾上腺的叙述，错误的是
A. 是腹膜后器官　B. 是内分泌器官
C. 分皮质和髓质　D. 位于肾脏后方
E. 与肾共同包在肾筋膜囊内

29. 下列组合，错误的是
A. 大脑由左、右大脑半球构成
B. 第三脑室位于延髓、脑桥和小脑之间
C. 小脑位于颅后窝内
D. 脑干由延髓、脑桥和中脑组成
E. 间脑位于大脑半球之间

30. 下列不属于中枢神经的是
A. 脑桥　B. 延髓
C. 三叉神经　D. 脊髓
E. 小脑

31. 对光反射的中枢位于
A. 脊髓　B. 延髓
C. 脑桥　D. 中脑
E. 下丘脑

32. 关于膀胱的描述，正确的是
A. 属腹膜外位器官
B. 其最下部为膀胱底
C. 黏膜上皮为变移上皮
D. 膀胱颈与前列腺相邻
E. 为生成尿的器官

33. 正常肾脊角的角度为
A. $5° \sim 10°$　B. $15° \sim 25°$
C. $30° \sim 35°$　D. $40° \sim 45°$
E. $50° \sim 55°$

34. 下列生殖腺和附属腺中，不成对的是
A. 精囊　B. 尿道球腺
C. 卵巢　D. 睾丸
E. 前列腺

35. 心血管系统的构成，不包括
A. 心脏　B. 动脉
C. 静脉　D. 淋巴管
E. 毛细血管

36. 三尖瓣位于
A. 右心房出口　B. 左心房出口
C. 右心室出口　D. 左心室出口
E. 右心房入口

37. 下列关于大肠的叙述，错误的是
A. 大肠始于右髂窝部的盲肠，最终到直肠
B. 沿左侧肋腹部上升到肝下缘的是升结肠
C. 由肝曲转向为横结肠
D. 由脾曲从左肋腹部下行的是降结肠
E. 经盆腔的为乙状结肠

38. 下列有关胰的叙述，错误的是
A. 胰由外分泌和内分泌 2 部分组成
B. 外分泌部分泌的胰液是最重要的消化液
C. 内分泌部主要分泌胰岛素
D. 横跨第 1 ~ 2 腰椎前，分头、体、尾三部
E. 其主胰管单独开口于十二指肠

39. 关于呼吸的描述，错误的是
A. 呼吸是从环境中摄取氧气，排出二氧化碳
B. 气体的交换在肺动脉和肺静脉之间进行
C. 靠膈肌运动进行的呼吸为腹式呼吸
D. 靠肋间肌运动进行的呼吸为胸式呼吸
E. 呼吸由中枢神经系统的呼吸中枢调节

40. 胸廓的构成不包括
A. 锁骨　B. 胸骨
C. 肋骨　D. 胸椎
E. 肋软骨

41. 标准姿势时，对前臂的叙述，正确的是
A. 前臂与上臂长轴线一致
B. 前臂偏上臂中轴线外侧 $10° \sim 15°$
C. 前臂偏上臂中轴线内侧 $10° \sim 15°$
D. 前臂偏上臂中轴线前侧 $10° \sim 15°$
E. 前臂偏上臂中轴线后侧 $10° \sim 15°$

42. 胸锁关节的构成包括
A. 肩峰 B. 喙突
C. 肩关节 D. 肩锁关节
E. 锁骨内侧端

43. 下列属于骨骼肌的是
A. 食管平滑肌 B. 气管平滑肌
C. 幽门括约肌 D. 心肌
E. 咀嚼肌

44. 分布于食管内面的上皮是
A. 单层立方上皮 B. 单层柱状上皮
C. 复层扁平上皮 D. 变移上皮
E. 假复层纤毛柱状上皮

45. 下列有关“电子能量”的定义，正确的是
A. 原子处于最低状态时的能量
B. 电子处于激发状态时的能量
C. 电子在各个轨道上运动时具有的能量
D. 移走某轨道上电子所需的最小能量
E. 原子核对轨道电子的最大吸引力

46. 关于原子能级的相关叙述，错误的是
A. 移走轨道电子所需的最小能量叫结合能
B. 电子在各个轨道上具有的能量是连续的
C. 结合力与原子序数有关
D. 原子能级用电子伏特表示
E. 原子处于能量最低状态时叫基态

47. 原子结构的第3壳层最多容纳电子数是
A. 2个 B. 8个
C. 18个 D. 32个
E. 50个

48. 入射光子能量恰好等于原子轨道的结合能时，光电效应发生几率的变化是
A. 突然减少
B. 突然增大
C. 变为零
D. 变为原来的10%
E. 无变化

49. 移走原子中某轨道电子所需的最小能量，被称为是这个电子的
A. 基态 B. 结合力
C. 结合能 D. 电子能量
E. 原子能级

50. 由带有正电荷的原子核自旋产生的磁场，称为
A. 电磁场 B. 核场
C. 电场 D. 核磁
E. 场强

51. 关于受激辐射光放大的发生，错误的是
A. 自然界不存在自然发出激光的物质
B. 需要人为创造条件
C. 其本质是产生激光
D. 不是自然的
E. 不需要人为创造条件

52. 将人体纵断为左右对称两部分的面，称
A. 正中矢状面 B. 水平面
C. 冠状面 D. 垂直面
E. 矢状面

53. 下列体表定位标记的叙述，错误的是
A. 喉头隆起相当于第4颈椎高度
B. 两侧髂骨嵴连线通过第4腰椎
C. 胸骨柄上缘相当于第3胸椎高度
D. 第1腰椎相当于剑突末端与肚脐连线中点高度
E. 剑突相当于第10胸椎高度

54. 原子结构K层最多容纳的电子数是
A. 2个 B. 8个
C. 18个 D. 32个
E. 50个

55. 依据被照体体位与胶片的位置关系命名的摄影体位是
A. 肩关节前后位 B. 胸部左前斜位
C. 股骨水平侧位 D. 腹部倒立侧位
E. 头颅后前位

56. 肩胛骨下角与

A. 第6后肋骨相平 B. 第7后肋骨相平
C. 第8后肋骨相平 D. 第9后肋骨相平
E. 第10后肋骨相平

57. 有关胸膜的叙述，错误的是
A. 胸膜是一薄层浆膜
B. 胸膜包括脏层胸膜和壁层胸膜
C. 脏层胸膜被覆于肺的表面
D. 脏层胸膜与壁层胸膜间构成胸膜腔
E. 左、右胸膜相互连通

58. 呆小症的原因是
A. 幼年生长激素分泌不足
B. 幼年甲状腺激素分泌不足
C. 幼年生长激素分泌过多
D. 成年生长激素分泌过多
E. 成年甲状腺激素分泌不足

59. 不属于脑神经的是
A. 味觉神经 B. 副交感神经
C. 嗅觉神经 D. 舌咽神经
E. 迷走神经

60. 医疗机构从业人员的类别有
A. 3个 B. 5个
C. 4个 D. 7个
E. 6个

61. X线的产生主要取决于
A. 阳极旋转速度 B. 灯丝加热电压
C. 管电压 D. 管电流
E. 焦点大小

62. 有关X线放射的认识，错误的是
A. X线放射有2种：连续放射和特性放射
B. 连续放射X线量取决于管电压、管电流、靶物质的原子序数
C. 特性放射的X线量主要取决于靶物质的原子序数
D. 连续放射是高速电子与靶物质的轨道电子作用的结果
E. 特性放射产生X线由跃迁的电子能量差决定

63. 对X线质的叙述，错误的是
A. X线质又称X线硬度
B. 波长越短，X线质越硬
C. 波长越短，穿透力越强
D. 波长越短，X线频率越低
E. 波长越短，X线光子能量越大

64. 表现出X线具有微粒性的现象是
A. 频率 B. 波长
C. 能量 D. 折射
E. 反射

65. 增加X线量的方法是
A. 增加kV B. 增加mA
C. 降低kV D. 降低mA
E. 增加靶原子序数

66. 关于X线剂量定义的解释，错误的是
A. 吸收剂量——单位质量的物质吸收电离辐射能量的大小
B. 当量剂量——（引起某些生物效应的危险）修正后的吸收剂量
C. 当量剂量率——单位时间内当量剂量的增量
D. 比释动能——间接辐射粒子释放的带电粒子的初启动能之和
E. 比释动能率——时间间隔内的比释动能的减量

67. 医用X线范围内，X线吸收与衰减的叙述，错误的是
A. 不发生汤姆逊散射
B. 发生光电效应吸收
C. 发生光核反应吸收
D. 发生康普顿散射和吸收
E. X线强度与距离平方成反比

68. 人体对X线照射低感受性的组织是
A. 造血组织 B. 淋巴组织
C. 神经组织 D. 口腔黏膜
E. 毛细血管

69. 1C/kg 的照射量对应空气的吸收剂量是
A. 338.5Gy　B. 0.3385Gy
C. 33.85Gy　D. 3.385Gy
E. 3385Gy

70. 1R（伦琴）的照射量对应空气的吸收剂量是
A. 8.7×10^{-3}Gy　B. 8.7×10Gy
C. 8.7×10^{-2}Gy　D. 8.7×10^{3}Gy
E. 8.7×10^{4}Gy

71. 甲种工作条件，指年照射有效当量剂量可能超过
A. 5mSv/年　B. 8mSv/年
C. 10mSv/年　D. 12mSv/年
E. 15mSv/年

72. 严格按均匀月剂量率加以控制的工作人员是
A. 男工作者　B. 女工作者
C. 育龄妇女　D. 实习学生
E. 进修医师

73. 可以作为吸收剂量的单位是
A. R 和 rad　B. Sv 和 Ci
C. Sv 和 rad　D. Gy 和 rad
E. Gy 和 Ci

74. 当量剂量的单位 Sv 与 rem 的关系是
A. $1Sv=10^{2}rem$　B. $1Sv=10^{3}rem$
C. $1Sv=10^{4}rem$　D. $1Sv=10^{5}rem$
E. $1Sv=10rem$

75. X 线不具有
A. 不可见　B. 导电作用
C. 穿透作用　D. 荧光作用
E. 电离作用

76. 在数学上表示一个横成行、纵成列的数字方阵的是
A. 方阵　B. 队列
C. 矩阵　D. 数组
E. 行列式

77. 组成数字图像的基本单元称为
A. 元素　B. 体素
C. 矩阵　D. 像素
E. 灰阶

78. 影像数据是指
A. 探测器直接接收到的数据
B. AD 转换后的数据
C. 重建后某幅图像的数据
D. CT 图像中各像素的 CT 值
E. 每个像素的位数

79. 在诊断能量范围内不产生的效应是
A. 光电效应
B. 康普顿效应
C. 相干散射、光电效应
D. 相干散射、康普顿效应
E. 光核反应

80. 放射线照射晚期障碍，出现疾患可能性最大的是
A. 白细胞数减少　B. 皮肤烧伤
C. 肺纤维化　D. 癌的发生
E. 口腔炎

81. 下列关于数字量和模拟量的叙述，正确的是
A. 不可以用数字量表示模拟量
B. 可以用模拟量表示数字量
C. DAC 可将模拟量转换为数字量
D. 将数字量转换成模拟量的过程称为数字化
E. 数字化过程中，取点的个数应当满足一定的条件

82. 不属于脊柱生理弯曲的是
A. 侧曲　B. 颈曲
C. 胸曲　D. 腰曲
E. 骶曲

83. 患者，女，28 岁。前纵隔囊性肿物，内有脂肪－液体平面，增强扫描出现边缘

环状强化，最可能的诊断是
A. 脂肪瘤　B. 胸腺瘤
C. 心包囊肿　D. 畸胎瘤
E. 淋巴瘤

84. 患者，女，86岁。患有良性骨肿瘤，行CT检查时，不包括的征象是
A. 浸润性生长
B. 可见病理性骨折
C. 一般无骨膜反应
D. 可以是多发性病变
E. 压迫邻近组织器官

85. 患者，女，63岁。行增强CT时发现患有肝海绵状血管瘤，关于CT强化的表现，下列叙述错误的是
A. 动脉期边缘结节样强化
B. 动脉期部分瘤体可与腹主动脉强化程度一致
C. 动脉期呈均匀强化
D. 实质期与正常肝实质密度可相同
E. 强化由边缘逐渐向中心扩展

二、共用备选答案单选题：以下试题中，每连续的2～3个试题使用相同的五个备选答案，请从中为每道试题选择一个最佳答案。每个备选答案可能被选择一次、多次或不被选择。

（86～88题共用备选答案）
A. 量化　B. A/D转换
C. D/A转换　D. 过滤
E. 采样
86. 完成量化的过程是
87. 将图像分割成小单元的处理是
88. 将连续变化的模拟量转换成离散的数字量的过程是

（89～90题共用备选答案）
A. 甲状软骨　B. 环状软骨
C. 会厌软骨　D. 杓状软骨
E. 舌骨
89. 其软骨弓平对第6颈椎，是颈部的重要标志之一的是
90. 吞咽时能关闭喉口，防止食物误入喉腔的是

（91～92题共用备选答案）
A. 55keV　B. 70kV和130kV
C. 11keV　D. 33keV
E. 44keV
91. X线的衰减曲线出现锐利的不连续性，其临界水平成为K缘时的碘值是
92. DSA能量减影常使用的管电压为

（93～94题共用备选答案）
A. ROC　B. MTF
C. RMS　D. WS
E. DQE
93. 描述成像系统分辨力的是
94. 量子检出效率是

（95～97题共用备选答案）
A. 相干散射　B. 光电效应
C. 康普顿效应　D. 电子对效应
E. 光核作用
95. 当入射光子能量等于或大于1.02MeV时可以出现
96. 当入射光子能量大于物质发生核反应的阈能时，会发生
97. 诊断X线能量范围内发生在碘剂中的主要作用形式是

（98～100题共用备选答案）
A. 直接作用　B. 遗传效应
C. 随机效应　D. 确定性效应
E. 间接作用
98. 在引起生物大分子损伤中具有实际意义的是
99. 存在阈剂量的是
100. 有害程度与受照剂量的大小无关的是

相关专业知识

一、单选题：以下每道考题有五个备选答案，请从中选择一个最佳答案。

1. X线球管焦点大小常以1.0、0.6等值标注，其值称为
A. 主焦点　B. 副焦点
C. 实际焦点　D. 灯丝长度
E. 有效焦点标称值

2. 高压滑环技术与低压滑环技术共同具有的特点是
A. 通过炭刷和滑环的接触导电
B. 易产生高压噪音
C. 高压发生器装在扫描架内
D. 通过滑环传递的电压达上万伏
E. 通过滑环传递的电压达数百伏

3. 下列摄影距离中适合于常规头颅摄影的是
A. 30cm　B. 50cm
C. 100cm　D. 150cm
E. 200cm

4. 高压变压器的特点不包括
A. 变压比大
B. 在降压变压器中使用
C. 瞬间负荷功率大
D. 在变压器油中工作
E. 次级绕组中性点接地

5. X线管型号XD51－20－40/125中20代表
A. 瞬时功率　B. 极限功率
C. 连续功率　D. 小焦点功率
E. 大焦点功率

6. 不属于X线诊断专用辅助装置的是
A. 立柱　B. 平板检测器
C. 监视器　D. 高压发生器
E. 准直器

7. 为现代医学影像学的建立开辟先河的是
A. MRI　B. DSA
C. CR　D. CT
E. DR

8. 以下与X线管阴极无关的是
A. 钨丝　B. 灯丝
C. 集射罩　D. 加速电板
E. 发射电子

9. 旋转阳极X线管阳极倾角一般在
A. 5°～8°　B. 15°～28°
C. 25°～28°　D. 12°～19°
E. 5°～28°

10. 普通摄影时，一般使用的准直器是
A. 手动准直器
B. 电动准直器
C. 全自动准直器
D. 手动准直器和电动准直器
E. 手动准直器和全自动准直器

11. 关于毫安表的使用，错误的为
A. 毫安表接在高压次级电路中，可放置在控制台上
B. 毫安表是管电流的直接读数
C. 毫安表线圈短路不会出现高压电击
D. 全波整流X线机须先整流后，方可使用毫安表测量
E. 自整流的毫安表为直流表

12. 关于CT机房的电源要求，错误的是
A. 电源变压器的功率要求不能小于设备要求
B. 电源电阻小于0.3Ω
C. 电源波动小于10%
D. 地线接地电阻小于5Ω
E. 接地干线为铜质，线径不小于16mm

13. 影像增强器或平板探测器具备最低的显像能力为
A. 50帧/秒　B. 40帧/秒

C. 30 帧/秒　D. 20 帧/秒
E. 10 帧/秒

14. 直接转换型平板探测器结构不包括
A. 玻璃基板　B. 集电矩阵
C. 非晶硒层　D. 半导体层
E. 顶层电极

15. 关于高压发生器的叙述，错误的是
A. 精确控制千伏
B. 采用 12 波整流
C. 要求高压输出稳定
D. 工作频率为 20～80kHz
E. 采用高频逆变升压方式

16. 影像增强器的工作原理，错误的是
A. 静电场——电子透镜
B. 输入屏——将 X 线转换成数字影像
C. 输出屏——将电子像转换成可见光像
D. 缩小增益——把较大面积上的亮度成像在较小面积上
E. 流量增益——由于光电子获得较大动能而使亮度提高

17. 旋转阳极 X 线管与固定阳极管相比，优点是
A. 焦点小，功率小
B. 焦点大，功率大
C. 焦点不变，功率不变
D. 焦点大，功率小
E. 焦点小，功率大

18. 对影像增强器电子透镜的解释，错误的是
A. 由光电阴极、聚焦电极、辅助阳极和阳极各电极组成
B. 对电子束起聚焦作用
C. 对电子进行放大
D. 对电子进行加速
E. 形成缩小增强的电子像

19. 逆变式高压发生器常用的整流方式是
A. 自整流　B. 单相全波
C. 三相六波　D. 倍压整流
E. 三相十二波

20. 将探测器接收的信息转换为数字信号的是
A. 探测器　B. 后组探测器
C. 信号放大器　D. 信号比较器
E. A/D 转换器

21. 属于低压部件的是
A. X 线管　B. mA 表
C. 高压电缆　D. 高压整流器
E. 高压交换闸

22. 关于自动曝光量控制（AEC）的叙述，错误的是
A. 被照体很薄时，AEC 也可立即切断 X 线
B. 自动曝光控时有电离室式、半导体、荧光体 3 种
C. AEC 的管电压特性与所用屏－片体系的管电压特性有关
D. 探测器置于屏－片体系之前还是之后，效果不一样
E. 探测器的探测视野位置、形状、数量应根据摄影部位选择

23. 数字 X 线摄影（DR）不包括
A. 直接转换平板探测器
B. 间接转换平板探测器
C. 多丝正比室探测器
D. 闪烁体＋CCD 摄像机阵列
E. 扫描计算机 X 线摄影

24. 单相全波整流 X 线机，高压整流器的个数是
A. 6　B. 4
C. 2　D. 8
E. 12

25. 关于 X 线管阳极的描述，错误的是
A. 选用高熔点的物质
B. 保持较高的真空度

C. 阻止高速电子流的运动
D. 选用原子序数较高的物质
E. 用来完成高压电路的回路

26. 关于X线滤过的说法，错误的是
A. 总滤过为附加滤过与固有滤过之和
B. 滤过是把X线束中的低能成分吸收掉
C. 固有滤过用铅当量表示
D. 固有滤过是指X线管本身的滤过
E. 一般对低能量射线采用铝滤过板

27. 铝当量的单位是
A. dmAl　B. mmAl
C. mAl　D. cmAl
E. nmAl

28. CT机将模拟信号转换成数字信号的器件是
A. 探测器　B. 阵列处理机
C. 预放大器　D. A/D 转换器
E. D/A 转换器

29. X线机滤线器一般使用的栅比为
A. 5：1～11：1　B. 6：1～12：1
C. 7：1～13：1　D. 8：1～14：1
E. 9：1～15：1

30. 关于X线机的高压整流方式，错误的是
A. 单相全波整流　B. 单相半波整流
C. 单相自整流　D. 三相6波整流
E. 三相全波整流

31. 常用的准直器结构是
A. 圆形　B. 菱形
C. 简易型　D. 多页形
E. 电子型

32. 三相全波整流通常应用于
A. 小型机组　B. 中型机组
C. 大型心血管机组　D. 移动机组
E. 乳腺机组

33. 关于乳腺摄影压迫器安全措施的描述，错误的是
A. 有压迫后立即自动曝光功能
B. 曝光后立即自动释放压迫功能
C. 断电后手动或电动紧急释放功能
D. 断电时所有的运动均自动锁定功能
E. 压迫腺体时垂直和倾斜运动均自动锁定

34. CT机的前准直器位于
A. X线管右侧　B. 探测器前
C. X线管窗口　D. 探测器后
E. X线管左侧

35. CT扫描与常规体层摄影相比，根本区别是
A. 无层面外组织重叠
B. 空间分辨力的高低
C. 患者受线量的多少
D. 图像显示范围大小
E. 可获得冠、矢状面像

36. X线机阳极高压电缆芯线短路，曝光时可出现的情况是
A. 无X线发生
B. mA 表指针充满度
C. mA 表无指数
D. X线正常发生
E. 无高压产生

37. 单相全波整流X线机，4个半导体整流器件中有1个断路，摄影曝光时，mA表指数
A. 减半　B. 降低
C. 升高　D. 无指数
E. 不变

38. 高压短路现象不包括
A. 千伏表上冲
B. 高压变压器有嗡嗡声
C. 有烧焦的橡胶味
D. 高压部件有放电声
E. mA 表上冲

39. 关于高压电缆的叙述，错误的是
A. 输送高压

B. 输送灯丝加热电压
C. 阳极侧的电缆与阴极侧相同
D. 阳极侧的电缆与阴极侧电缆在任何时候不能互换使用
E. 双焦点X线需选用三芯高压电缆

40. 旋转阳极启动的定子线圈安装在
A. 控制台内　B. 球管内阳极端
C. 球管内阴极端　D. 高压发生器内
E. 管套中央部

41. 若管电压为100kVp，则高压电缆对地电压为
A. 50kVp　B. 60kVp
C. 70kVp　D. 100kVp
E. 200kVp

42. X线机中设置容量保护电路的目的是
A. 防止摄影时灯丝未加热而曝光，保护X线管
B. 防止X线管过热状态下曝光，保护X线管
C. 防止超热容量指标曝光，保护X线管
D. 防止一次性超负荷曝光，保护X线管
E. 防止一次性超负荷曝光，保护高压变压器

43. X线管管套的功能不包括
A. 射线防护
B. 防电击
C. 散热
D. 放置X线管的容器
E. 限定X线的照射视野

44. 通电试验的顺序是
A. 先高压电路后低压电路
B. 先低压电路后高压电路
C. 先摄影电路后透视电路
D. 先灯丝加热电路后电源电路
E. 先灯丝加热电路后低压电路

45. 不能作为桥式逆变电路中电子开关的元件是
A. 晶体管　B. 可控硅
C. 场效应管　D. 晶闸管
E. 二极管

46. 以下设备不属于数字X线设备的是
A. DF　B. DSA
C. DR　D. CR
E. MRI

47. 固定阳极的靶面倾角一般为
A. 5°　B. 8°
C. 10°　D. 20°
E. 30°

48. 旋转阳极X线管套内主要包括
A. 灯丝变压器、高压变压器、X线管
B. 灯丝变压器、X线管、高压交换闸
C. 旋转阳极定子线圈、变压器油、X线管、胀缩器
D. X线管、灯丝变压器、旋转阳极定子线圈
E. 旋转阳极定子线圈、高压变压器、X线管、胀缩器

49. 对灯丝变压器的叙述，错误的是
A. 降压变压器
B. 次级输出电压很低，因此对绝缘要求不高
C. 次级输出电压一般小于20伏
D. 灯丝变压器浸泡在变压器油内
E. X线管内有2个灯丝变压器

50. 千伏补偿的目的是
A. 补偿电源电压的变化
B. 使mA不随kV变化
C. 使kV表指示值与实际管电压一致
D. 补偿电容电流对mA的影响
E. 补偿kV对电容电流的影响

51. 下列关于咽旁间隙的描述，错误的是
A. 咽旁前间隙内有颈内动、静脉及Ⅸ～Ⅻ对脑神经
B. 较宽大，三角形

C. 上至颅底，下达舌骨平面
D. 位于翼内肌、腮腺、脊柱与咽侧壁间
E. 为潜在性的疏松结缔组织区域

52. 英文简称 RIS 是指
A. 影像存储与传输系统
B. 医院信息系统
C. 放射科信息系统
D. 临床信息系统
E. 实验室信息系统

53. PACS 系统的核心层服务器的构成是
A. PACS、RIS 主服务器及后备服务器
B. 远程主服务器、RIS 主服务器及工作站
C. PACS、RIS 主服务器及部门级服务器
D. RIS 主服务器、工作站及后备服务器
E. HIS 主服务器、RIS 主服务器及工作站

54. 采用计算机和远程通讯技术的医疗信息传输系统总称称为
A. 远程会诊　B. 远程诊断
C. 远程教育　D. 远程医疗
E. 远程放射学系统

55. 下列组合正确的是
A. 质量管理 – quality control
B. 质量管理 – quality management
C. 质量管理 – quality assurance
D. 质量管理 – quality circle
E. 质量管理 – total quality management

56. 质量管理的方法不包括
A. 集体思维　B. 主次因素图
C. 组织管理图　D. 管理控制图
E. 因果关系图

57. PACS 解决的问题不包括
A. 影像获取　B. 影像显示
C. 患者管理　D. 影像存储
E. 网络传输

58. 有关明胶性质的说法，错误的是
A. 有热熔冷凝性　B. 有吸水膨胀性
C. 极易溶解于水　D. 参与坚膜作用
E. 提供感光中心

59. 所谓 T 颗粒胶片是指感光晶体颗粒呈
A. 扁平型　B. 三角型
C. 立方型　D. 圆柱型
E. 不规则型

60. 关于半波自整流 X 线机高压次级电路的描述，正确的是
A. 当 X 线管阳极处于交流电的正半周时，X 线管内有管电流流过
B. 当 X 线管阴极处于交流电的正半周时，X 线管内有管电流流过
C. X 线管不起整流作用
D. 流过 X 线管和高压变压器次级的电流为交流电
E. 流过 X 线管和高压变压器次级的电流为稳恒直流电

61. 关于容量保护电路，下列说法正确的是
A. 是一次性预置保护，对额定值内的多次累积性过载有一定的效果
B. 对一次性预置保护及额定值内多次累积性过载保护同样有效
C. 受管电压、管电流两个参量联合控制
D. 受管电流、曝光时间两个参量联合控制
E. 是一次性预置保护，受管电压、管电流、曝光时间三参量联合控制

62. 关于 X 线管阴极的叙述，不正确的是
A. 灯丝发射电子的聚焦程度取决于集射罩的形状和灯丝在集射罩的位置
B. 灯丝的宽度和长度决定了焦点的形状
C. 灯丝一般绕成螺旋管形
D. 集射罩与灯丝具有不同的电位
E. 阴极由灯丝和集射罩组成

63. 下列不是减小电源电阻方法的是
A. 尽量缩短电源线的长度
B. 使用容量充分的电源变压器

C. 将电源变压器安装在影像科附近
D. 使用截面积足够的铜质电源线
E. 使用截面积较小的铜质电源线

64. 大多数直接升压式X线机调节管电压的方法是改变高压变压器的
A. 初级匝数
B. 次级匝数
C. 初级输入电压
D. 初、次级匝数混合调节
E. 次级输出电压

65. 关于绝缘油的描述，正确的是
A. 只起绝缘作用
B. 只起散热作用
C. 具有绝缘和散热的作用
D. 可用食用油代替
E. 管套内绝缘油明显减少，不影响使用

66. 灯丝电路的具体供电是由
A. 总电源　B. 限时器
C. 高压发生器　D. 磁饱和稳压器
E. 容量保护电路

67. 对空间电荷抵偿器的叙述，正确的是
A. 接在电源电路
B. 接在管电流测量电路
C. 接在指示灯电路
D. 接在机械辅助装置电路
E. 接在灯丝电路中

68. 高压电缆一般是
A. 单芯　B. 双芯
C. 三芯　D. 四芯
E. 五芯

69. 非晶硅探测器接收1个X线光子可产生的光电子数是
A. 600～800　B. 800～1000
C. 1000～1100　D. 1100～1200
E. 1200～1500

70. 下列关于X线影像增强器的描述，错误的是
A. X线影像增强器是特殊的电子真空管
B. X线影像增强器无需暗适应，患者照射量减少
C. X线影像增强器输出屏的影像失真度不一致
D. X线影像增强器输出屏的影像对比度增加
E. X线影像增强器可接电视和录像系统

71. 管理控制图主要应用于
A. 废片分析
B. 故障分析
C. 组织架构分析
D. 自动冲洗机的药液的管理
E. 要因分析

72. 全面质量管理的重要意义不包括
A. 全面
B. 全员
C. 全盘采用组织管理
D. 全过程
E. 全盘采用科学方法

73. 侧脑室前角前方为
A. 第三脑室　B. 透明隔
C. 胼胝体膝部　D. 胼胝体压部
E. 尾状核头部

74. 多层螺旋CT与单层螺旋CT的主要区别是
A. 准直器多　B. 球管数目多
C. 探测器排数多　D. 计算机多
E. 滤线栅多

75. 右肺门区结构从前向后是
A. 右下肺静脉、右上肺静脉和支气管
B. 右上肺静脉、肺动脉和支气管
C. 支气管、肺动脉、右下肺静脉
D. 肺动脉、支气管和右上肺静脉
E. 右下肺静脉、肺动脉和支气管

76. 鞍上池后方的相邻结构为
A. 延髓　B. 第四脑室

C. 视交叉　　D. 中脑

E. 丘脑

77. 关于影像增强器组成的描述，正确的是

A. 由输入屏、电子透镜、输出屏组成

B. 由增强器、光学系统、摄像机组成

C. 由管套、增强管、吸气泵组成

D. 由增强管、管套、电源组成

E. 由增强管、物镜、监视器组成

78. 使用立位滤线器最多的摄影部位是

A. 四肢　　B. 腹部

C. 胸部　　D. 头颅

E. 腰椎

79. 红外激光片的吸收光谱峰值为

A. 800nm　　B. 780nm

C. 760nm　　D. 860nm

E. 820nm

80. 患者，女，96 岁。行肝脏 MRI 检查，表现为 T_1WI 呈稍低信号，T_2WI 呈稍高信号，且有“牛眼征”，则其诊断可能为

A. 肝转移瘤　　B. 肝血管瘤

C. 脂肪肝　　D. 肝硬化

E. 肝囊肿

81. 患者，女，15 岁。行胸部 CT 检查，经过肺尖的 6 条大血管，即双侧颈总动脉、双侧颈总静脉和双侧锁骨下动脉，通常显示于

A. 胸锁关节平面　　B. 胸骨切迹平面

C. 主动脉弓平面　　D. 主动脉窗平面

E. 主动脉下平面

82. 患者，女，35 岁。因不孕就诊，CT 扫描子宫增大呈分叶状，表面光滑，子宫肌壁内实性略低密度影，有钙化，宫腔受压移位。考虑为

A. 葡萄胎　　B. 子宫腺肌病

C. 子宫肌瘤　　D. 子宫内膜癌

E. 妊娠

83. 根据所提供的图像，最可能的诊断是

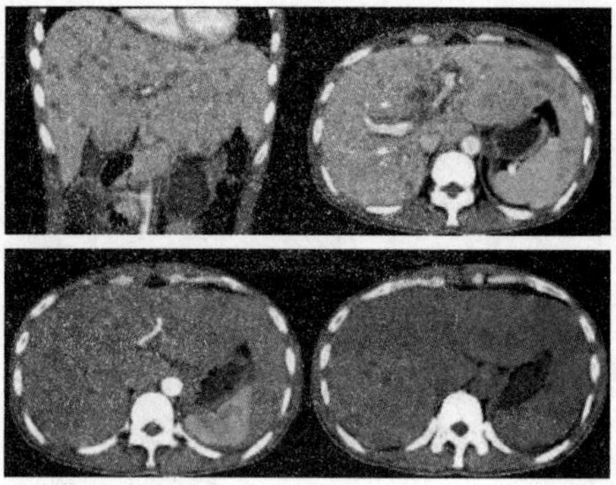

A. 肝转移癌

B. 多发性肝囊肿

C. 多发再生结节

D. 弥漫性肝癌

E. 肝脓肿

84. 下面胸部断层图像中箭头所指为

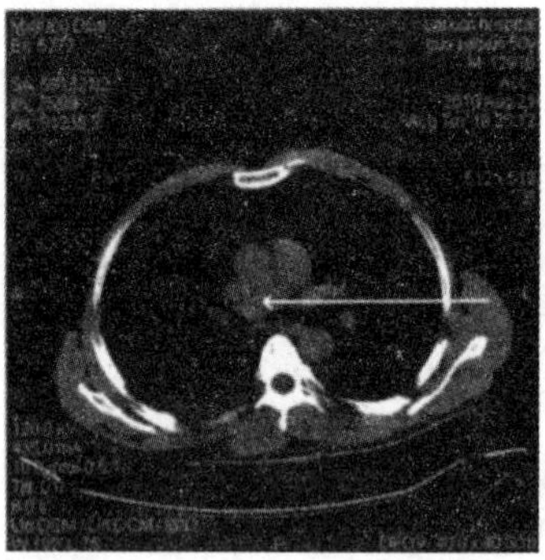

A. 主动脉弓　　B. 肺动脉干

C. 右肺动脉　　D. 上腔静脉

E. 纵隔淋巴结

85. 下面颅脑断层图像中箭头所指为

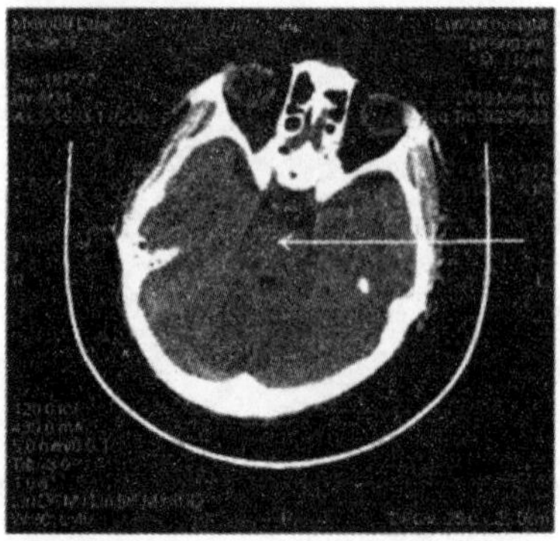

A. 延髓　　B. 脑桥

C. 中脑　　D. 小脑

E. 小脑蚓部

二、共用备选答案单选题：以下试题中，每连续的 2～3 个试题使用相同的五个备选答案，请从中为每道试题选择一个最佳答案。每个备选答案可能被选择一次、多次或不被选择。

（86～87 题共用备选答案）

A. 单独调节 kV、mAs
B. 单独调节 kV、mA
C. 单独调节 mA、自动曝光量控制
D. 单独调节 kV、自动曝光量控制
E. 选择解剖部位、体型，自动确定 kV，曝光量控制

86. 两钮控制方式是
87. 一钮控制方式是

（88～90 题共用备选答案）

A. 以增殖性表现为主
B. 以渗出性表现为主
C. 以肺的纤维性表现为主
D. 以肺的粟粒状表现为主
E. 空洞或空腔形成

88. 肺炎的 X 线表现是
89. 肺脓肿的典型 X 线表现是
90. 陈旧性肺结核的主要 X 线表现是

（91～92 题共用备选答案）

A. 相位不同　　B. 频率不同
C. 大小不同　　D. 层厚不同
E. 加权不同

91. 频率编码通过施加梯度场进行编码定位时，方法是使不同位置磁矢量的
92. 相位编码通过施加梯度场进行编码定位时，方法是使不同位置磁矢量的

（93～95 题共用备选答案）

A. RMS、WS　　B. ROC
C. SNR　　D. MTF
E. NEQ、DQE

93. 描述 X 射线照片斑点特征的物理量是
94. 描述成像系统分辨率特性的重要参量是
95. 信噪比是

（96～97 题共用备选答案）

A. 闪烁晶体　　B. 电离室式
C. 数字式　　D. 机械式
E. 电子式

96. 常规自动曝光摄影用的探测器是
97. 利用电容充放电原理工作的限时器是

（98～100 题共用备选答案）

A. LIS
B. 远程放射学系统
C. PACS
D. HIS
E. JND

98. 不是构成医院的临床综合信息管理和应用系统的是
99. 检验科信息系统是
100. 可以通过从一个地方到另一个地方以电子方式传送、并能及时分析放射影像，给出诊断意见的系统是

专业知识

一、单选题：以下每道考题有五个备选答案，请从中选择一个最佳答案。

1. 半影是指
   A. 半值密度　B. 半幅影像
   C. 半值模糊　D. 模糊阴影
   E. 歪斜影像

2. 从灯丝正面发射出的电子所形成的焦点称为
   A. 实际焦点　B. 有效焦点
   C. 等效焦点　D. 主焦点
   E. 副焦点

3. X线照射到直接FPD上时，X线光子使非晶硒激发出
   A. 正电子　B. 可见光
   C. 荧光　D. 电子－空穴对
   E. 低能X射线

4. 不属于感光现象的是
   A. 互易律失效　B. 间歇曝光效应
   C. 反转现象　D. 荧光效应
   E. 压力效应

5. 关于切线投影的叙述，错误的是
   A. 某些病变边缘凹陷，可采用此法
   B. 中心线从被检部位边缘通过，称切线投影
   C. 某些病变于边缘凸出，可采用此法
   D. 此法可使相邻部分X线吸收差异减小
   E. 某些病变表面病灶，可采用此法

6. 关于照片对比度与层次的概念叙述，错误的是
   A. 照片反映出的各组织影像的密度等级为层次
   B. 密度等级越多，层次就越丰富
   C. 层次表示信息量
   D. 照片上相邻两组织的密度差为照片对比度
   E. 照片对比度与层次是同一概念

7. 影响照片密度值的因素不包括
   A. 照射量　B. 观片灯亮度
   C. 增感屏胶片系统　D. 摄影距离
   E. 被照体厚度

8. 关于增感屏对影像效果影响的叙述，正确的是
   A. 降低影像对比度
   B. 降低影像清晰度
   C. 使影像层次增加
   D. 能显示微小结构
   E. 减少了量子斑点

9. 照片影像的对比度与射线对比度的比为
   A. 反差系数　B. 感光度
   C. 平均斜率　D. 相对感度
   E. 宽容度

10. 以透视的自然像作蒙片减影的方式是
    A. 常规方式　B. 脉冲方式
    C. 路标方式　D. 连续方式
    E. 时间间隔差方式

11. 能将X线束中的低能成分预吸收的措施是在X线管窗口加
    A. 遮光筒　B. 遮线器
    C. 滤过板　D. 滤线栅
    E. 照射野

12. 放大摄影下，使用0.05mm的超微焦点X线管，半影阈值为0.2mm，那么最大放大率是
    A. 3倍　B. 4倍
    C. 5倍　D. 6倍
    E. 8倍

13. 关于散射线含有率的概念，错误的是
    A. 随管电压的升高而加大
    B. 80～90kV以上时，散射线含有率趋向

平稳

C. 对散射线的散射角无影响

D. 随体厚的增加而增加

E. 30cm×30cm 的照射野时达到了饱和

14. 两组织或物质间产生 X 线对比度最大的是

A. 骨与肌肉　B. 肌肉与脂肪

C. 骨与脂肪　D. 肌肉与空气

E. 骨与空气

15. X 线信息影像转换成可见密度影像的介质，不含

A. 屏－片系统　B. 影像增强系统

C. 电影胶片　D. 观片灯

E. 荧光屏

16. 所谓 X 线照片噪声，是指

A. 荧光体颗粒

B. 乳剂银颗粒

C. 银颗粒、荧光体颗粒组合

D. X 线照片斑点

E. X 线照片的颗粒度

17. 下列有关 γ 值的叙述，错误的是

A. 照片对比度与胶片的 γ 值有关

B. 一般 γ 值大的胶片宽度小

C. 特性曲线直线部的斜率为 γ 值

D. 胶片 γ 值越小，照片对比度越大

E. 胶片 γ 值因胶片的不同而不同

18. 下列关于散射线对照片影响的描述，正确的是

A. 降低照片密度

B. 降低照片对比度

C. 降低照片灰雾度

D. 提高照片信噪比

E. 提高影像分辨力

19. 有关照片对比度的叙述，错误的是

A. 使用 γ 值大的胶片，获得的照片对比度大

B. 使用增感屏可提高照片对比度

C. 高千伏摄影可提高照片的对比度

D. 降低散射线可提高照片对比度

E. 冲洗技术可直接影响照片对比度

20. 采用 125kV 摄影，滤过板应选用

A. 1mm 铝

B. 2mm 铝

C. 3mm 铝

D. 3mm 铝 +0.3mm 铜

E. 3mm 铝 +1mm 铜

21. 栅密度为

A. 栅比

B. 滤线栅表面上单位距离内，铅条与其间距形成的线对数

C. 铅容积

D. 栅焦距

E. 滤线栅因数

22. 摄影时，可以人为控制运动模糊的是

A. 呼吸　B. 心脏搏动

C. 胃肠蠕动　D. 痉挛

E. 食管蠕动

23. 下列关于 X 线照片模糊的叙述，错误的是

A. 模糊随物－片距离的增大而加大

B. 模糊度也称不锐利度

C. 阳极端影像锐利度大于阴极端

D. 是相邻两组织影像密度过渡的幅度

E. 焦点的移动，不会引起影像模糊

24. 食管贲门失弛缓症的典型 X 线表现是

A. 钡剂潴留在食管上端

B. 食管下端鸟嘴状或漏斗状狭窄

C. 食管上端呈不规则狭窄

D. 食管极度扩张

E. 食管蠕动减弱或消失

25. 发病率最高的恶性骨肿瘤是

A. 骨肉瘤　B. 多发性骨髓瘤

C. 软骨肉瘤　D. 转移性骨肿瘤

E. 恶性骨巨细胞瘤

26. X线胶片特性曲线组成不包括
A. 足部　B. 直线部
C. 肩部　D. 顶部
E. 反转部

27. 激光打印机中，激光束对胶片完成“幅式打印”的部件是
A. 高精度电机　B. 旋转多角光镜
C. 聚焦透镜　D. 发散透镜
E. 调节器

28. 关于胶片的保存与管理，叙述正确的是
A. 有效期一般为出厂后18个月
B. 标准储存条件为5～10℃
C. 标准储存湿度为30%～40%
D. 片盒应水平放置
E. 冷藏的胶片可直接使用

29. 关于高温快显胶片特点的叙述，错误的是
A. 175μm厚
B. 低银薄层
C. 需加入较多附加剂
D. 不需防静电剂
E. 是聚酯片基

30. 关于高温快显胶片的附加层，叙述错误的是
A. 润滑剂增强传递性能
B. 能抑制保存中的变化
C. 坚膜剂提高胶片机械强度
D. 不包括防灰雾剂
E. 有利于自动冲洗

31. 关于扁平颗粒胶片的叙述，错误的是
A. 增加荧光交叠效应
B. 光采集容量提高
C. 可减少影像模糊
D. 可获得最大光吸收
E. 可减少散射光

32. CT图像像素为12比特时，可表达的灰阶总数为
A. 4096　B. 2048
C. 1024　D. 512
E. 256

33. 特性曲线不能提供感光材料的参数是
A. 颗粒度　B. 本底灰雾
C. 对比度　D. 感光度
E. 宽容度

34. 下列组合错误的是
A. 米得或对苯二酚——显影剂
B. 硫代硫酸铵——定影剂
C. 溴化钾——保护剂
D. 冰醋酸——中和剂
E. 氢氧化钠——促进剂

35. 下列组合中，正确的是
A. 钨酸钙——感蓝片
B. 钨酸钙——感绿片
C. 硫氧化钆——感蓝片
D. 高电压摄影增感屏——正色片
E. 稀土增感屏——感蓝片

36. 下列可用作抑制剂的是
A. 氯化钠　B. 氯化银
C. 硫化钾　D. 溴化钾
E. 碳酸钙

37. 在自动冲洗技术的管理方法中，没有实际效果的是
A. 显影液pH的管理
B. 启动液添加量的管理
C. 显影液温度的管理
D. 显影液补充量的管理
E. 定影液混入的管理

38. 卤化银“固有感色波长域”在
A. 400nm以下　B. 500nm以下
C. 600nm以下　D. 700nm以下
E. 800nm以下

39. 与定影速度无关的因素是
A. 定影温度　B. 搅动情况
C. 乳剂的性质　D. 定影剂浓度

E. 水流速度

40. 氦氖激光片的吸收光谱峰值为

A. 533nm　B. 633nm

C. 733nm　D. 833nm

E. 933nm

41. 显影液中的物质不包括

A. 氯化钾　B. 碳酸钠

C. 碳酸钠　D. 米吐尔

E. 亚硫酸钠

42. 关于医用专业打印的叙述，不正确的是

A. 需要获得国家相关部门许可

B. 可为湿式打印

C. 可使用热敏纸

D. 湿式打印不如干式打印

E. 湿式激光打印应用广泛

43. 关于激光胶片的叙述，错误的是

A. 可分为湿式胶片和干式胶片

B. 干式胶片不含银盐

C. 湿式胶片的乳剂层有4层

D. 湿式激光胶片有5层

E. 可分为氦氖激光胶片和红外激光胶片

44. 决定自动冲洗显影、定影时间的是

A. 输片系统　B. 循环系统

C. 补充系统　D. 干燥系统

E. 控制系统

45. 为防止影像变形，应遵守的原则不包括

A. 应减小焦－肢距

B. 被照体接近中心线

C. 被照体尽量靠近胶片

D. 被照体与胶片平行

E. 中心线应垂直于被照部位入射

46. 在自动冲洗机的动态管理中，冲洗机药液温度和补充速率的检测应

A. 每12小时最少1次

B. 每周最少1次

C. 每月最少1次

D. 每3个月最少1次

E. 每6个月最少1次

47. 有关感光银盐颗粒的叙述，错误的是

A. 晶体颗粒小，感光度低

B. 晶体颗粒均匀，颗粒性好

C. 晶体颗粒均匀，宽容度低

D. 晶体颗粒大，照片密度低

E. 晶体颗粒小，分辨率高

48. 自动冲洗机显影温度在

A. 20～23℃　B. 24～26℃

C. 27～32℃　D. 33～35℃

E. 36～40℃

49. X线胶片片基材料一般使用

A. 纤维素酯　B. 黏胶纤维

C. 动物胶质　D. 环氧树脂

E. 聚酯

50. 用于快速定影剂中的物质是

A. 硫代硫酸铵　B. 硫氰化钠

C. 氢氧化钾　D. 碳酸氢钠

E. 氢氧化钠

51. 关于胶片的反差系数（γ）值的叙述，错误的是

A. 一般说γ值小的胶片，其宽容度大

B. 照片的对比度与胶片的γ值有关

C. 特性曲线与胶片的种类有关

D. 特性曲线上的任一点就是γ值

E. 特性曲线直线的斜率为γ值

52. 与感绿片搭配最合适的是

A. 硫氧化钆屏　B. 钨酸钙屏

C. 硫酸钡屏　D. 碳酸锂屏

E. 溴化银屏

53. 关于自动冲洗机药液温度监测的叙述，错误的是

A. 监视冲洗机温度指示与控制是否正常

B. 用水银式温度计测量药液温度

C. 用金属温度计测量药液温度

D. 用电子温度计测量药液温度

E. 每月最少监测1次

54. 与X线照片产生灰雾的原因，无关的是
A. 胶片本底灰雾
B. 焦点外X线
C. 显影处理
D. 被检体产生的散射线
E. 胶片最大密度

55. 属于肝脏排泄的对比剂是
A. 碘必乐　B. 碘苯酯
C. 碘番酸　D. 碘化油
E. 碘肽葡胺

56. 关于阴性对比剂的叙述，错误的是
A. 空气和二氧化碳是阴性对比剂
B. 二氧化碳易产生气体栓塞
C. 二氧化碳的溶解度较大
D. 空气在器官内吸收较慢
E. 空气易产生气体栓塞

57. 下列可用于静脉胆系造影的是
A. 胆影葡胺　B. 优维显
C. 碘苯酯　D. 泛影钠
E. 碘番酸

58. 下列组合，正确的是
A. 碘化钠——非离子型对比剂
B. 碘番酸——经肾排泄的对比剂
C. 硫酸钡——非离子型对比剂
D. 碘化钠——有机碘对比剂
E. 胆影钠——阳性碘对比剂

59. 下列不属于直接引入法造影的是
A. 钡剂灌肠造影
B. 静脉肾盂造影
C. 逆行肾盂造影
D. 瘘管窦道造影
E. 子宫输卵管造影

60. 关于碘对比剂的叙述，错误的是
A. 离子型对比剂属于阳性对比剂
B. 泛影葡胺属于无机碘对比剂
C. 非离子对比剂常用于心血管
D. 复方泛影葡胺属于碘对比剂
E. 碘对比剂均属于阳性对比剂

61. 下列对比剂中属非离子型对比剂的是
A. 碘番酸　B. 碘酞葡胺
C. 欧乃派克　D. 泛影葡胺
E. 碘阿酚酸

62. 下列对比剂中属于无机碘类的是
A. 碘番酸　B. 碘苯酯
C. 碘必乐　D. 碘化钠
E. 碘化油

63. 对照片冲洗质量影响最重要的原因是
A. 显影液补充量调整偏低
B. 定影液补充量调整偏低
C. 显影液混入定影液
D. 定影液混入显影液
E. 冲洗水流量偏低

64. 关于明胶的叙述，错误的是
A. 明胶膨胀后有多孔性
B. 明胶是一种吸卤剂
C. 明胶是一种保护性胶体
D. 明胶不参与坚膜作用
E. 明胶最大缺点是不稳定

65. CRT图像记录胶片不适用于
A. 普通X线摄影　B. CT多幅相机
C. MR多幅相机　D. DSA多幅相机
E. ECT多幅相机

66. 患者，男，89岁。刺激性干咳2个月，多次痰查癌细胞阴性，胸部X线片除右中肺叶局限性透亮度增加外，未见其他异常，应首先考虑
A. 支气管结石　B. 气管异物
C. 早期肺癌　D. 慢性支气管炎
E. 急性支气管炎

67. 某患者，摔伤左腹部，急诊行CT检查，软组织内急性血肿的CT表现是
A. 高密度　B. 低密度
C. 水样密度　D. 等密度
E. 混杂密度

68. 患者，男，行 CT 检查时诊断为急性化脓性骨髓炎，其 X 线摄片主要表现为
A. 死骨形成　B. 骨质破坏
C. 新生骨　D. 骨膜增生
E. 骨质硬化

69. 患者，女，86 岁。肺野内片状致密阴影，边缘模糊，其中心密度减低，形成透亮区，并有液平面。应考虑为
A. 结核性空洞　B. 癌性空洞
C. 肺脓肿　D. 肺囊肿
E. 支气管扩张

70. 患者，女，60 岁。经常吸烟，刺激性干咳明显，行 CT 发现患有周围型肺癌。关于周围型肺癌毛刺征的描述，不正确的是
A. 是癌组织向周围浸润所致
B. 粗长毛刺
C. 近端略粗，远端变细
D. 呈放射状排列的僵硬短细毛刺
E. 有时毛刺之间可见肺气肿组织

二、共用题干单选题：以下每道试题有 2～6 个提问，每个提问有五个备选答案，请选择一个最佳答案。

（71～73 题共用题干）

CR 系统用成像板（IP）来接收 X 线的模拟信息，然后经过模/数转换来实现影像的数字化。存储在 IP 上的模拟信息经读取装置转化为数字信息。读取装置主要由激光阅读仪、光电倍增管和模/数转换器组成。IP 在 X 线下受到第一次激发时储存连续的模拟信息，在激光阅读仪中进行激光扫描时受到第二次激发而产生荧光（荧光的强弱与第一次激发时的能量精确地成比例，成线性正相关），该荧光经高效光导器采集和导向，进入光电倍增管转换为相应强弱的电信号，然后进行增幅放大、模数转换成为数字信号。

71. IP 的作用是
A. 记录数字信息　B. 记录灰阶信息
C. 记录模拟信息　D. 模数转换
E. 产生可见光

72. CR 系统读取装置使用的能源是
A. X 线　B. 可见光
C. 荧光　D. 电子
E. 激光

73. CR 系统读取装置输出的信号是
A. 可见光　B. 数字信号
C. 激光　D. 模拟信号
E. 荧光

（74～78 题共用题干）

高千伏摄影是指用 120kV 以上管电压产生的能量较大的 X 线，高能量 X 线通过肢体时，被吸收衰减的方式、吸收系数均与一般能量的 X 线不同，形成了与一般 X 线摄影影像不同的对比度变化，从而得到与一般 X 线摄影不同的效果。

74. 关于管电压，叙述正确的是
A. 管电压与穿透深度无关
B. 管电压不影响照片影像对比度
C. 管电压升高，摄影条件宽容度增大
D. 高电压摄影可降低信息量
E. 管电压不影响照片密度

75. 关于高千伏摄影，叙述错误的是
A. 影像显示层次丰富
B. 形成的对比度较低
C. 光电效应的几率增加
D. 康普顿效应为主
E. 骨与肌肉的对比度指数下降

76. 下列叙述中，错误的是
A. 高千伏摄影可获得低对比照片
B. 高千伏摄影可降低 X 线管产生的热量
C. 高于伏摄影 X 线片质量较差
D. 高千伏摄影时组织吸收剂量减少
E. 高千伏摄影降低照片清晰度

77. 关于高千伏摄影的优缺点，叙述错误的是

A. 可获得低对比层次丰富的照片
B. 可提高照片清晰度
C. 可消除散射线，提高照片质量
D. 有利于患者防护
E. 延长球管寿命

78. 下列叙述中，正确的是
A. 管电压越高，射线的最大波长越长
B. 对软组织摄影应用高管电压
C. 人体的吸收系统是常数
D. 高电压摄影得到低对比照片
E. 人体组织的吸收系数随管电压升高而升高

（79～80题共用题干）

自动洗片机是采用快速、高温显影的方式冲洗X线胶片，其工作流程是：显影－定影－水洗－干燥－X线照片。

79. 关于自动洗片机胶片特点，叙述错误的是
A. 明胶熔点高　　B. 含银量高
C. 机械强度高　　D. 涤纶片基
E. 乳剂层薄

80. 关于自动冲洗照片干燥不良的原因，叙述错误的是
A. 干燥设定温度低
B. 干燥组件湿度大
C. 定影液疲劳
D. 水洗不足
E. 水洗温度低于常温

（81～82题共用题干）

在X线摄影中，X线束是以焦点作为顶点的锥形放射线束，将被照体G置于焦点与胶片之间时，因为几何投影关系，一般被照体离开焦点一定的距离a，胶片离开肢体一定的距离b。所以，肢体在X线胶片上的影像S要比肢体G大，是被放大了的影像，S与G之比即影像的放大率M，而且胶片离肢体越远，影像放得越大。国际放射学界公认：当照片上的半影模糊值小于0.2mm时，人眼观察影像毫无模糊之感；当半影模糊值为0.2mm时，人眼观察影像开始有模糊之感。

81. 关于 $M = 1 + b/a$，叙述正确的是
A. M表示放大率
B. a表示肢－片距
C. b表示焦－片距
D. 影像放大对像质的影响大于变形
E. 放大对成像是有害的

82. 放大摄影能将细小结构显示清楚，其原因是
A. 空气滤过散射少
B. 照射野小，清楚度高
C. 将高频信号转换成低频信号
D. 焦点面积变小
E. 模糊阈值变大

（83～85题共用题干）

医用X线发生装置从电路功能上可分为主电路和控制电路。主电路是指从电源、千伏调整、高压控制、高压变压器、高压整流，直至X线管。

83. 不是高压整流方式的是
A. 三相自整流　　B. 单相全波
C. 单相自整流　　D. 三相六波
E. 单相半波

84. 关于逆变整流的叙述，正确的是
A. 将电能存在高压电容中
B. 直接升压到所需高压
C. 体积大
D. 先把工频变为平稳直流
E. 短时曝光时易受电源同步影响

85. 不是控制电路构成部分的是
A. 管电压控制
B. 管电流控制
C. 旋转阳极启动与保护
D. 限时器
E. 高压交换闸

（86～88 题共用题干）

国际放射学界公认：当照片上的半影模糊值小于0.2mm时，人眼观察影像毫无模糊感，当半影模糊值大于0.2mm时，开始有模糊感。

86. 下列叙述正确的是
    A. 焦点大，允许的放大倍数大
    B. 焦点小，允许的放大倍数大
    C. 焦点大，成像分辨率高
    D. 焦点小，球管容量大
    E. 焦点大小与放大倍数无关

87. 已知某焦点大小为0.6，则其允许的最大放大倍数为
    A. 1　B. 2
    C. 1.3　D. 1.5
    E. 1.4

88. 某球管在实验时，发现放大倍数为1.15倍时，开始模糊，则该焦点大小可能为
    A. 0.6　B. 1.3
    C. 1.4　D. 1.2
    E. 0.95

（89～90 题共用题干）

在X线摄影中，将滤线栅置于胶片与肢体之间，焦点到滤线栅的距离与滤线栅焦距相等，并使X线中心线对准滤线栅中心线。使用滤线栅摄影时，冲洗后的照片有的中心有密度而两侧无密度；有的一边高密度，另一边低密度。

89. 下列叙述正确的是
    A. 栅比越大，消除散射线能力越差
    B. 栅密度越大，消除散射线能力越差
    C. 曝光量倍数越小越好
    D. 滤线栅反置时两侧密度高，中间密度更高
    E. 滤线栅不能改善影像对比度

90. 关于冲洗后照片密度变化原因的叙述，错误的是
    A. 可能使用的是聚焦式滤线栅
    B. 可能是滤线栅反置了
    C. 可能是滤线栅双重偏离
    D. 密度变化可能是栅切割效应所致
    E. 密度变化与滤线栅无关

（91～92 题共用题干）

患者，男，15岁。鼻塞、反复严重鼻出血4个月。

91. 最可能的诊断为
    A. 鼻咽血管纤维瘤
    B. 鼻咽癌
    C. 咽部脓肿
    D. 鼻咽部淋巴瘤
    E. 腺样体肥大

92. 首选的影像学检查为
    A. X线平行
    B. B超检查
    C. 血管造影
    D. CT平扫及增强扫描
    E. 核素扫描

（93～96 题共用题干）

X线影像增强器的功能是将X线影像转换成可见光像，并将影像亮度增强数千倍。增强器－电视系统已经成为X线透视的常规设备，亦为数字胃肠、数字减影的基础，广泛应用于临床。

93. 关于X线影像增强器的构成，叙述正确的是
    A. 影像增强管、管套、吊架
    B. 影像增强管、吊架、电源
    C. 影像增强管、管套、电源
    D. 电子透镜、管套、吊架
    E. 影像增强管、管套、信号输入口

94. X线影像增强器的影像增强管中，输出屏的结构主要是输出光电面和玻璃层。光电面由荧光层和其内面的一层铝箔组成。铝箔位于荧光体后方，其厚度在
    A. 0.5μm以下　B. 0.6μm以下
    C. 0.8μm以下　D. 1.0μm以下

E. 1.5μm 以下

95. 一台 9 英寸影像增强器输入屏的有效直径是
A. 20cm　B. 23cm
C. 27cm　D. 28cm
E. 30cm

96. 一台 9 英寸影像增强器输出屏有效直径为
A. 0.54cm　B. 1.54cm
C. 9.54cm　D. 8.4cm
E. 2.54cm

（97～98 题共用题干）

路标技术的使用为介入放射学的插管安全迅速创造了有利条件。具体操作：先注入少许对比剂后摄影，再与透视下的插管作减影，形成一幅减影血管图像，作为一条轨迹并重叠在透视影像上。这样就可以清楚地显示导管的走向和尖端的具体位置，使操作者顺利地将导管插入目的区域。

97. 路标技术共分几个阶段
A. 1　B. 2
C. 3　D. 4
E. 5

98. 下列部位中，能用路标方式的是
A. 心脏冠脉　B. 脑血管
C. 主动脉　D. 肺动脉
E. 心脏

（99～100 题共用题干）

在造影期间进行两次曝光，一次是在对比剂到达兴趣区之前，一次是在对比剂到达兴趣区并出现最大浓度时。如果患者在曝光过程中保持体位不移动，则两图像之间的唯一差别是含有对比剂的血管，它们两者的差值信号就是 DSA 的信号。随着血管内碘浓度（PI）与血管直径（d）乘积的增加，DSA 差值信号也增加，故 DSA 的信号由对比剂的投射浓度（PI）和血管直径（d）所决定。在 DSA 检查过程中，患者本身自主和不自主的移动、心脏搏动、吞咽、呼吸或胃肠蠕动等，可形成运动性伪影。

99. 关于防止运动伪影的做法，不正确的是
A. 对受检部位施行附加固定
B. 增加造影剂量
C. 术前对患者要进行训练，争取配合
D. 正确把握曝光时机
E. 对意识差或无意识的患者，应给予镇静剂或适当麻醉

100. 关于 DSA 的成像原理，叙述错误的是
A. 没有注入对比剂的数字图像矩阵存于存储器 1 内作为 mask 像
B. 可能同时减去骨骼和软组织影
C. DSA 是建立在图像相减的基础上的
D. 减影结果反映对比剂的作用
E. 生理运动伪影可以完全消除

专业实践能力

一、单选题：以下每道考题有五个备选答案，请从中选择一个最佳答案。

1. 不属于大剂量静脉肾盂造影禁忌证的是
   A. 腹部有巨大肿块者
   B. 严重的血尿
   C. 甲状腺功能亢进者
   D. 碘过敏试验阳性者
   E. 急性传染病

2. 关于X线影像重叠的叙述，错误的是
   A. 用前后和左右几个方向的摄影表现人体结构
   B. 胸片中看不到胸骨影像，是因大物体（纵隔）密度大于小物体
   C. 膝关节正位片能看到髌骨影像，是因大小物体组织密度相等
   D. 肺野中的肋骨阴影很明显，是大小物体组织密度相差很大
   E. 放大摄影可使重叠的影像分开

3. 头颅后前位摄影，要求标准正位体现出
   A. 影像的重叠　B. 影像的放大
   C. 影像的对称关系　D. 影像的三维显示
   E. 影像的切线效果

4. 正位胸片，胸骨不能显示的原因是
   A. 影像放大　B. 影像重叠
   C. 影像变形　D. 影像失真
   E. 切线投影

5. 下列应减少管电压值的病变是
   A. 大叶性肺炎　B. 肺气肿
   C. 肺结核纤维化　D. 成骨性骨肉瘤
   E. 大量胸腔积液

6. 胸片上肺门影像的组成主要是
   A. 肺门淋巴结
   B. 肺动脉和肺静脉
   C. 支气管与淋巴管
   D. 支气管动脉与支气管静脉
   E. 奇静脉与腔静脉

7. 胸部右前斜位显示不佳的解剖结构是
   A. 左心房　B. 左心室
   C. 右心房体部　D. 肺动脉主干
   E. 右心室漏斗部

8. 对颞骨内微小结构的评价，最有优势的检查方法为
   A. B超　B. X线平片检查
   C. MRI　D. 高分辨率CT
   E. MR功能成像

9. 头颅侧位能够显示的结构是
   A. 内听道　B. 圆孔
   C. 枕骨大孔　D. 视神经孔
   E. 蝶鞍

10. 腰椎正位摄影要点中，错误的是
    A. 患者仰卧正中矢状面垂直床面
    B. 两下肢伸直，两臂置于身旁
    C. 胶片包括第12胸椎及部分骶骨
    D. X线管阴极端置于上腰椎侧
    E. 中心线对第3腰椎垂直入射

11. 关于骨盆摄影的叙述，错误的是
    A. 常规应使用滤线栅
    B. 前后位为常规位置
    C. 侧位为非常规位置
    D. 摄影前可清洁灌肠
    E. 胎儿检查最为常用

12. 听鼻线是指
    A. 外耳孔与鼻根的连线
    B. 外耳孔与鼻尖的连线
    C. 外耳孔与鼻唇沟的连线
    D. 外耳孔与鼻翼上缘的连线
    E. 外耳孔与鼻前棘的连线

13. 在DSA检查中，与提高信噪比直接相关的因素是

A. 矩阵大小　B. X 线剂量
C. 球管焦点　D. 摄影体位
E. 采像速率

14. 柯氏位摄影要点中，错误的是
A. 正中矢状面垂直于床面
B. 额部及鼻尖置于床面上
C. 暗盒长轴与床中线平行
D. 中心线向足侧倾斜 23°
E. 鼻尖对准探测器中心

15. 有关肾盂造影腹部压迫的叙述，错误的是
A. 防止对比剂经输尿管排出
B. 压迫位置为肚脐正上方
C. 压迫球呈倒“八”字形放置
D. 压力为 80～100mmHg
E. 观察全尿路时解除压迫

16. 上臂摄影照片中，不属于肱骨的显示结构是
A. 外科颈　B. 大结节
C. 鹰嘴窝　D. 鹰嘴突
E. 内上髁

17. 许氏位摄影要点中，错误的是
A. 身体长轴与床面中线平行
B. 中心线向头侧倾斜 25°
C. 被检侧乳突贴近暗盒
D. 瞳间线与暗盒垂直
E. 被检侧耳廓前折

18. 关于胸椎侧位摄影的叙述，错误的是
A. 应使用滤线器摄影
B. 患者侧卧于摄影台
C. 矢状面应垂直于胶片
D. 是胸椎检查的常规体位
E. 中心线对准第 7 胸椎入射

19. 听眶线与听眦线的夹角为
A. 1°～2°　B. 3°～5°
C. 12°～15°　D. 30°～40°
E. 50°～60°

20. 关于胸部摄影，错误的是
A. 应使用短摄影时间
B. 两手背置于髋部，双肘内旋的主要目的是避免双臂投影于肺内
C. 应使用滤线器
D. 焦－片距应为 180cm
E. 常规站立后前位

21. 胸部后前位 X 线照片不能显示
A. 肋膈角　B. 锁骨
C. 胸骨　D. 心脏
E. 肋骨

22. 下列组合，错误的是
A. 听眶线与听眦线约呈 20°
B. 听眦线与听眶线约呈 12°
C. 听鼻线与听眦线约呈 25°
D. 听口线与听眦线约呈 35°
E. 听眉线与听眦线约呈 10°

23. 关于 DR 操作的叙述，错误的是
A. 平板探测器在整洁和适当的环境条件才能发挥最佳性能
B. 每次开机应按要求预热
C. 不具备自动跟踪功能
D. 不需要根据摄影部位大小选择不同的平板探测器
E. 影像处理参数丰富

24. 头颅经眶位（后前向）可检查
A. 内听道　B. 枕骨
C. 枕大孔　D. 岩骨
E. 蝶鞍

25. 1～6 岁幼儿骨龄测量照片，应摄取
A. 双膝关节及足的正位
B. 双膝关节及手的正位
C. 双手及腕关节的正位
D. 双肘及肩关节的正位
E. 双踝关节及足的正位

26. 显示乳突侧位像的摄影体位是
A. 柯氏位　B. 梅氏位

C. 许氏位　　D. 汤氏位
E. 斯氏位

27. 头颅矢状面与胶片呈53°位的是
A. 华氏位　　B. 柯氏位
C. 瑞氏位　　D. 斯氏位
E. 梅氏位

28. 掌下斜位片，掌骨投影重叠较多的是
A. 1、2 掌骨　　B. 2、3 掌骨
C. 3、4 掌骨　　D. 4、5 掌骨
E. 1、5 掌骨

29. 确定角膜内有无非金属异物，最佳的摄影方法是
A. 巴尔金氏定位法
B. 角膜缘定位环法
C. 吸盘式定位器法
D. 垂直校正位法
E. 无骨位摄影法

30. 髋关节前后位摄影时，应使下肢
A. 稍内收　　B. 稍外展
C. 稍内旋　　D. 稍外旋
E. 垂直向上

31. 髋关节病变检查的首选体位是
A. 正位　　B. 侧位
C. 斜位　　D. 轴位
E. 切线位

32. 关于髋关节前后位片的标准显示，下列错误的是
A. 股骨颈及闭孔无投影变形
B. 申通线锐利且曲度正常
C. 髋关节诸骨纹理清晰锐利
D. 周围各部软组织不可辨认
E. 坐骨棘影像明显显示

33. 标准胸部后前位视觉评价标准，不包括
A. 肺门阴影结构可辨
B. 肩胛骨投影于肺野内
C. 左心影内肺纹理可辨
D. 锁骨下可追踪到肺纹理
E. 可显示纵隔边缘清晰锐利

34. 头颅平片检查的常规摄影体位是
A. 正位及斜位　　B. 正位及轴位
C. 正位及侧位　　D. 侧位及斜位
E. 侧位及轴位

35. 关于头颅侧位摄影体位的叙述，正确的是
A. 矢状面与胶片平行
B. 冠状面与胶片平行
C. 矢状面与胶片呈45°
D. 冠状面与胶片呈45°
E. 横断面与胶片呈45°

36. 柯氏（Caldwell's）位摄影时，听眦线与中心线的角度是
A. 15°　　B. 23°
C. 30°　　D. 37°
E. 45°

37. 显示视神经孔的摄影体位是
A. 柯氏（Caldwell's）位
B. 华氏（Water's）位
C. 斯氏（Stenever's）位
D. 劳氏（Law's）位
E. 瑞氏（Rhees's）位

38. 腰椎正位摄影，中心线入射点应是
A. 胸骨剑突的末端
B. 剑突与脐连线中点
C. 肚脐上方3cm
D. 肚脐下方3cm
E. 耻骨联合的上缘

39. 类风湿关节炎患者X线摄影体位中首选
A. 双膝关节正位　　B. 头颅正侧位
C. 髋关节正位　　D. 双手正位
E. 胸部后前位

40. 某患者疑为克雷氏（Colles）骨折，合适的摄影体位是
A. 肘部正侧位　　B. 手部正斜位
C. 肩部前后位　　D. 腕部正侧位

E. 腕部外展位

41. 下列造影组合，错误的是
A. 膝关节——空气
B. 消化道——钡剂
C. 椎管——碘化钠
D. 泌尿系——泛影葡胺
E. 心血管——复方泛影葡胺

42. 中心线与人体矢状面平行的入射方向称
A. 冠状方向 B. 矢状方向
C. 斜射方向 D. 上下方向
E. 内外方向

43. 下面对CT扫描方法的叙述，错误的是
A. 目标扫描：又称靶扫描或放大扫描，是对兴趣区进行扫描的一种方法
B. 高分辨率CT扫描：通过薄层或超薄层、高的输出量、足够大的矩阵、骨算法和小视野图像重建，获得良好的组织细微结构及高的图像空间分辨率的CT扫描方法
C. 薄层扫描：指扫描层厚小于3mm的扫描，一般采用1～2mm
D. 动态扫描：指静脉团注对比剂后，在极短的时间内对某一组织器官进行快速连续扫描，扫描结束后再重建图像的方法
E. 重叠扫描：指层间距小于层厚，使相邻的扫描层面部分重叠的CT扫描

44. CT检查前去除被检部位的金属物品，其目的是
A. 防止金属物品卡入机器内
B. 防止金属物品划伤机器
C. 防止钱币、项链等贵重物品遗失
D. 防止扫描伪影产生
E. 防止金属物品在检查中发出声响

45. CT扫描注意事项中，不包括
A. 认真阅读申请单
B. CT检查前，患者应先更衣、穿鞋套
C. 需做增强扫描的患者常规做碘过敏试验
D. 不合作患者，CT扫描前应作镇静或麻醉处理
E. 根据患者要求确定扫描参数

46. 在CT扫描前，需要饮水的检查部位是
A. 肝胆 B. 肺
C. 肾脏 D. 胰腺
E. 膀胱

47. 颅脑CT扫描采用的基准线是
A. 外耳孔与鼻翼的连线
B. 外耳孔与眼外眦的连线
C. 外耳孔上缘与眶下缘的连线
D. 外耳孔与眉上缘中点的连线
E. 外耳孔上缘与眶上缘的连线

48. 颅脑CT横断面常规扫描的层厚/层距是
A. 20/20mm B. 10/20mm
C. 10/10mm D. 5/10mm
E. 5/5mm

49. 耳部CT扫描的技术参数是
A. 标准扫描模式
B. 高分辨率扫描模式
C. 层厚层距为5mm
D. 层厚为5mm，层距为2mm
E. 扫描范围自外耳道上方，向上至颞骨

50. 盆腔CT检查需分次口服1500ml稀释的对比剂，每次的用量为
A. 50ml B. 100ml
C. 300ml D. 500ml
E. 750ml

51. 下述情况可不拍摄颅脑CT骨窗的是
A. 蝶鞍病变 B. 脑萎缩
C. 颅脑外伤 D. 颅骨病变
E. 内听道病变

52. 脊柱CT的特殊扫描方法是
A. 椎体扫描
B. 脊髓造影
C. 蛛网膜下腔造影
D. 小脑延髓造影

E. 脊椎神经根造影

53. 关于胃的 CT 检查，不正确的是
A. CT 检查胃时，需用硫酸钡充盈
B. CT 检查胃时，需用对比剂或清水充盈
C. 胃周围脂肪线消失，提示肿瘤已突破胃壁
D. CT 检查胃癌时，可直接反映肿瘤的大体形态
E. CT 检查胃癌时，能直接观察其对胃壁侵犯情况

54. 关于腹部 CT 扫描技术的叙述，错误的是
A. 肾和肾上腺以肾上极为扫描基线
B. 肝脏和脾脏以膈顶为扫描基线
C. 胆囊和胰腺以肝门为扫描基线
D. 腹膜后腔以肝门为扫描基线
E. 腹部扫描采用标准或高分辨率模式

55. 鞍区 CT 扫描后处理技术不包括
A. 若伪影较多或需观察局部组织的丰富层次，可调高窗位，并适当缩小窗宽
B. 根据不同的部位和病变情况，灵活选用窗宽和窗位
C. 若伪影较多或需观察局部组织的丰富层次，可调低窗位，并适当调宽窗宽
D. 若病变和周围组织密度接近时，可适当调窄窗宽
E. 鞍区 CT 图像常用软组织窗和骨窗

56. 下列关于咽喉部 CT 扫描技术的叙述，不正确的是
A. 扫描范围：喉部从舌骨平面至环状软骨下缘
B. 平扫，患者仰卧，颈部与床面平行
C. 咽喉部常规检查，一般以横断位、螺旋扫描为主
D. 咽喉部侧位定位像
E. 扫描基线：扫描层面分别与咽部和喉室垂直

57. 膈下肋骨摄影时，应采取的呼吸方式是
A. 深吸气后屏气　　B. 深呼气后屏气
C. 平静呼吸屏气　　D. 缓慢浅呼吸
E. 缓慢深呼吸

58. 关于鼻窦摄影的组合，错误的是
A. 梅氏位——双 45°位
B. 华氏位——听眦线垂直台面
C. 侧位——瞳间线垂直台面
D. 柯氏位——头颅呈后前位，中心线向足倾斜 23°
E. 柯氏位——显示额窦的首选体位

59. 腹部 CT 检查中常需口服阳性对比剂，其作用是
A. 使肠道的通透性增加，便于扫描检查
B. 使肠腔内的病灶充盈易于显示
C. 使肠道与血管易于区分
D. 避免服用钡制剂后产生的条状伪影
E. 使肠道充盈，易于与其他肿块组织区分

60. 静脉团注法做 CT 增强扫描时常用的剂量（成人）是
A. 10～20ml　　B. 20～40ml
C. 40～60ml　　D. 60～100ml
E. 100～150ml

61. 肩关节正位影像的标准显示结构不包括
A. 肱骨头
B. 肱骨滑车
C. 肩关节盂
D. 肩关节间隙
E. 肱骨小结

62. 患者，男，59 岁。CT 检查确诊为垂体瘤，关于垂体瘤的描述，不正确的是
A. 占颅内肿瘤第 2 位
B. 绝大多数为垂体腺瘤
C. 由垂体前叶和后叶及颅咽管上皮残余细胞发生
D. 可向下生长侵入蝶窦
E. 可发生坏死、囊变

63. 患者，女，26岁。体检时发现其患有脑膜瘤，下列关于脑膜瘤的叙述，错误的是
A. 好发于大脑镰附近
B. CT平扫多能显示脑膜尾征
C. CT增强扫描多呈均匀性明显强化
D. 可伴有骨质破坏
E. 可伴有骨质增生

64. 患者，女，30岁。闭经、溢乳1年。CT检查技术最常采用
A. 乳腺、盆腔横断位扫描
B. 头颅冠状位扫描
C. 蝶鞍冠状位薄层增强扫描
D. 头颅轴位平扫
E. 蝶鞍矢状位扫描

65. 患者，男，36岁。尿频、尿急2年，尿常规：白细胞、红细胞、尿培养阴性。腹部平片阴性。造影见右肾上盏杯口模糊呈虫蚀状，其外方有一黄豆粒大小圆形造影剂充填阴影，边缘模糊。应考虑为
A. 肾肿瘤　　B. 肾结核
C. 肾囊肿　　D. 肾盏憩室
E. 肾盏痉挛

二、共用题干单选题：以下每道试题有2~6个提问，每个提问有五个备选答案，请选择一个最佳答案。

（66~68题共用题干）

患者，男，35岁。咳嗽、咳脓痰病史10年，间歇咯血，体检左下肺背部闻及湿啰音，建议进行胸部摄片。

66. CT扫描应进行的方式是
A. 薄层扫描　　B. 高分辨率扫描
C. 平扫　　D. 增强扫描
E. 靶扫描

67. 胸片示右下肺呈囊状影，提示支气管扩张，进一步检查应行
A. MRI　　B. CT
C. 胃镜　　D. DSA
E. B超

68. 胸部正位片中心线应对准
A. 胸骨角水平
B. 腋中线前5cm水平
C. 第6胸椎
D. 第8胸椎
E. 第3胸椎

（69~71题共用题干）

脊柱区是指脊柱及其后外侧软组织所配布的区域，其上界为枕外隆凸和上项线，下端至尾骨尖，两侧自上而下分别为斜方肌前上缘、三角肌后缘上份、腋后线、髂嵴后份，以及髂后上棘与尾骨尖的连线。

69. 腹腔干平对
A. 第1腰椎上部
B. 胸5~6椎间盘
C. 第8胸椎体下缘
D. 第2腰椎上部
E. 第3腰椎上部

70. 通过体表标志确定的脊柱平面，环状软骨下缘平对
A. 第4颈椎体下缘
B. 第5颈椎体下缘
C. 第6颈椎体下缘
D. 第7颈椎体下缘
E. 第8颈椎体下缘

71. 颈静脉切迹约平对
A. 胸1~2椎间
B. 胸3~4椎间
C. 胸2~3椎间
D. 胸4~5椎间
E. 胸5~6椎间

（72~74题共用题干）

患者俯卧摄影台上，下颌内收，使额部及鼻尖接触台面中线，头颅正中面与听眦线均垂直于台面，两肘弯曲，两手置于两侧肩旁，胶片上缘超出头顶3cm，中心线通过枕外隆突垂直投射。

72. 关于头颅平片的诊断价值，叙述不正确的是
A. 显示颅内血肿
B. 显示颅内金属异物
C. 显示骨折
D. 显示颅骨发育情况
E. 显示颅内病理性钙化

73. 通常照片铅字标记应置于暗盒边缘内
A. 0.5cm 处
B. 1.0cm 处
C. 1.5cm 处
D. 3cm 处
E. 5cm 处

74. 题干所述摄影体位是
A. 头颅前后位
B. Water's 位
C. 颅底顶颌位
D. 头颅后前位
E. Mayer's 位

（75～76 题共用题干）

头颅摄影位置中，经常需要避开颞骨岩部。

75. 瓦氏位是
A. 颞骨岩部投影于额骨内
B. 颞骨岩部投影于上颌窦下方
C. 颞骨岩部投影于眼眶内正中
D. 颞骨岩部投影于下颌骨内
E. 颞骨岩部投影于上颌窦内

76. 瓦氏位是检查什么的首选位置
A. 下颌骨
B. 颞骨岩部
C. 上颌窦
D. 额窦
E. 筛窦

（77～80 题共用题干）

关于胸部标准影像显示，请回答下列问题。

77. 关于胸部后前位显示，叙述正确的是
A. 锁骨、乳房、左心影内不能分辨出肺纹理
B. 肩胛骨投影于肺野之外
C. 两侧胸锁关节不对称
D. 肺尖可以不显示
E. 心脏、纵隔边缘模糊

78. 关于胸部侧位显示，叙述正确的是
A. 图像中无组织遮盖部分呈透明
B. 第 4 胸椎以下椎体清晰可见，并呈侧位投影
C. 从颈部到气管分叉部，不能追踪到气管影像
D. 心脏、主动脉弓移行部、降主动脉影像模糊
E. 胸骨呈双缘

79. 关于膈上肋骨前后位显示，叙述正确的是
A. 肋骨边缘模糊
B. 肋骨骨纹理不能显示
C. 包括两侧肋膈角
D. 第 5～12 肋骨在膈下显示，并投影于腹腔内
E. 纵隔后肋骨边缘显示模糊

80. 关于胸部正位摄影，叙述正确的是
A. 主动脉弓投影于右上肺野
B. 后前位比前后位心脏放大率大
C. 胸锁关节在后前位时，与第 4 后肋相重
D. 吸气时膈肌上升
E. RAO 称第二斜位

（81～85 题共用题干）

冠状动脉 CTA 在临床应用广泛。

81. 关于冠状动脉 CTA 的适应证，错误的是
A. 长期不明原因胸痛，其他检查无异常者
B. 冠状动脉血流动力学异常者
C. 窦性心动过缓者
D. 可疑冠状动脉存在解剖变异者
E. 可疑冠状动脉狭窄者

82. 关于冠状动脉 CTA 相关准备，错误的是
A. 严格掌握适应证
B. 检查前至少禁食 4 小时，扫描前 12 小时不饮用含咖啡因类物品
C. 检查前至少提前半小时达到检查室，静坐稳定心率

D. 检查时心率 80 次以上效果好
E. 将电极放在清洁、干燥的皮肤处

83. 导联电极连接后，应对患者进行超过 15 秒的屏气训练，在此期间注意观察患者的心率变化。需进一步处理后再行检查的心率变化是
A. 15 秒内超过 4 次
B. 15 秒内超过 2 次
C. 10 秒内超过 5 次
D. 10 秒内超过 2 次
E. 5 秒内超过 1 次

84. 进一步处理是
A. 给予 2 ~ 4L/min 纯氧
B. 再次呼吸训练
C. 加扫侧位定位像
D. 改变给造影剂的速率
E. 改变给造影剂的总量

85. 冠状动脉 CTA 扫描范围是
A. 主动脉弓顶部到右侧膈顶
B. 主动脉弓顶部到心脏膈面
C. 气管分叉到心脏膈面
D. 气管分叉到左侧膈顶
E. 胸锁关节到心脏膈面

（86 ~ 87 题共用题干）

患者，男，44 岁。外伤，临床怀疑椎弓峡部断裂。

86. 为诊断椎弓峡部断裂，正确的摄影体位是
A. 腰椎正位　　B. 腰椎侧位
C. 腰椎双斜位　　D. 腰骶部斜位
E. 腰骶部侧位

87. 照片显示的椎弓峡部部位是
A. 左侧　　B. 右侧
C. 靠近摄影台面侧　　D. 远离摄影台面侧
E. 双侧

（88 ~ 90 题共用题干）

中心线入射被照体时的方向称为摄影方向。

88. 中心线经被照体头侧射向尾侧的方向是
A. 前后方向　　B. 矢状方向
C. 上下方向（轴）　　D. 斜射方向
E. 下上方向

89. 中心线经被照体足背射向足底为
A. 轴向　　B. 矢状方向
C. 斜射方向　　D. 背底方向
E. 掌背方向

90. 不属于人体解剖学基准面的是
A. 横断面　　B. 冠状面
C. 耳状面　　D. 矢状面
E. 正中矢状面

（91 ~ 92 题共用题干）

随着 CT 成像设备和技术的发展，冠状动脉 CT 的应用越来越广泛。

91. 关于冠状动脉 CT 检查，叙述错误的是
A. 冠状动脉钙化积分扫描采用螺旋扫描模式
B. 冠状动脉平扫采用前瞻性心电门控轴位扫描
C. 冠状动脉 CTA 可采用前瞻性门控触发
D. 冠状动脉 CTA 可采用回顾性门控触发
E. 冠状动脉 CTA 可采用螺旋扫描模式

92. 下列因素中，与冠状动脉 CTA 图像质量无关的是
A. 重建时间　　B. 球管旋转速度
C. 对比剂浓度　　D. 对比剂流率
E. 扫描延时时间

（93 ~ 94 题共用题干）

患者，女，65 岁。乳腺 X 线体检报告示左侧乳腺后内侧结节影，建议进一步检查。

93. 该检查摄影体位是
A. 头足位 + 侧位
B. 头足位 + 内外斜位
C. 头足位 + 乳沟位
D. 夸大头足位 + 内外斜位
E. 内外斜位 + 侧位

94. 为使乳腺后内侧显示更加清晰，可加摄

A. 头足位　　B. 内外斜位
C. 乳沟位　　D. 夸大头足位
E. 侧位

（95～96 题共用题干）

患者，女，24 岁。车祸后眼眶周围及球结膜广泛瘀血，出现复视。颅脑 X 线提示颅前窝骨折。

95. 为进一步了解眼外伤情况，行眼及眼眶 CT 检查，关于此项检查的适应证，叙述错误的是
A. 眼球损伤　　B. 眶壁骨折
C. 视神经损伤　　D. 晶状体损伤
E. 眼肌损伤

96. 若患者左耳听力下降且外耳道有淡血性液体流出，为进一步明确是否颅中窝骨折，行耳区 CT 平扫。关于此项检查的适应证，叙述错误的是
A. 颞骨的纵行骨折
B. 颞骨的横行骨折
C. 鼓室盖骨折
D. 鼓膜损伤穿孔
E. 神经性耳聋

（97～98 题共用题干）

患者，女，67 岁。突发头痛，视物模糊，临床考虑脑出血。

97. 临床进行初步诊断宜采用
A. 头颅平片　　B. B 超检查
C. CT　　D. MRU
E. MRA

98. 颅脑 CT 扫描的基线是
A. 听眦线　　B. 听框线
C. 眉间线　　D. 听鼻线
E. 瞳间线

（99～100 题共用题干）

CT 图像后处理技术包括 MPR、CPR、SSD、MIP、VRT、VE 等，每种方式都有自身的特点与优势。

99. CT 图像后处理技术中，将三维容积数据中蕴含物体表面上的明暗阴影进行显示的方法为
A. MPR　　B. SSD
C. MIP　　D. VRT
E. VE

100. 可以把轴位二维图像重组为以体素为单位的三维数据，再用断面截取三维数据重组为二维图像的 CT 后处理技术是
A. MPR　　B. SSD
C. MIP　　D. VR
E. VE

放射医学技术（士）资格考试
全真模拟试卷与解析

模拟试卷（三）

中国健康传媒集团
中国医药科技出版社

基础知识

一、单选题：以下每道考题有五个备选答案，请从中选择一个最佳答案。

1. 下列组合彼此无关的是
   A. 白细胞——细菌
   B. 红细胞——保护机体
   C. 血小板——凝血、止血
   D. 红细胞——氧、二氧化碳
   E. 血浆——蛋白质

2. 左房与左室之间是
   A. 二尖瓣 B. 半月瓣
   C. 三尖瓣 D. 肺动脉瓣
   E. 心室

3. 属肩胛骨结构的是
   A. 喙突 B. 小结节
   C. 鹰嘴窝 D. 鹰嘴突
   E. 内上髁

4. 有关解剖学方位的描述，错误的是
   A. 近腹侧为前 B. 近头侧为上
   C. 近足侧为下 D. 近腋中线为内侧
   E. 近心侧为近端

5. 下列有关泌尿系统的叙述，错误的是
   A. 肾是成对的实质器官，形似蚕豆
   B. 肾实质分皮质和髓质两部分
   C. 输尿管为细长的肌性管道
   D. 输尿管第3处狭窄位于膀胱入口
   E. 女性尿道细长，有排尿排卵功能

6. 有关左心房的叙述，错误的是
   A. 是最靠后的一个心腔
   B. 左心房前部突向右前方的部分称左心耳
   C. 有2个入口和1个出口
   D. 肺静脉进入左心房开口处无瓣膜
   E. 出口为通向左心室的左房室口

7. 关于肺的叙述，错误的是
   A. 左右两肺分居膈的上方和纵隔两侧
   B. 肺尖指第1肋环下缘以上部分
   C. 肺表面被覆脏层胸膜
   D. 右肺宽短，左肺狭长
   E. 纵隔面上部为肺门

8. 横突最长的腰椎椎体是
   A. 第1腰椎 B. 第2腰椎
   C. 第3腰椎 D. 第4腰椎
   E. 第5腰椎

9. 下列消化管壁的肌层有骨骼肌的是
   A. 食管 B. 回肠
   C. 降结肠 D. 升结肠
   E. 直肠

10. 对保持呼吸道畅通起最重要作用的是
    A. 甲状软骨 B. 环状软骨
    C. 会厌软骨 D. 杓状软骨
    E. 气管软骨

11. 机体氧的运输主要通过
    A. 血浆 B. 红细胞
    C. 白细胞 D. 血小板
    E. 血红蛋白

12. 关于呼吸调节的叙述，错误的是
    A. 呼吸肌节律运动受控于中枢神经系统的呼吸中枢
    B. 呼吸中枢的神经细胞群产生和调节呼吸运动
    C. 血液中二氧化碳含量增加，将刺激呼吸加速
    D. 呼吸运动不受神经性反射调节
    E. 血液中pH值降低，将刺激呼吸加速

13. 以下不属于血液功能的是
    A. 运输组织分解产物
    B. 保持酸碱度相对恒定
    C. 维持机体内环境稳定

D. 调节人体体温
E. 维持血钙平衡

14. 以下结构不属于中耳的是
A. 鼓室　　B. 骨迷路
C. 咽鼓管　　D. 乳突窦
E. 乳突小房

15. 关于视觉器的叙述，错误的是
A. 眼球外膜有角膜、巩膜
B. 眼由眼球及其附属的眼睑、结膜等组成
C. 眼球内容物有房水、晶状体、玻璃体
D. 眼球中膜为视网膜
E. 眼球由眼球壁及其内容物构成

16. 下列组合中，正确的是
A. 中耳——声波和位觉感受器
B. 听小骨——位于内耳
C. 咽鼓管——位于中耳
D. 前庭——膜迷路
E. 蜗管——骨迷路

17. 患者，女，50 岁。畏寒、反应迟钝，胫骨前非凹陷性水肿，利尿药治疗无效，应首先考虑缺乏的激素是
A. 生长激素　　B. 胰岛素
C. 肾上腺素　　D. 甲状腺激素
E. 催乳素

18. 垂体分泌的激素不包括
A. 生长激素
B. 催乳素
C. 褪黑激素
D. 黑色素细胞刺激素
E. 促激素

19. 胰岛 A 细胞分泌
A. 胰岛素　　B. 胰高血糖素
C. 降钙素　　D. 糖皮质激素
E. 生长激素

20. 除视神经外，经过视神经管的还有
A. 眼动脉　　B. 眼静脉
C. 眼神经　　D. 动眼神经
E. 展神经

21. 关于脑室的叙述，错误的是
A. 脑室是脑内的腔隙
B. 脑室共有 4 个
C. 有侧脑室、第三脑室和 1 对第四脑室
D. 侧脑室借室间孔与第三脑室相通
E. 第四脑室位于脑桥、延髓和小脑之间

22. 排便反射的初级中枢在
A. 脊髓胸段　　B. 脊髓腰骶段
C. 延髓　　D. 脑桥
E. 中脑

23. 有关男性尿道的叙述，错误的是
A. 起自膀胱的尿道内口
B. 止于尿道外口
C. 分前列腺部、膜部和海绵体部
D. 前列腺部属于后尿道
E. 膜部称为前尿道

24. 关于肾脏的毗邻关系，错误的是
A. 肾的后方，上 1/3 为膈
B. 肾的后方，下为腰大肌、腰方肌和腹横筋膜
C. 左侧肾外缘邻接脾和结肠脾曲
D. 肾门一般平第 4 腰椎
E. 右肾与肝右叶、十二指肠降部和结肠肝曲相邻

25. 关于盆腔的描述，错误的是
A. 前方为膀胱颈部和前列腺底部
B. 后方为直肠
C. 直肠和前列腺间可见输精管末端及精囊
D. 脏器周围可见丰富的静脉丛
E. 盆后壁为尾骨和耻骨

26. 下列不是肺循环内容的是
A. 肺动脉　　B. 肺泡毛细血管
C. 肺静脉　　D. 左心房
E. 右心房

27. 关于脑的动脉供应，正确的是
    A. 1/2 颈外动脉和 1/2 椎动脉供应
    B. 2/3 颈内动脉和 1/3 椎动脉供应
    C. 1/4 颈外、3/4 颈内动脉供应
    D. 全由两侧锁骨下动脉供应
    E. 全由两侧颈总动脉供应

28. 右心房的入口和出口分别有
    A. 3 个、1 个　　B. 3 个、2 个
    C. 4 个、1 个　　D. 4 个、2 个
    E. 1 个、1 个

29. 胃型分 4 种，其中不包括
    A. 钩型　　B. 横型
    C. 长型　　D. 牛角型
    E. 瀑布型

30. 关于胃液的叙述，错误的是
    A. 胃底腺的壁细胞分泌出盐酸的功能是杀菌
    B. 胃底腺的主细胞分泌胃蛋白酶原
    C. 胃黏液起到润滑和保护胃黏膜的作用
    D. 胃液的 pH 为 7.5
    E. 正常成年人每日分泌胃液量为 1.5 ~ 2.5L

31. 关于十二指肠的叙述，错误的是
    A. 是小肠中最短一段
    B. 是小肠中最宽一段
    C. 长 20 ~ 30cm
    D. 是小肠中最固定一段
    E. 是下消化道起始部分

32. 下列肺野划分标准，不正确的是
    A. 肺门位于中肺野内带
    B. 由内向外肺野分为内带和外带
    C. 第 2 肋前端下缘以上为上肺野
    D. 第 2 ~ 4 肋前端下缘之间为中肺野
    E. 第 4 肋前端下缘以下为下肺野

33. 关于肺的描述，正确的是
    A. 左肺分 3 叶
    B. 右肺较狭长
    C. 肺尖不超出锁骨上方
    D. 内侧面中央凹陷称肺门
    E. 肺位于胸膜腔内

34. 关于鼻腔的叙述，错误的是
    A. 鼻黏膜分为呼吸区和嗅区
    B. 3 个鼻甲突向鼻腔
    C. 鼻腔前下方为鼻后庭
    D. 鼻黏膜能产生大量分泌物
    E. 鼻泪管开口于下鼻道内前上方

35. 关于神经胶质细胞的叙述，错误的是
    A. 遍布于神经元胞体之间和突起之间
    B. 构成神经元生长分化和功能活动的微环境
    C. 不参与神经元的生理活动
    D. 对神经元有支持、营养、保护、绝缘和引导作用
    E. 神经元受损时，参与神经组织的再生

36. 具有传送营养物质和代谢产物功能的结缔组织是
    A. 疏松结缔组织
    B. 网状结缔组织
    C. 致密结缔组织
    D. 黏液性结缔组织
    E. 脂肪组织

37. 膝关节的组成是
    A. 坐骨、耻骨
    B. 髋臼、股骨头
    C. 股骨下端、胫骨上端、髌骨
    D. 胫腓骨下端、距骨
    E. 左、右两侧耻骨面

38. 对宽短型胸部特点的叙述，错误的是
    A. 胸围较大
    B. 胸骨较宽
    C. 胸骨下角较小
    D. 肋骨近于水平
    E. 胸骨上凹不明显

39. 对“旋内”的描述，正确的是

A. 关节沿腹背轴运动，角度变小
B. 关节沿腹背轴运动，角度变大
C. 关节绕矢状轴旋转，骨前面内旋
D. 关节沿冠状面运动，骨靠近正中矢状面
E. 关节沿冠状面运动，骨远离正中矢状面

40. 下列叙述中，错误的是
A. 距原子核越远的电子结合能越小
B. 结合能与原子序数无关
C. 电子的结合能越大，从原子内移走电子所需要的能量越大
D. 结合能是原子能级的负值
E. 激发和电离都能使原子的能量状态升高

41. L壳层最多可容纳的电子数是
A. 2个 B. 4个
C. 8个 D. 12个
E. 18个

42. 电子在各个轨道上运动时具有的能量称
A. 结合能 B. 结合力
C. 原子能级 D. 电子能量
E. 电子能级

43. X线管靶面物质原子内沿一定轨道绕原子核旋转的是
A. 质子 B. 中子
C. 光子 D. 电子
E. 介子

44. 同一原子中，原子核对壳层电子的吸引力最小的是
A. K壳层电子 B. L壳层电子
C. M壳层电子 D. N壳层电子
E. O壳层电子

45. 磁性原子核需要符合的条件是
A. 中子为奇数，质子为偶数
B. 只需中子为奇数
C. 中子、质子均为偶数
D. 只需质子为奇数
E. 只需中子为偶数

46. 下列属于激光相机成像胶片的是
A. 电子胶片 B. 蓝敏片
C. 洗脱胶片 D. 荧光电影胶片
E. 氦氖激光型胶片

47. 不是激光特性的是
A. 方向性好 B. 强度高
C. 单色性好 D. 相干性好
E. 无须防护

48. 与解剖学水平面平行的线是
A. 听眦线 B. 听鼻线
C. 听眶线 D. 正中线
E. 听眉线

49. 下列说法，错误的是
A. 矢状面是把人体纵断为左右两部分的面
B. 冠状面是把人体纵断为前后两部分的面
C. 垂直线是与人体水平线垂直的线
D. 冠状线是将人体上下分开的线
E. 正中线是将人体左右等分的线

50. 关于原子核外结构的叙述，正确的是
A. 第三层叫K层
B. 愈是外面的壳层可容纳的电子数愈多
C. 最外层电子数最多不超过2个
D. 半径最小的壳层叫L层
E. 核外电子具有不同壳层

51. 依被检体与摄影床的位置关系命名的摄影体位是
A. 腹部左侧卧位
B. 胸部立位前后位
C. 颧骨弓下上轴位
D. 副鼻窦华氏位
E. 胸部右前斜位

52. 代表听眶线的英文缩写是
A. EML B. OML

C. RBL　　D. SML
E. TBL

53. 摄影时需要连续均匀呼吸的体位是
A. 胸部正位体层摄影
B. 胸部正位片
C. 胸椎正位片
D. 胸骨斜位片
E. 胸椎侧位片

54. 下列结构，不属于后纵隔的是
A. 主支气管　　B. 半奇静脉
C. 内脏大神经　　D. 胸交感神经干
E. 胸导管

55. 属于眼球壁外膜结构的是
A. 巩膜　　B. 虹膜
C. 睫状体　　D. 脉络膜
E. 视网膜

56. 人体中把不同细胞、组织和器官的活动统一协调起来的一套调节机构叫作
A. 运动系统　　B. 淋巴系统
C. 神经系统　　D. 内分泌系统
E. 心血管系统

57.《医疗机构从业人员行为规范》的执行和实施情况，不应列入
A. 医疗机构校验管理和医务人员年度考核
B. 医务人员评先评优的重要依据
C. 医疗机构等级评审
D. 定期考核和医德考评
E. 医务人员职称晋升的社会关系

58. 以下说法错误的是
A. 直接影响 X 线产生的因素有靶物质、管电压、管电流、高压波形
B. X 线的微粒性和波动性并存
C. X 线的质，又称为 X 线的硬度，是由 X 线的量决定的
D. 在真空中，X 线量的衰减与距离的平方成反比
E. X 线的波长越短，X 线的光子所具有的能量就越大

59. 伦琴发现 X 线是在
A. 1890 年　　B. 1895 年
C. 1896 年　　D. 1901 年
E. 1905 年

60. 有关 X 线特性的叙述，错误的是
A. 有广泛的波长和频率
B. 具有微粒性和波动性
C. 真空中传播速度与光速相同
D. X 线具有静止质量
E. X 线以波的方式传播

61. 在 X 线摄影中，光电效应的优势是
A. 产生有效的散射
B. 对胶片产生灰雾
C. 增高 X 线对比度
D. 减少曝光时间
E. 增加辐射剂量

62. 关于 X 线量的叙述，正确的是
A. X 线量是指 X 线光子的穿透能力
B. X 线量根据 X 线特性直接测量
C. 与靶面物质的原子序数 Z 成反比
D. 与给予 X 线管的电能成反比
E. 诊断 X 线范围常用 mAs 表示

63. 下列组织对 X 线照射的感受性最强的是
A. 软骨　　B. 关节
C. 造血组织　　D. 骨
E. 脂肪

64. 铅的 K 系吸收为
A. 38keV　　B. 58keV
C. 68keV　　D. 88keV
E. 98keV

65. 以下物理量及其单位的组合，错误的是
A. 比释动能——戈瑞
B. 吸收剂量——戈瑞
C. 当量剂量——拉德
D. 照射量——库仑每千克

E. 吸收剂量率——焦耳/（每千克·每秒）

66. 吸收剂量的国际单位是

A. J/g　　B. C/kg

C. J/kg　　D. Sv

E. rem

67. 辐射防护中常用的单位是

A. 照射量率　　B. 吸收剂量

C. 比释动能　　D. 当量剂量

E. 当量剂量率

68. 照射的年有效当量剂量很少超过 5mSv 时，定为

A. 甲种工作条件　　B. 乙种工作条件

C. 丙种工作条件　　D. 丁种工作条件

E. 戊种工作条件

69. 对 X 线照射轻度敏感的组织是

A. 肾　　B. 眼晶状体

C. 生殖腺　　D. 骨髓

E. 中枢神经系统

70. 放射线照射急性障碍在早期反复出现的症状是

A. 白细胞数减少　　B. 皮肤烧伤

C. 肺纤维化　　D. 癌发生

E. 口腔炎

71. 用来表示 X 线滤过当量的金属是

A. 铅　　B. 铝

C. 铜　　D. 锡

E. 钼

72. 属于防护外照射的基本方法是

A. 个人剂量限值

B. 缩短照射时间

C. 固有防护为主

D. 合理降低全民检查频率

E. 合理降低个人受照剂量

73. 正确的转换关系是

A. $1eV = 1.6 \times 10^{-9} J$

B. $1J = 1.6 \times 10^{9} eV$

C. $1eV = 1J$

D. $1eV = 1.6 \times 10^{-19} J$

E. eV 与 J 没有关系

74. 比较各种防护材料屏蔽效果的参量是

A. 铅当量　　B. 铝当量

C. 铜当量　　D. 钨当量

E. 锡当量

75. 比释动能率的国际单位是

A. $rem \cdot s^{-1}$　　B. $R \cdot s^{-1}$

C. $rad \cdot s^{-1}$　　D. Gy/s

E. $Sv \cdot s^{-1}$

76. 关于矩阵与像素关系的叙述，错误的是

A. 像素即矩阵中的元素

B. 像素大小 = 视野大小/矩阵大小

C. 当视野一定时，矩阵越大，像素尺寸越小

D. 矩阵不变时，增大视野，像素尺寸随之减少

E. 数字图像由有限的像素点构成

77. 关于数字图像的叙述，正确的是

A. 如果构成数字图像的像素数量少，则图像质量高

B. 如果构成数字图像的像素尺寸小，则图像分辨率差

C. 视野一定时，像素数量多，则图像的空间分辨率高

D. 矩阵一定时，增大视野可提高空间分辨率

E. 像素值不一定都是整数

78. 关于灰度级数叙述，不正确的是

A. 影响数字图像的密度分辨率

B. 量化后的整数值称为灰阶

C. 量化后的灰度级数由每个像素的位数决定

D. 灰度级数是连续变化的

E. 灰度级也称为灰阶

79. 下列关于数字图像转换的叙述，错误

的是

A. 采样过程决定了数字图像的空间分辨率

B. 量化过程决定了数字图像的密度分辨率

C. 采样与量化都需借助于模/数转换器

D. 如果信号比较微弱，则首先进行放大增益

E. 增益放大器是实现图像数字化的核心器件

80. 关于 ROC 曲线的叙述，错误的是

A. ROC 曲线即 receiver operating characteristic curve

B. 是一种客观的评价方法

C. 可对成像系统中微小病灶的检出能力评价

D. ROC 又叫观察者操作特性曲线

E. 以人眼观察刺激反应判断的评价方法

81. 关于主观评价法和客观评价法，下列叙述错误的是

A. 主观评价法比客观评价法好

B. 二者各有优缺点

C. 二者相互补充

D. 二者相辅相成

E. 单纯应用哪一种都是不全面的

82. X 线的本质是一种

A. 光　B. 射线

C. 能量　D. 电磁波

E. 无线电波

83. 患者，女，35 岁。X 线片上有节育器但宫腔探查无节育器，应考虑

A. 节育器过大　B. 节育器过小

C. 节育器变形　D. 节育器入腹腔

E. 节育器低位

84. 患者，女，48 岁。2 年前曾患宫颈癌，经治疗明显好转。现咳嗽、咳血痰，胸片发现两肺多个大小不等、密度均匀的结节状影，边界较清晰，直径 2 ~ 3cm，应诊断为

A. 细支气管肺泡癌

B. 肺转移瘤

C. 大叶性肺炎

D. 小叶性肺炎

E. 肺内多发血肿

85. 患者，男，3 岁。腹痛、腹胀伴呕吐 1 天。腹部透视见多个气液平面，首先考虑的诊断是

A. 结肠息肉　B. 息肉恶变

C. 结肠癌　D. 肠梗阻

E. 结肠炎

二、共用备选答案单选题：以下试题中，每连续的 2 ~ 3 个试题使用相同的五个备选答案，请从中为每道试题选择一个最佳答案。每个备选答案可能被选择一次、多次或不被选择。

（86 ~ 87 题共用备选答案）

A. 器官　B. 系统

C. 细胞　D. 组织

E. 细胞间质

86. 由不同组织构成，具有一定形态和功能的结构是

87. 由彼此相互关联的器官共同构成的结构是

（88 ~ 90 题共用备选答案）

A. 收缩压　B. 舒张压

C. 脉压　D. 平均动脉压

E. 循环系统平均充盈压

88. 收缩压和舒张压之差称为

89. 舒张压加 1/3 脉压称为

90. 血液停止循环后血液对血管壁的侧压称为

（91 ~ 93 题共用备选答案）

A. 电离作用　B. 热作用

C. 生物效应特性　D. 化学特性

E. 荧光作用

91. 感光作用属于

92. 肿瘤放射治疗的基础是利用

93. 照射量的测量利用的是

（94～95 题共用备选答案）

A. 靶面　　B. 电子源

C. 轨道电子跃迁　　D. 特征 X 线

E. 连续辐射

94. 原子内层电子跃迁产生的是

95. 诊断 X 线主要利用的是

（96～97 题共用备选答案）

A. Na_2CO_3　　B. $C_6H_4(OH)_2$

C. $Na_2S_2O_4$　　D. Na_2SO_3

E. KBr

96. 常用的显影剂是

97. 显影、定影液共用的保护剂是

（98～100 题共用备选答案）

A. 1.24/kVnm

B. $1.5\lambda_{min}$

C. $2.5\lambda_{min}$

D. 0.008～0.6nm

E. $3.5\lambda_{min}$

98. X 线最强波长是

99. X 线最短波长的计算式是

100. 医用 X 线波长范围是

相关专业知识

一、单选题：以下每道考题有五个备选答案，请从中选择一个最佳答案。

1. 灯丝一般选用金属钨，下列选项不是钨特点的是
   A. 钨丝寿命与工作温度无关
   B. 蒸发率低
   C. 容易拉丝成型
   D. 在高温下有一定的电子发射能力
   E. 熔点高

2. X线摄影专用机的主机功率一般是
   A. 3～5kW　　B. 10～20kW
   C. 30～65kW　　D. 50～80kW
   E. 80～100kW

3. 关于直接转换型平板探测器工作原理的描述，错误的是
   A. 入射X线光子在硒层中产生电子－空穴对
   B. 电子和空穴向相顶层电极移动
   C. 信号电流被相应检测单元的接收电极所收集
   D. 储能电容中电荷量与入射X线强度成正比
   E. 采集单元储能电容中积聚的电荷被依次读出

4. 间接转换型平板探测器结构的组成中，不包括
   A. 表面电极
   B. 基板层
   C. 光电二极管
   D. 非晶硅TFT阵列
   E. 碘化铯晶体层

5. X线管的代表容量是指
   A. 最大mA　　B. 瞬时负荷
   C. 连续负荷　　D. 最大负荷
   E. 最高kV

6. X线管机架立柱式类型不包括
   A. 天地轨式　　B. 天轨悬吊式
   C. 双地轨式　　D. 附着轨道式
   E. 附着转轴式

7. 有关冲洗机动态管理的叙述，错误的是
   A. 冲洗机的动态管理，要具备密度计和曝光仪
   B. 管理用片要选择使用量最大的片种
   C. 管理光楔片制作可采用简易铝梯曝光作相对比较
   D. 冲洗机启动后立即冲洗管理光楔片
   E. 测量光楔片密度，找出密度1.2和2.2左右的两段作为参照物

8. 与钨构成合金，并组成常规X线管靶面材料的是
   A. 钼　　B. 铍
   C. 铷　　D. 铼
   E. 铯

9. X线机控制装置的类型不包括
   A. 按键式　　B. 旋钮式
   C. 触摸屏式　　D. 触摸开关式
   E. 电离开关式

10. 关于X线管旋转阳极结构的叙述，错误的是
    A. 阳极为钨质材料
    B. 转子位于管壳内
    C. 定子位于管壳外
    D. 阳极呈圆盘形状
    E. 热量集中于一点

11. 500mA型X线机可选择的最大管电流是
    A. 100mA　　B. 200mA
    C. 300mA　　D. 400mA
    E. 500mA

12. 下列X线管检查项目，仅肉眼直观检查

无法完成的是
A. 有无气泡、水线、划伤及杂质
B. 阴极芯柱和焊口焊接是否良好
C. 灯丝位置是否正确，固定是否良好，大小及形状是否合格
D. 阳极靶面平整是否无损、光洁度是否高
E. 灯丝是否全部均匀点亮，无明显暗区

13. 有关X线管管壳材料特点的叙述，错误的是
A. 吸收X线少
B. 有较高机械强度
C. 热膨胀系数大
D. 受热不变形
E. 具有良好的绝缘性能

14. 用于各种诊断目的的X线诊断专用装置，不包括
A. 心血管专用C形臂
B. 滤线器摄影床
C. 导管床
D. X线管
E. X线管支架

15. 关于遮线器结构的描述，错误的是
A. 正交排列的多层铅板
B. 滤线栅板
C. 照射野指示灯
D. 滤过片
E. 吸收散射线的铅质方筒

16. 旋转阳极启动电路中的剖向电容漏电时，下列正确的是
A. 阳极启动，曝光
B. 阳极启动，不曝光
C. 阳极不启动，曝光
D. 阳极不启动，不曝光
E. 阳极启动转速慢，不曝光

17. 点片摄影装置滤线栅运动方式多为
A. 弹簧式　　B. 震荡式
C. 手动式　　D. 油泵式
E. 气泵式

18. X线机对电源的要求中，错误的是
A. 电压稳定　　B. 频率相符
C. 功率大　　D. 内阻小
E. 可与电梯共用电源变压器

19. 说明X线管连续负荷能力的指标是
A. 阳极热容量　　B. 阳极散热率
C. 生热曲线　　D. 冷却曲线
E. 生热与冷却曲线

20. 非同轴式高压电缆的结构，从内向外排列的正确顺序是
A. 半导体层－芯线－绝缘层－屏蔽层－保护层
B. 芯线－绝缘层－半导体层－屏蔽层－保护层
C. 屏蔽层－芯线－半导体层－绝缘层－保护层
D. 绝缘层－芯线－屏蔽层－半导体层－保护层
E. 保护层－屏蔽层－半导体层－绝缘层－芯线

21. 高压电缆最内层的结构是
A. 保护层　　B. 半导体层
C. 金属屏蔽层　　D. 高压绝缘层
E. 芯线

22. X线管的代表容量又称
A. 热容量　　B. 额定容量
C. 瞬时负荷　　D. 连续负荷
E. 最大负荷

23. X线机容量保护调整的依据是
A. X线管的灯丝发射特性
B. X线管的阳极特性
C. X线管的构造参数
D. X线管的产热、散热特性
E. X线管的最大负荷参数

24. X线机的工作接地指的是
A. 高压变压器外壳接地

B. 高压次级中心点接地
C. 诊断床接地
D. 操作台金属外皮接地
E. 电机中心头接地

25. X线管中形成高速电子流的条件，不包括
A. 电子源
B. 旋转阳极
C. 保持管内高度真空
D. 适当的障碍物（靶面）
E. 阴极与阳极间加以高电压

26. X线管阴极的作用是
A. 只发射电子
B. 发射电子并聚焦
C. 发射光子并聚焦
D. 只有聚焦作用
E. 接受电子轰击，产生X线

27. X线输出稳定性要求最高的设备是
A. CT机　　B. X线摄影机
C. X线治疗机　　D. 透视胃肠机
E. 移动式X线机

28. 三极双焦点X线管需要的高压电缆是
A. 二芯高压电缆　　B. 三芯高压电缆
C. 四芯高压电缆　　D. 五芯高压电缆
E. 六芯高压电缆

29. X线管的外观检查不包括
A. 管套的各封口处有无渗油、漏油现象
B. 管套内有无气泡
C. 看管套一端膨胀鼓的情况
D. 焦点的大小和形状是否合格
E. 管套内阳极靶面是否损坏

30. 选择电源线时，应使电源线的阻值 R_L、电源电阻 R_m 和电源变压器内阻 R_0 满足的关系是
A. $R_L = R_m + R_0$　　B. $R_L = R_m - R_0$
C. $R_L \leqslant R_m + R_0$　　D. $R_L \leqslant R_m - R_0$
E. R_L 大于 $R_m + R_0$

31. 目前生产的旋转阳极X线管靶面采用的材料为
A. 钨铜合金　　B. 镍铁合金
C. 铼钨合金　　D. 镍钨合金
E. 镍铼合金

32. 单相全波整流式X线机的热量计算公式为
A. $HU = 0.707 \times kVp \times mA \times s$
B. $HU = 1.30 \times kVp \times mA \times s$
C. $HU = 1.414 \times kVp \times mA \times s$
D. $HU = 1.732 \times kVp \times mA \times s$
E. $HU = 1.35 \times kVp \times mA \times s$

33. 关于乳腺机环形支架优势的叙述，错误的是
A. 正面观察　　B. 双手操作
C. 减少压痛　　D. 进行三维移动
E. 俯卧位同机活检

34. 与传统CT比较，滑环技术改进的核心是
A. 馈电方式　　B. 高压电缆
C. 扫描机架　　D. X线球管
E. 高压发生器

35. 多层螺旋CT对X线球管的要求最关键的是
A. 阳极热容量大　　B. 旋转速度
C. 焦点大小　　D. 外形尺寸
E. 冷却方式

36. X线机在曝光过程中，高压电缆突然击穿，其瞬间一定会出现
A. mA表指针上冲
B. mA表指针在原位颤动
C. kV表指针下降，机器出现过载声
D. kV表指针不动
E. mA表先减小后增大

37. 对供电电源的要求，最适当的选项是
A. 满足电源要求
B. 满足频率波动
C. 满足电源波动、频率波动、电源内阻

要求

D. 满足电源内阻要求

E. 满足其电容要求

38. 关于高压自整流方式的叙述，错误的是

A. X线管发生X线的半周两端的管电压比负半周高

B. 在负半周管电流截止不发生X线

C. 移动式、牙科小型X线装置用自整流电路

D. X线管自身承担整流作用的电路称作自整流电路

E. 在交流电的正半周X线发生

39. 影像增强管的总增益一般在

A. $10^2 \sim 10^3$之间　　B. $10 \sim 10^2$之间

C. $10^4 \sim 10^5$之间　　D. $10^3 \sim 10^4$之间

E. $10^5 \sim 10^6$之间

40. 影像增强管输入屏的结构不包括

A. 铝基板　　B. 荧光体层

C. 隔离层　　D. 光电面

E. 屏蔽层

41. X线诊断专用影像装置不包括

A. 影像增强器　　B. 平板检测器

C. 数字处理系统　　D. 电视系统

E. PACS

42. 有关X线管套的叙述，不正确的是

A. 管套内壁镶有铅板，用以防止散乱射线

B. 管套一端装有胀缩器

C. 窗口处放置一块铝片，用于减少软X线

D. 插座应保持清洁、干燥，使用时涂上脱水凡士林

E. 旋转阳极管套的阴极端设有阳极启动线圈

43. 灯丝发射特性曲线指

A. 灯丝加热电压为一定值时，管电压与管电流的关系绘制成的曲线

B. 管电压为一定值时，灯丝加热电流与管电流的变量关系绘制成的曲线

C. 灯丝发射电流与灯丝温度之间的关系曲线

D. 灯丝加热电压为一定值时，灯丝温度与管电流的关系绘制成的曲线

E. 灯丝加热电流与加热电压之间的关系曲线

44. 在旋转阳极X线管的使用注意事项中，可以不考虑的是

A. 必须使阳极旋转，并达预定转速后方可曝光

B. 不能超负荷使用

C. 注意连续使用中的间歇时间

D. 透视时使用大焦点比小焦点节省机器

E. 连续透视中，应适当使旋转阳极启动几次，对X线管有利

45. 诊断用X线机出现下列故障时，还会有X线产生的是

A. X线管灯丝断路

B. 高压变压器断路

C. X线管焦点变形破损

D. X线管阳极侧高压电缆未接触

E. 灯丝变压器断路

46. X线管阳极焦点面损坏的原因不包括

A. 超负荷使用。由于一次性过载或累积性过载，使X线管超过规格或热量积累过剩。冷却时间不足，致使焦点面熔化或部分蒸发

B. X线管头散热能力降低

C. 旋转阳极X线管因某种原因在摄影时未转动就曝光

D. 运输或使用时受到剧烈震动

E. 旋转阳极X线管未达到额定转速就曝光

47. 单相全波整流X线机的X线管灯丝加热、高压初级电路均正常但无X线产生，不是发生此故障的原因是

A. 高压变压器次级线路断路，无高压输出
B. 高压整流部分断路
C. 阳极端高压电缆插头、插座间接触不好
D. 阴极端高压电缆插头、插座间接触不好
E. 整流管不工作

48. 不属于固定阳极X线管组成的是
A. 轴承
B. 靶面
C. 集射罩
D. 灯丝
E. 玻璃壳

49. 在X线机电路中，高压整流器位于
A. 灯丝电路内
B. X线管灯丝变压器电路的初级侧
C. 自耦变压器和高压变压器初级之间
D. 高压变压器次级和X线管之间
E. 高压变压器初级与次级之间

50. 调节X线管灯丝电流的目的是
A. 阻止反向电动势
B. 控制产生X线的数量
C. 控制产生X线的性质
D. 阻止光电效应的发生
E. 阻止康普顿效应的发生

51. 与静止阳极X线管无关的是
A. 集射罩
B. 灯丝
C. 阳极轴承
D. 真空度
E. 阳极倾角

52. 高速X线管150Hz启动，实际转速约为
A. 1500 r/min
B. 2800 r/min
C. 3000 r/min
D. 8500 r/min
E. 9000 r/min

53. 与腹部X线摄影能显示肾轮廓有关的组织是
A. 尿
B. 空气
C. 血液
D. 肌肉
E. 脂肪

54. 在横断层面上，髁间窝内的结构包括
A. 交叉韧带
B. 半月板
C. 腘窝
D. 髁间隆起
E. 膝横韧带

55. 患者，女，5岁。行X线平片时，诊断为颅缝增宽，其标准是
A. >2mm
B. >1mm
C. >4mm
D. >5mm
E. >3mm

56. 影像采集系统的功能不包括
A. 从各种影像设备采集数字图像
B. 将图像送往PACS服务器
C. 提供PACS与HIS/RIS接口
D. 负责图像的存储、归档、管理
E. 对图像进行预处理

57. 不是PACS基础的是
A. 数字成像技术
B. 计算机技术
C. 网络技术
D. 数字图像显示技术
E. 数字加密技术

58. 关于质量管理的说法，错误的是
A. 质量决定产品适用性的性质
B. 质量即质量保证
C. 质量管理是制定质量计划，并为完成计划所进行的一切活动
D. 影像质量对诊断的价值有重要意义
E. 管理是制定并完成计划所进行的一切活动

59. PACS中C的意思是
A. 控制
B. 编码
C. 传输
D. 连接
E. 成本

60. 全面质量管理的基本方法是指
A. 一切为患者着想
B. 一切为临床着想
C. 一切用数据说活

D. 一切遵循科学程序

E. 一切以预防为主，防检结合

61. 表征影像显示标准性质的是

A. RMS　　B. 可见程度

C. WS　　D. MTF

E. ROC

62. 放射技术人员将管理控制图通常用于

A. 废片率的统计

B. 工作量的统计

C. 照片质量的管理

D. 摄影参数的管理

E. 自动冲洗机药液管理

63. 20cm 水模中心测得的 CT 值标准偏差范围应是

A. 2 ~ 3HU　　B. 2 ~ 7HU

C. 7 ~ 12HU　　D. 12 ~ 18HU

E. 19 ~ 30HU

64. 下列不属于增感屏类型的是

A. 连续摄影用增感屏

B. 感度补偿型增感屏

C. 超清晰型增感屏

D. 同时多层增感屏

E. 口腔屏

65. 为保证乳腺摄影的成像效果及质量，下列条件不正确的是

A. 焦点应当控制在 0.5mm 以下

B. 暗盒采用大吸收材料制成

C. 只能使用单面后增感屏

D. 实施加压技术

E. 滤线栅常用 80LP/cm 超密纹栅或高穿透单元滤线栅

66. 变压器具有瞬时过负荷的能力，单台 X 线机的专用供电变压器的容量一般是计算容量的

A. 1/3　　B. 1/6

C. 1/5　　D. 1/2

E. 1/4

67. 栅控 X 线管包括的电极数是

A. 3　　B. 4

C. 0　　D. 2

E. 5

68. 供给 X 线管的能量中，转换成 X 线的比例是

A. 小于 1%　　B. 4%

C. 10%　　D. 85%

E. 99%

69. 下列属于电源内阻的是

A. 专用供电变压器内阻

B. 自耦变压器内阻

C. 灯丝变压器内阻

D. 高压变压器内阻

E. 其他电器内阻

70. 关于专用 X 线机的叙述，不正确的是

A. 胃肠专用机多配用增强电视系统

B. 乳腺机的千伏调节范围一般是 20kV ~ 40kV

C. 床边专用机也采用逆变式高压发生器

D. C 形臂、导管床用于心血管专用机

E. 牙科机即口腔全景摄影机

71. 关于 X 线管的分类，不正确的是

A. 按阳极形式分固定阳极 X 线管和旋转阳极 X 线管

B. 按管壳材料分玻璃壳 X 线管和金属 X 线管

C. 特殊 X 线管包括软组织摄影用 X 线管、三极 X 线管、大容量 X 线管

D. 特殊 X 线管包括栅控 X 线管、软组织摄影用 X 线管、大容量 X 线管

E. X 管按阴极形式分固定阳极 X 线管和旋转阳极 X 线管

72. 关于 X 线管容量的组合，错误的是

A. 瞬时负荷——比负荷值

B. 连续负荷——透视负荷

C. 瞬间容量——0.1 秒时的最大负荷

D. 热容量——表示连续使用特性

E. 瞬时容量——最大使用负荷

73. 定义旋转阳极 X 线管的代表容量时，整流方式规定为
   A. 单相半波整流
   B. 单相全波整流
   C. 三相六管半波整流
   D. 三相六管全波整流
   E. 三相 12 管全波整流

74. 非晶硒平板探测器储存信息的元件是
   A. TFT　　B. a - Se
   C. CsI　　D. A/D 转换器
   E. 储能电容

75. 在影像板中，能够产生光激励发光的物质是
   A. PSL　　B. CsI
   C. PLS　　D. GdZnS
   E. Se

76. 关于影像板的说法，错误的是
   A. 影像板形成的潜影和胶片形成的潜影相类似
   B. 影像板受激光扫描时，其发光的强度依赖于第一次激发的 X 线量
   C. 由于影像板影像的消退现象，其影像最好在第一次激发后的 8 小时内读出
   D. 影像板对 X 线敏感度低于胶片，可以不用注意其屏蔽的问题
   E. 影像板出现灰尘，应该用专用清洁液清洁

77. 关于影响计算机 X 线摄影影像质量因素的说法，错误的是
   A. 信号的数字化，会使图像的空间分辨率下降
   B. 读出装置激光点直径越小，图像质量越好
   C. 散射线会使计算机摄影图像的清晰度提高
   D. 影像板以及光电倍增管都会产生噪声，影响图像质量
   E. 数字转换会产生相应的量化噪声和伪影

78. 对 CT 准直器作用的论述，错误的是
   A. 决定扫描层的厚度
   B. 控制 X 线束的宽窄
   C. 决定扫描像素的大小
   D. 消除散射线的干扰
   E. 减少患者受辐射剂量

79. X 线管的真空度应保持在
   A. 133.3×10^{-1}Pa 以下
   B. 133.3×10^{-2}Pa 以下
   C. 133.3×10^{-3}Pa 以下
   D. 133.3×10^{-4}Pa 以下
   E. 133.3×10^{-6}Pa 以下

80. 不属于 CT 机 X 线发生部分的是
   A. 探测器　　B. 高压电缆
   C. 低压控制　　D. X 线管组件
   E. 高压发生器

81. CT 机的后准直器位于
   A. 探测器前　　B. 探测器后
   C. X 线管窗口　　D. X 线管右侧
   E. X 线管左侧

82. 患者，女，60 岁。行增强 CT 检查时，发现肝脏部位出现环状强化且内壁光滑，考虑为
   A. 肝囊肿　　B. 肝脓肿
   C. 肝癌　　D. 脂肪肝
   E. 肝腺瘤

83. 患者，女，1 岁。正位胸片中，表现为两侧纵隔阴影增宽，呈尖端向上的三角形阴影，边缘清晰、锐利的是
   A. 气胸　　B. 主动脉弓
   C. 胸骨　　D. 纵隔淋巴结
   E. 胸腺

84. 患者，女，25 岁。无力，反复发热月余，体检左锁骨上及左颈部淋巴结肿大，胸片上纵隔向两侧增宽，边缘呈波浪状，

侧位气管前后密度增高，应考虑为

A. 结节病　B. 肺脓肿

C. 恶性淋巴瘤　D. 肺结核

E. 纵隔型肺癌

85. 下面颅脑断层图像中箭头所指为

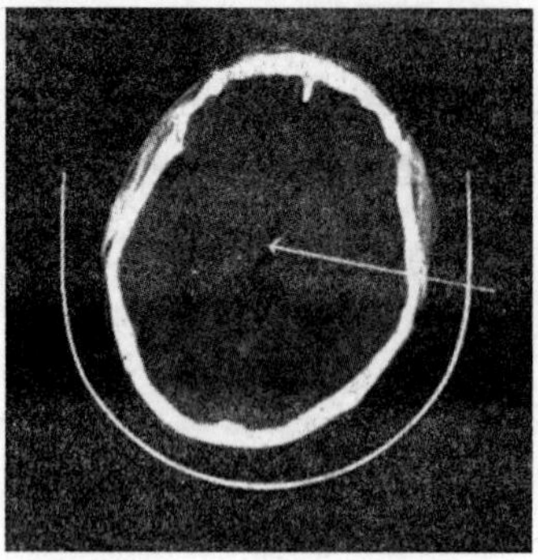

A. 鞍上池　B. 大脑外侧窝池

C. 第三脑室　D. 小脑上池

E. 第四脑室

二、共用备选答案单选题：以下试题中，每连续的2～3个试题使用相同的五个备选答案，请从中为每道试题选择一个最佳答案。每个备选答案可能被选择一次、多次或不被选择。

（86～87题共用备选答案）

A. 3MP显示器

B. 1K显示器

C. 医用影像投影仪

D. 单头单屏显示器

E. 液晶显示器

86. 按照显示荧光屏的可显示像素数量分类的是

87. 采用“背光”原理，使用灯管作为背光光源的是

（88～90题共用备选答案）

A. 摄影平台　B. 活检装置

C. 压迫器　D. 组合机头

E. 偏转装置

88. 不是乳腺摄影X线机的构成部分的是

89. 乳腺摄影X线机中，位于活动支架下方，由片盒仓、平台面板、滤线器组成的是

90. 乳腺专用X线发生系统设计为何种方式

（91～92题共用备选答案）

A. 阳极柄　B. 阳极帽

C. 阳极体　D. 靶面

E. 阳极头

91. 浸泡在变压器油中，把曝光过程中产生的热量传导出去的是

92. 能够吸收二次电子的是

（93～95题共用备选答案）

A. 高压变压器

B. 高压交换闸

C. 高压硅整流器

D. 自耦变压器

E. 灯丝变压器

93. 不属于高压部件的是

94. 具有中心点接地特点的是

95. 逆变式X线机中不存在的装置是

（96～98题共用备选答案）

A. 溴化银

B. 氯化银

C. 溴化银+碘化银

D. 氟化银

E. 碘化银

96. T颗粒胶片的感光银盐为

97. 不能使用的感光银盐为

98. 普通X线胶片采用的感光银盐为

（99～100题共用备选答案）

A. 中央沟　B. 顶枕沟

C. 中央后沟　D. 大脑纵裂

E. 中央前沟

99. 大脑半球额叶、顶叶的分界为

100. 大脑半球顶叶、枕叶的分界为

专业知识

一、单选题：以下每道考题有五个备选答案，请从中选择一个最佳答案。

1. 单层螺旋CT与非螺旋CT相比，不同的是
   A. 纵向分辨率有所下降
   B. 横向分辨率有所下降
   C. 高对比分辨率上升
   D. 密度分辨率下降
   E. 空间分辨率保持不变

2. 下列滤线栅性能参数值中，越小越好的是
   A. 选择能　　B. 栅密度
   C. 曝光量倍数　　D. 对比度改善系数
   E. 一次X线透过率

3. 关于X线照片对比度的概念，正确的是
   A. 被照体厚度之差
   B. 摄影因素之差
   C. 照片上相邻组织影像的密度之差
   D. X线强度之差
   E. 组织的吸收系数之差

4. 关于照射野的描述，正确的是
   A. 照射野的大小不影响照片的密度
   B. 照射野大小与散射线量成反比
   C. 照射野大小多用遮线器控制
   D. 照射野越大，影像质量越好
   E. 照射野边缘应小于胶片边缘1cm

5. 人眼在显示器上观察到的CR图像亮度属于
   A. 模拟信号　　B. 数字信号
   C. 混合信号　　D. 数字矩阵
   E. 显示矩阵

6. 心脏搏动引起的影像模糊属于
   A. 设备移动　　B. 生理移动
   C. 意外移动　　D. 胶片移动
   E. X线管移动

7. 对“WS”的描述，错误的是
   A. 是威纳频谱英文的缩写
   B. 是测量照片颗粒性的一种方法
   C. 是在影像学中以空间频率为变量的函数
   D. 可分析出形成X线照片斑点的原因及所占比例
   E. 空间频率增加时，量子斑点与照片斑点比例均增加

8. 关于X线照片密度影响因素的叙述，错误的是
   A. 感光效应与管电压的n次方成正比
   B. 感光效应与摄影距离的平方成反比
   C. 增感屏与胶片组合使用时，影像密度大
   D. 密度随被照体的厚度增大而增高
   E. 密度与显影加工条件有关

9. 心脏测量时，为缩小放大率，焦－片距应为
   A. 160cm　　B. 180cm
   C. 200cm　　D. 220cm
   E. 240cm

10. 不影响照片影像对比度的因素是
   A. 被照体原子序数　　B. 被照体密度
   C. 被照体厚度　　D. 被照体形状
   E. 管电压

11. 关于X线信息影像的形成与传递的叙述，错误的是
   A. X线管射出的X线强度分布是均匀的
   B. X线透过被照体后就形成了X线信息影像
   C. 被照体是信息源
   D. X线是信息源
   E. 可见光透过照片后在视网膜形成视觉影像

12. 几何学模糊增加的因素是

A. 缩小放大率　B. 使用高电压
C. 增大肢－片距　D. 增大焦－肢距
E. 使用大照射野

13. 胶片感光效应与摄影距离的关系，正确的是
A. 呈正比　B. 呈反比
C. 与平方呈正比　D. 与平方呈反比
E. 与立方呈正比

14. 用0.05的超微焦点放大摄影，最大放大率是
A. 3倍　B. 4倍
C. 5倍　D. 6倍
E. 8倍

15. 影响照片对比度的因素不包括
A. X线量　B. X线质
C. 放大率　D. 胶片γ值
E. 使用增感屏

16. 关于照片影像密度、对比度、锐利度相互关系的叙述，错误的是
A. 密度是对比度、锐利度的基础
B. 照片对比度可随密度的改变而改变
C. 锐利度与对比度无直接关系
D. 看片灯的亮度也影响着照片对比度的视觉效果
E. 在高密度背景下，对比度小的物体影像难以辨认

17. 关于散射线及其影响因素的叙述，错误的是
A. 散射线是离开原射线线束的折射光子
B. 管电压越高，散射线越多
C. 增感屏感度越高，散射线越少
D. 在一定厚度内，被照体越厚，散射线越多
E. 照射野是产生散射线的重要因素之一

18. 关于影响锐利度的说法，错误的是
A. 锐利度的计算值不变时，人眼感觉到的影像锐利度不变
B. 照片的锐利度与对比度成正比
C. 照片的锐利度与模糊值成反比
D. 物理学锐利度，与人眼的感觉并不始终一致
E. 通常以模糊度的概念分析影响锐利度的因素

19. 与X线照片影像形成要素无关的是
A. 照片密度　B. 照片对比度
C. 照片锐利度　D. 照片颗粒度
E. 胶片感度

20. 有关滤线栅的使用，错误的是
A. 栅比高，患者接受的辐射线也就越小
B. 管电压较低的情况下，不宜选用高栅比
C. 滤线栅可按结构分类
D. 栅密度值越大，吸收散射线能力越强
E. 滤线栅的曝光倍数也称为滤线栅因子

21. 减少和排除散射线的方法，错误的是
A. 利用X线束限制器
B. 选择较低管电压可减少散射线
C. 被照体加压
D. 空气间隙法排除散射线
E. 扩大照射野

22. 实现常规摄影数字化，最早进入临床使用的是
A. 美国GE生产的DR
B. 美国柯达生产的CR
C. 日本富士生产的CR
D. 德国爱克发生产的CR
E. 日本柯尼卡生产的CR

23. 关于缩小照射野效果的叙述，错误的是
A. 患者照射量减少
B. 影像质量提高
C. 散射线减少
D. 影像密度相应降低
E. 曝光条件相对降低

24. 放大摄影，允许放大率最大值K＝1＋

0.2/F，F代表

A. 肢－片距　B. 焦－肢距

C. 焦－片距　D. 有效焦点

E. 实际焦点

25. 关于胶片特性曲线的叙述，正确的是

A. 直线部密度与曝光量成反比

B. 产生反转是由于曝光不足所致

C. 胶片感光速度越快，初感点越高

D. 为线性

E. 可表示感光材料的特性

26. 下列叙述正确的是

A. 片基灰雾不能直接测量

B. 感光材料未经曝光直接显影后产生的密度为片基灰雾

C. 乳剂灰雾和片基灰雾合成本底灰雾

D. 感光材料未经显影直接定影后产生的密度为最小密度

E. 乳剂灰雾可直接测量

27. 多幅相机成像胶片不适用于

A. DSA　B. CT

C. CR　D. MR

E. ECT

28. 湿式激光胶片中乳剂层又称

A. 感光层　B. 片基层

C. 结合层　D. 防光晕层

E. 保护层

29. 医用热敏相机分为

A. 直热式、热升华式、热敏式和干式

B. 直热式、热敏式

C. 直热式、热升华式和热敏式

D. 直热式、热升华式

E. 直热式、热敏式和干式

30. 基于双膜部件系统设计的相机是

A. 湿式激光相机

B. 红外激光相机

C. 热升华式热敏相机

D. 直热式热敏相机

E. 干式激光相机

31. 热敏成像技术中，直接在胶片上产生"热印"作用实现影像还原是通过

A. 红外激光　B. 激光

C. 热敏头　D. X线

E. 氦－氖激光

32. 目前彩色热升华打印机多用于

A. MR　B. DR

C. CR　D. ECT

E. CT

33. 各种类型干式相机成像原理的共同点是

A. 像素尺寸　B. 打印方式

C. 胶片结构　D. 无需显影液

E. 系统结构

34. 图像质量可以与传统的卤化银照相纸相媲美的彩喷照片相纸是

A. RC相纸　B. 铸涂型相纸

C. 不防水照片纸　D. 彩喷胶片

E. 膨润型相纸

35. 激光相机控制激光打印机程序及幅式选择的系统是

A. 胶片传送系统　B. 信息传递系统

C. 激光打印系统　D. 信息存储系统

E. 控制系统

36. 显影液中促进剂的作用是

A. 避免显影液氧化

B. 维持显影液中pH相对稳定

C. 微粒显影

D. 防止污染

E. 促进坚膜过程

37. 在下列化学药品中，显影液和定影液的共用药品是

A. Na_2CO_3　B. $Na_2S_2O_3$

C. Na_2SO_3　D. KBr

E. $K_2SO_4 \cdot H_2O$

38. 冲洗技术中，没有实际效果的管理方法是

A. 显影液补充量的管理
B. 启动液添加量的管理
C. 显影液温度的管理
D. 显影液 pH 的管理
E. 定影液混入的管理

39. 在医学图像的发展历程中，从成像技术上看，最早用于医学影像诊断的是
A. 湿式激光胶片成像
B. 干式激光胶片成像
C. 喷墨成像
D. 热敏胶片成像
E. 视频多幅照相机

40. 干式打印机中需要使用色带的是
A. 彩色热升华打印
B. 非激光、非银盐、直接热敏打印
C. 非激光、含银盐、直接热敏打印
D. 黑白热升华打印
E. 激光热敏打印

41. 控制激光打印机激光束强度的是
A. 激光发射器　B. 激光调节器
C. 模数转换器　D. 控制板
E. 驱动电机

42. 激光打印成像，胶片曝光利用的是
A. 激光束　B. 软 X 线
C. 紫外线　D. 阴极射线
E. 电子线

43. 红外激光片（IR 型）的吸收光谱峰值为
A. 520nm　B. 620nm
C. 720nm　D. 820nm
E. 920nm

44. 医用湿式激光相机的打印系统包括
A. 激光发生器、调节器、发散透镜、多角光镜、聚集透镜、高精度电机
B. 滚筒、高精度电机、调节器、发散透镜、多角光镜、聚集透镜
C. 控制板、激光发生器、调节器、单角透镜、聚焦透镜
D. 干燥系统、聚集透镜、高精度电机、激光发生器、滚筒
E. 调节器、发散透镜、控制板、聚集透镜、铝基板

45. 稀土增感屏与钨酸钙增感屏相比，主要优点是
A. 价格便宜　B. 分辨率较高
C. 增感率高　D. 不出现量子斑点
E. 影像清晰度高

46. 关于胶片特性曲线的叙述，正确的是
A. 描绘曝光量与密度值之间的关系
B. 各部分为线性关系
C. 由足部、直线部、肩部、上升部构成
D. 足部曝光过度
E. 产生反转是由于曝光不足所致

47. 下列组合，错误的是
A. 感光度——产生密度 1.0 所需曝光量的倒数
B. 最大密度——最高管电压允许的最大曝光量所产生的密度
C. 平均斜率——连接特性曲线上指定两点密度的直线与横坐标夹角的正切值
D. 本底灰雾——胶片未经曝光，而显影加工后还原的密度
E. 最大斜率——照片影像密度差与对应的射线对比度的比值

48. 下列组合中不妥的是
A. 明矾——坚膜剂
B. 碳酸钠——促进剂
C. 苛性钠——抑制剂
D. 硫代硫酸钠——定影剂
E. 亚硫酸钠——保护剂

49. 干式激光相机和湿式激光相机的不同点是
A. 显像热鼓　B. 控制系统
C. 打印系统　D. 信息传输系统
E. 存储系统

50. 激光相机的核心部件是
A. A/D 转换器　B. 胶片传输系统
C. 激光打印系统　D. 信息传输系统
E. 网络接口

51. 聚酯材料常用制作
A. 片基　B. 乳剂
C. 保护层　D. 结合层
E. 防光晕层

52. 对蓝紫色敏感的胶片是
A. 感蓝胶片　B. 感绿胶片
C. 红外激光片　D. 氦氖激光片
E. 乳腺摄影正色胶片

53. 主要经肝脏排泄的口服对比剂是
A. 碘番酸　B. 胆影钠
C. 甲泛葡糖　D. 泛影葡胺
E. 胆影葡胺

54. 关于对比剂的描述，错误的是
A. 对比剂黏稠度与碘含量、浓度和分子量有关
B. 对比剂黏稠度与温度有关
C. 对比剂的渗透压与化合物在溶液中的离子浓度有关
D. 对比剂的不良反应包括化学毒性、物理特性以及过敏样反应
E. 注射的水溶性碘对比剂大约有 90% 经肾脏排出

55. 下列对比剂属于离子型对比剂的是
A. 优维显　B. 碘帕醇
C. 碘海醇　D. 碘曲仑
E. 胆影葡胺

56. 关于对比剂不良反应的描述，正确的是
A. 对比剂物理特性反应的轻重与使用的对比剂剂量无关
B. 对比剂化学毒性反应的轻重与使用的对比剂剂量无关
C. 对比剂化学毒性反应的轻重与对比剂注射速度无关
D. 对比剂物理特性反应的轻重与对比剂注射速度无关
E. 对比剂过敏样反应的轻重与使用的对比剂剂量无关

57. 注射高渗对比剂不会引起
A. 血 - 脑屏障损害　B. 心、肾损害
C. 红细胞损害　D. 血管内皮损伤
E. 记忆缺失

58. 关于渗透压与化合物在溶液中离子浓度的叙述，正确的是
A. 离子浓度降低，渗透压不变
B. 离子浓度越低，渗透压越高
C. 离子浓度越高，渗透压越高
D. 离子浓度越高，渗透压越低
E. 渗透压的高低不受离子浓度影响

59. 属于非离子型二聚体对比剂的代表性药物是
A. 碘必乐　B. 碘海醇
C. 三代显　D. 优维显
E. 伊索显

60. 离子型对比剂引起血管内皮损伤或血 - 脑屏障破坏的主要原因是
A. 甲基盐或碘　B. 钠盐或钙盐
C. 钠盐或碘　D. 钠盐或甲基盐
E. 钙盐或碘

61. 离子型对比剂渗透压高，溶于水后发生
A. 扩散　B. 分解
C. 电离　D. 水解
E. 电解

62. 非离子型对比剂分子中不含羧基，为提高其亲水性，常在其侧链上结合
A. 钠离子　B. 钙离子
C. 羧基　D. 羟基
E. 氯离子

63. 不能用于直接 X 线摄影的胶片是
A. 感蓝胶片
B. 感绿胶片

C. 红外激光片
D. 乳腺摄影正色胶片
E. 高清晰度摄影用胶片

64. 医用直热式热敏相机的功能是
A. 把数字影像通过发热电极转换成灰阶影像
B. 把数字影像通过发热元件转换成灰阶影像
C. 把灰阶影像通过发热元件转换成数字影像
D. 把模拟影像通过发热元件转换成灰阶影像
E. 把灰阶影像通过激光扫描转换成数字影像

65. 激光热敏干式打印机结构中，不包括
A. 操作系统　B. 热力打印头
C. 激光扫描系统　D. 胶片传输系统
E. 热敏加热显影系统

66. 患者，男，60 岁。咳嗽、咳痰、咯血、胸痛，胸部影像学检查显示右下肺内有一类圆形病灶，呈分叶状，有小毛刺，密度不均匀，偏心空洞有壁结节，纵隔内见淋巴结肿大，最可能的诊断为
A. 中央型肺癌　B. 周围型肺癌
C. 肺结核瘤　D. 肺转移瘤
E. 纵隔肿瘤

67. 患者，女，35 岁。头部外伤 2 小时，CT 示顶部新月形高密度影，中线结构右移，诊断为
A. 脑挫伤伴硬膜下血肿
B. 脑血肿伴硬膜外血肿
C. 脑挫伤伴硬膜外血肿
D. 硬膜下血肿
E. 硬膜外血肿

68. 患者，女，57 岁。3 个月前发热，“发现右肺阴影”，治疗经过不详。CT 扫描示右上肺胸膜下多房性空洞，部分空洞内可见小液平，病变周围散在小斑片状病灶，相邻胸膜增厚。最可能的诊断为
A. 空洞型肺癌　B. 慢性肺脓肿
C. 结核性空洞　D. 肺大疱合并感染
E. 真菌性肺炎

69. 患者，女，55 岁。患有慢性胆囊炎，其 CT 特征性表现是
A. 胆囊大，囊壁水肿，密度低
B. 胆囊正常大小，肝内胆管扩张
C. 胆囊小，囊壁增厚
D. 胆囊小，囊壁正常
E. 胆囊大，胆总管扩张

70. 患者，女，35 岁。患有急性胰腺炎，其 CT 常见表现不包括
A. 胰腺体积弥漫性增大
B. 密度正常或轻度减低
C. 肾前筋膜无明显改变
D. 肾周出现“脏脂肪”
E. 可合并假性囊肿

二、共用题干单选题：以下每道试题有 2 ~ 6 个提问，每个提问有五个备选答案，请选择一个最佳答案。

（71 ~ 73 题共用题干）

医用胶片属于银盐感光材料中的一种，其种类可归纳为四大类别，结构和适用范围均不相同，实际应用中应该正确选择。

71. 以下医用胶片中，采用双面乳剂层的是
A. 氦氖激光片
B. 荧光缩影胶片
C. CRT 图像记录胶片
D. 医用感绿胶片
E. 乳腺摄影用正色胶片

72. 扁平颗粒胶片又称
A. 感蓝胶片　B. 感绿胶片
C. 氦氖激光片　D. 红外激光片
E. 乳腺摄影用正色胶片

73. 以下属于医用特种胶片的是

A. 直接反转胶片
B. 荧光电影胶片
C. 扁平颗粒胶片
D. 干式相机成像胶片
E. 乳腺摄影用正色胶片

（74～75 题共用题干）

在 X 线摄影中，X 线束是以焦点作为顶点的锥形放射线束，将被照体 G 置于焦点与胶片之间时，因为几何投影关系，一般被照体离开焦点一定的距离 a（焦－肢距），胶片离开肢体一定的距离 b（肢－片距）的不同。所以，肢体在 X 线胶片上的影像 S 要比肢体 G 大，是被放大了的影像，S 与 G 之比即影像的放大率 M，而且胶片离肢体越远，影像放得越大。国际放射学界公认：当照片上的半影模糊值小于 0.2mm 时，人眼观察影像毫无模糊之感；当半影模糊值 = 0.2mm 时，人眼观察影像开始有模糊之感。

74. 根据公式 $H = F \times b/a$，以下叙述错误的是
A. H 表示几何模糊
B. F 表示焦点尺寸
C. b 表示焦－片距
D. a 表示焦－肢距
E. H = 0.2mm 为模糊阈值

75. 放大摄影 X 线管焦点为 0.05，允许的最大放大率为
A. 2 倍　B. 3 倍
C. 4 倍　D. 5 倍
E. 6 倍

（76～77 题共用题干）

在某次实验时，测得骨骼的密度为 0.3，测得其相邻肌肉组织的密度为 1.5，两点间距 1mm。

76. 下列关于影响锐利度的因素，正确的是
A. 与对比度成反比
B. 与模糊度成正比
C. 两者间距越大，锐利度越大
D. 两者间距越大，影像边缘越模糊
E. 球管焦点越大，影像锐利度越大

77. 该影像的锐利度为
A. 1.0　B. 0.3
C. 1.5　D. 1.2
E. －1.2

（78～80 题共用题干）

由 X 线管焦点辐射出的 X 线穿过被检体时，受到被检体各组织的吸收和散射而衰减，使透过的 X 线强度的分布呈现差异，到达屏片系统，转换成可见光强度的分布差异，并传递给胶片，形成银颗粒的空间分布，再经显影处理成为二维光学分布，形成 X 线照片影像。

78. 决定 X 线“质”的因素主要是
A. 管电压　B. mAs
C. 焦点大小　D. X 线管方向
E. 被检体部位

79. 人体对 X 线的吸收最多的是
A. 肌肉　B. 脂肪
C. 骨骼　D. 肺组织
E. 皮肤

80. 胶片上形成银颗粒的空间分布称为
A. 光学密度　B. 潜影
C. X 线影像　D. 阴影
E. 锐利度

（81～84 题共用题干）

IP 在 X 线下受到第一次激发时储存连续的模拟信息，在激光阅读仪中进行激光扫描时受到第二次激发，而产生荧光，该荧光经高效光导器采集和导向，进入光电倍增管转换为相应强弱的电信号，然后进行增幅放大、模数转换成为数字信号。

81. CR 成像过程中，IP 将 X 线转化为
A. 可见光　B. 数字信号
C. 银离子　D. 电信号
E. 高能射线

82. CR 成像时，将光信号转化为电信号的是

A. 非晶硒　　B. 光电倍增管

C. 摄像机　　D. IP

E. FPD

83. 下列器件中，不能将光信号转化为电信号的是

A. 非晶硒　　B. 非晶硅

C. 光电二极管　　D. 闪烁体

E. CCD 相机

84. 关于 CR 的叙述，不正确的是

A. CR 将透过人体的 X 线影像信息记录于影像板（IP）上，而不是记录于胶片上

B. 影像的数字化信号经图像处理系统处理，可在一定范围内调节图像

C. CR 的数字化图像信息可用磁带、磁盘和光盘长期保存

D. IP 不能重复使用

E. IP 上的潜影经激光扫描系统读取，并转换为数字信号

（85～87 题共用题干）

关于 CT 的基本原理，请回答以下问题。

85. 属于 CT 成像物理源的是

A. γ 射线　　B. X 线

C. β 射线　　D. 中子射线

E. 紫外线

86. CT 图像的基本特征是

A. 数字化和空间分辨率高

B. 体积信息和可多次重建

C. 数字化和体积信息

D. 体积信息和空间分辨率高

E. 数字化和可多次重建

87. 属于 CT 图像最小单位的是

A. HU　　B. μm

C. nm　　D. 像素

E. 体素

（88～89 题共用题干）

关于 DSA 设备 X 线管的设计，请回答以下问题。

88. DSA 设备 X 线管一般有的焦点数是

A. 1 个　　B. 2 个

C. 3 个　　D. 4 个

E. 5 个

89. 目前 DSA 设备最好的 X 线管壳的材料是

A. 玻璃　　B. 有机玻璃

C. 陶瓷　　D. 金属

E. 金属陶瓷

（90～91 题共用题干）

在诊断放射学中，被照体对 X 线的吸收主要是光电吸收。特别是使用低 kV 时，光电吸收随物质原子序数的增加而增加。人体骨骼由含高原子序数的钙、磷等元素组成，所以骨骼比肌肉、脂肪能吸收更多的 X 线，它们之间也就能有更高的对比度。组织密度愈大，X 线吸收愈多。人体除骨骼外，其他组织密度大致相同。肺就其构成组织的密度来讲，与其他脏器相似，但活体肺是个充气组织，空气对 X 线几乎没有吸收，因此肺具有很好的对比度。

90. 被照体因素对照片对比度无影响的是

A. 被照体的密度

B. 被照体的原子序数

C. 组织中的空腔或对比剂

D. 被照体的面积

E. 被照体的厚度

91. 人体各组织对 X 线的衰减，由大到小的顺序是

A. 骨、脂肪、肌肉、空气

B. 肌肉、骨、脂肪、空气

C. 脂肪、骨、肌肉、空气

D. 肌肉、脂肪、骨、空气

E. 骨、肌肉、脂肪、空气

（92～96 题共用题干）

胶片特性曲线可提供感光材料的本底灰雾（Dmin）、感光度（S）、对比度（γ）、最大密度（Dmax）、宽容度（L）等参数，以

表示感光材料的感光性能。从特性曲线不仅可以看出胶片的一般性能，而且可以从中衍算出一些重要参数，对预测成像和解决拍摄和冲印过程中遇到的问题非常有帮助。

92. 下列叙述中，正确的是
A. 曲线产生反转是由于曝光不足所致
B. 曲线为线性
C. 胶片感光速度越快，初感点越高
D. 直线部密度与曝光量成反比
E. 曲线可表示感光材料的感光特性

93. 下列叙述中，错误的是
A. 胶片特性曲线是描绘曝光量与所产生密度之间关系的一条曲线
B. 曲线可以表示出感光材料的感光特性
C. 特性曲线也称 H－D 曲线
D. 曲线的横坐标为曝光量，纵坐标为密度
E. 曲线的横坐标为密度，纵坐标为曝光量

94. X 线摄影中应力求利用特性曲线的
A. 足部　　B. 肩部
C. 直线部　　D. 反转部
E. 全部

95. X 线胶片本底灰雾是由什么组成
A. 起始点密度与片基灰雾
B. 乳剂灰雾与片基灰雾
C. 最大密度与乳剂灰雾
D. 片基灰雾
E. 最大密度与最小密度

96. X 线摄影中，位于被照体范围以外，而在照射野范围内的 X 线，形成的影像信号落在曲线的
A. 足部　　B. 直线部
C. 反转部　　D. 肩部
E. 全部

（97～98 题共用题干）

明胶与银离子相互作用，生成一种不稳定的银胶络合物。明胶加热时该络合物分解，生成了银及硫化银，它们聚集在溴化银晶体的缺陷和位错的部位上，构成了感光中心。明胶能吸收卤化银在感光时产生的卤原子，以防止卤原子与银原子的重新化合，因而相对地提高了感光度。明胶可以包围卤化银晶体，使它们彼此不直接接触，并能均匀涂布在片基上，不沉淀、不结块，保护了未感光卤化银晶体不被显影。明胶膨胀后具有多孔性，可使较小分子通过。明胶具有热熔冷凝的特性。明胶黏性很强，使乳剂牢固地黏着在片基上。明胶参与坚膜作用。

97. 下列叙述中，错误的是
A. 明胶能提高感光度
B. 明胶是吸卤剂
C. 明胶不参与坚膜作用
D. 明胶热熔冷凝
E. 明胶可保护未感光卤化银

98. 下列叙述中，正确的是
A. 明胶黏性低
B. 明胶与银离子作用后生成稳定的络合物
C. 明胶使卤化银处于沉淀状态
D. 明胶没有保护作用
E. 明胶提高胶片感光度

（99～100 题共用题干）

透过被照体的 X 线照射到平板探测器的非晶硒层时，由于非晶硒的导电特性被激发出电子－空穴对，即一对正负电子。该电子－空穴对在外加偏置电压形成的电场作用下被分离并反向运动，负电子跑向偏压的正极，正电子跑向偏压的负极，于是形成电流。电流的大小与入射 X 线光子的数量成正比，这些电流信号被存储在 TFT 的极间电容上。每个 TFT 形成一个采集图像的最小单元，即像素。每个像素区内有一个场效应管，在读出该像素单元电信号时起开关作用。在读出控制信号的控制下，开关导通，把存储于电容内的像素信号逐一按顺序读出、放大，送到 A/D 转换器，从而将对应的

像素电荷转化为数字化图像信号。

99. 关于该平板探测器，叙述错误的是

A. 属于直接转换

B. 属于间接转换

C. 成像效果好于 IP

D. 数据转换不经过可见光

E. 需要高压电场

100. 场效应管的作用是

A. 产生电荷

B. 存储电荷

C. 开关

D. A/D 转换

E. 放大

专业实践能力

一、单选题：以下每道考题有五个备选答案，请从中选择一个最佳答案。

1. 关于骨与关节摄影条件的组合，叙述正确的是
   A. 焦点≤0.1mm
   B. 摄影距离100～120cm
   C. 屏/片组合相对感度400
   D. 曝光时间>1.0s
   E. 管电压120kV

2. 属2次曝光的摄影体位是
   A. 足前后位　　B. 足侧位
   C. 足内斜位　　D. 足外斜位
   E. 全足正位

3. 下列组合中，错误的是
   A. 髌骨骨折——侧位及轴位
   B. 膝内翻——正位，双侧对照
   C. 膝关节副韧带损伤——正位，双侧对照
   D. 胫骨结节骨软骨炎——双侧胫骨结节，侧位对照
   E. 髋关节脱位——蛙式位

4. 以下组合中，错误的是
   A. 骶髂关节正位——中心线向头侧倾斜15°
   B. 骶髂关节斜位——人体矢状面倾斜45°
   C. 骶髂关节左后斜位——显示右侧骶髂关节
   D. 腰椎左后斜位——显示左侧椎间关节
   E. 胸椎左后斜位——显示右侧椎间关节

5. 胆囊区平片摄影，身体冠状面与台面呈
   A. 10°～20°　　B. 20°～30°
   C. 30°～40°　　D. 45°～50°
   E. 50°～55°

6. 需摄取腕关节尺偏位、腕部外展位的是
   A. 掌骨骨折　　B. 克雷氏骨折
   C. 三角骨病变　　D. 腕部舟状骨骨折
   E. 腕部豌豆骨病变

7. 关于胸部摄影条件选择的叙述，错误的是
   A. FFD 180～200cm
   B. 深吸气后屏气曝光
   C. 自动曝光控制最短响应时间≤40ms
   D. 患者辐射体表入射剂量≤1.5mGy
   E. 高千伏摄影，滤线栅栅比为8：1

8. 中心线向足侧倾30°～35°的摄影体位是
   A. 头颅正位
   B. 汤氏位
   C. 颅底颏顶位
   D. 视神经孔轴位
   E. 颈静脉孔颏枕位

9. 视神经孔后前轴位摄影，矢状面与台面呈
   A. 33°　　B. 43°
   C. 53°　　D. 63°
   E. 73°

10. 肾区及输尿管前后位摄影，中心线经
    A. 肚脐
    B. 肚脐下3cm
    C. 剑突到肚脐连线中点
    D. 肚脐到耻骨联合连线中点
    E. 剑突到耻骨联合连线中点

11. 可用于静脉肾盂造影的对比剂是
    A. 碘化油　　B. 碘苯酯
    C. 泛影葡胺　　D. 碘化钠
    E. 胆影葡胺

12. 使用8：1滤线器进行骨与关节摄影，体厚要超过
    A. 15cm　　B. 10cm
    C. 20cm　　D. 25cm
    E. 30cm

13. 距骨下关节面呈切线位显示的摄影体

位是

A. 足正位　B. 足斜位
C. 跟骨轴位　D. 跟骨侧位
E. 踝关节正位

14. 常规采取仰卧正位摄影的是
A. 胸骨　B. 胆囊
C. 心脏　D. 膈下肋骨
E. 锁骨

15. 必须摄取包括横膈的立位腹平片是
A. 肠扭转　B. 肠梗阻
C. 肠套叠　D. 肠穿孔
E. 急性肠炎

16. 目前，X线特殊检查不包括
A. X线放大摄影
B. X线体层摄影
C. 眼球异物定位
D. 乳腺摄影
E. 胸部高电压摄影

17. 欲使体层面以外器官抹消彻底，正确的方法是
A. 支点高
B. 照射角增大
C. 支点－焦片距大
D. 使用小焦点
E. 加大管电压

18. 上肢骨的前界为
A. 腋前、后皱襞
B. 三角肌后缘的上部
C. 锁骨的外侧和肩峰
D. 锁骨的外侧和肩关节
E. 三角肌及胸大肌间沟

19. 手正位片拇指显示为
A. 轴位影像　B. 正位影像
C. 斜位影像　D. 侧位影像
E. 切线位影像

20. 下列组合中，错误的是
A. 正中矢状面——将躯体分为左右对称的平面
B. 矢状面——将躯体分为左右两部分的平面
C. 冠状面——将躯体分为前后两部分的平面
D. 斜位——后背皮肤面
E. 水平面——将躯体分为上下两部分的平面

21. 头颅摄影定位线，不包括
A. 额鼻线　B. 瞳间线
C. 听眦线　D. 听眶线
E. 听鼻线

22. 髋关节正位照片，小粗隆全部显示时的体位是
A. 足尖中立位
B. 足尖内旋超过10°
C. 足尖外旋超过10°
D. 足尖内旋超过20°
E. 足尖外旋超过20°

23. 下列组合中，错误的是
A. 听眶线——人类学的基准线
B. 听眉线——与听眦线约呈25°
C. 听鼻线——与听眦线约呈25°
D. 眶下线——两眼眶下缘的连线
E. 听眦线——与听眶线呈12°～15°

24. 手部平片检查不能观察
A. 手骨形态　B. 关节结构
C. 异物　D. 骨盐含量
E. 软组织病变

25. 掌骨骨折的常规摄影体位组合是
A. 正位及侧位　B. 正位及斜位
C. 侧位及斜位　D. 轴位及侧位
E. 斜位及轴位

26. 肘关节侧位摄影的叙述，错误的是
A. 尺侧近暗盒
B. 上臂外展伸直
C. 肩部向下与肘平

D. 内上髁置胶片中心

E. 肱尺关节间隙清晰显示

27. 前臂正位摄影的要点不包括

A. 患者应侧坐于摄影床旁

B. 前臂背侧在下置暗盒上

C. 前臂中点置照射野中心

D. 先深吸气后屏气曝光

E. 中心线对准前臂中点

28. 肩关节正位摄影，中心线应对准

A. 肱骨中点　B. 锁骨内端

C. 大结节　D. 小结节

E. 喙突

29. 静脉肾盂造影第一张照片拍摄时间，在对比剂注射后

A. 7 分钟　B. 10 分钟

C. 15 分钟　D. 20 分钟

E. 25 分钟

30. 碘过敏试验最常用的方法是静脉注射试验，多久后观察

A. 15 分钟　B. 1 分钟

C. 12 分钟　D. 7 分钟

E. 10 分钟

31. 颅底凹陷症的标准摄影体位是

A. 高颈椎侧位　B. 颅底颏顶位

C. 头颅汤氏位　D. 颅底顶颏位

E. 高颈椎颅底侧位

32. 有关汤氏位摄影的叙述，错误的是

A. 中心线向足侧倾斜 15°

B. 患者仰卧，正中矢状面垂直于台面

C. 胶片上缘与头顶平齐，下缘低于下颌骨

D. 下颌内收，听眦线垂直于台面

E. 中心线对准眉间上方约 10cm 处射入，从枕外隆凸下方射出

33. 乳突 25°侧位又称为

A. 梅氏（Mayer's）位

B. 斯氏（Stenever's）位

C. 劳氏（Law's）位

D. 许氏（Schüller's）位

E. 伦氏（Runström's）位

34. 足的功能位（负重侧位）用以检查

A. 足部骨折　B. 关节脱位

C. 足弓测量　D. 骨质增生

E. 软组织损伤

35. DSA 检查和治疗时，医务人员被患者感染的主要原因是

A. 患者的血液飞溅到皮肤

B. 血液溅到伤口

C. 患者血液飞溅到眼睛

D. 患者体液飞溅到口腔黏膜

E. 被针刺

36. 不是合理的腹部 CT 血管造影技术的是

A. 通常用于腹主动脉及其大分支的血管成像

B. 检查前不宜口服对比剂

C. 对比剂总量 80 ~ 100ml

D. 延迟扫描时间通常为 20 ~ 30 秒

E. 层厚 1 ~ 2mm，间隔 1 ~ 2mm

37. 侧卧后前位是指

A. 侧卧于摄影床上，X 线从背侧射入，腹侧射出

B. 仰卧于摄影床上，X 线从腹侧射入，背侧射出

C. 仰卧于摄影床上，X 线从右或左侧射入，左或右侧射出

D. 侧卧于摄影床上，X 线从右或左侧射入，左或右侧射出

E. 侧卧于摄影床上，X 线从腹侧射入，背侧射出

38. 以下体表标志，正确的是

A. 胸骨角平第 4、5 胸椎水平

B. 胸骨颈静脉切迹相当于第 2、3 颈椎水平

C. 颈部后方最突出的骨的部分是第 6 颈椎棘突

D. 甲状软骨平第 6 颈椎水平
E. 剑胸关节平第 7 胸椎水平

39. 颅骨骨折患者通常首选的摄影体位是
A. 柯氏位、华氏位
B. 头颅前后位、头颅侧位
C. 头颅前后位、头颅仰卧水平侧位
D. 头颅后前位、头颅侧位
E. 汤氏位、头颅仰卧水平侧位

40. 鞍区肿瘤、垂体瘤患者应首选的摄影位置是
A. 切线位　B. 头颅侧位
C. 头颅后前位　D. 头颅汤氏位
E. 轴位

41. 胸部 CT 扫描的适应证，不包括
A. 肋间神经炎
B. 纵隔淋巴结肿大
C. 间质性肺炎
D. 肺结核
E. 胸膜增厚

42. 脂肪餐后，显示胆管较好的摄片时间为
A. 8～10 分钟　B. 10～15 分钟
C. 15～30 分钟　D. 30～45 分钟
E. 60～120 分钟

43. 不是腹部 CT 扫描技术适应证的是
A. 库欣综合征　B. 慢性胰腺炎
C. 肾动脉狭窄　D. 肾结石
E. 胃痉挛

44. CT 检查时，患者自己准备工作的主要依据是
A. 检查申请单
B. 药物说明书
C. 口头解释说明
D. 患者自己理解执行
E. 检查须知预约单说明

45. CT 成像中，需要做眼眶增强扫描检查的是
A. 球外眶内异物　B. 眼部外伤
C. 眶内肿瘤　D. 炎性病变
E. 视网膜剥离

46. CT 对比剂注射方法中，比较适用于头颅 CT 扫描的方法是
A. 静脉滴注法　B. 静脉团注法
C. 静脉滴注团注法　D. 静脉团注滴注法
E. 静脉多次团注法

47. 甲状腺 CT 检查时的扫描范围是
A. 从第 1 颈椎至第 7 颈椎
B. 从舌骨下缘至第 7 颈椎下缘
C. 从第 5 颈椎下缘至第 1 胸椎
D. 从第 6 颈椎上缘至第 1 胸椎下缘
E. 从舌骨下缘至胸骨颈静脉切迹

48. 四肢扫描，区分 CT 图像左右的操作是
A. 双侧对比摆位
B. 包括邻近关节
C. 包括软组织
D. 采用连续扫描法
E. 输入注释标记

49. CT 图像测量无法解决的是
A. 病变的大小
B. 病变的性质
C. 病变的密度高低
D. 病变的大致体积
E. 病变增强前后 CT 值对比

50. CT 中，常用较大窗宽摄影的部位是
A. 肾脏　B. 肝脏
C. 前列腺　D. 肺
E. 胆囊

51. 下述关于肾脏 CT 检查的叙述，错误的是
A. 扫描前 1 周，禁服钡剂或含金属元素的药物
B. 扫描范围自肾上腺上方 1cm 至肾下极
C. 扫描前口服 1.2% 稀释对比剂 1000ml
D. 通常平扫即可发现钙化或阳性结石
E. 肾脏 CT 不需要做增强扫描

52. 肺部 CT 扫描，重点观察间质性、弥漫性

病变时，一般采用
A. 软组织扫描模式
B. 高分辨率扫描模式
C. 重叠扫描方式
D. 局部放大扫描
E. 标准扫描模式

53. 颅脑 CT 扫描采用的听眶线是
A. 外耳孔与外眼眦的连线
B. 外耳孔上缘与眶下缘的连线
C. 外耳孔与眉上缘中点的连线
D. 外耳孔与鼻翼的连线
E. 外耳孔上缘与眶上缘的连线

54. 上腹部 CT 检查前，一般需口服稀释的阳性对比剂，通常检查前 30 分钟一次口服的量是
A. 50～100ml　B. 100～200ml
C. 300～500ml　D. 800～1000ml
E. 500～1500ml

55. 关于颅脑冠状位扫描技术的描述，错误的是
A. 层厚与层间距，视被检部位的大小选择 2～5mm
B. 患者体位有颏顶位和顶颏位
C. 顶颏位，正中矢状面与台面中线垂直
D. 颏顶位，听眦线与台面趋于平行
E. 头皮下软组织病变，首选冠状位扫描

56. 关于颅脑 CT 增强扫描的叙述，错误的是
A. 颅内感染、囊肿等，可在注射对比剂 5 分钟后开始扫描
B. 直接增强扫描是不做平扫，注入对比剂后的逐层连续扫描
C. 脑血管畸形、动脉瘤等，可在注射对比剂 50ml 时开始扫描
D. 增强后的扫描时间，依据病变的性质而定
E. 颅内转移瘤、脑膜瘤等，可在注射对比剂 6～8 分钟后开始扫描

57. 眼及眼眶 CT 扫描技术，不包括
A. 冠状位扫描，听眶线与床面垂直
B. 横断位扫描，听眶线与床面垂直
C. 冠状位扫描，扫描体位可用颏顶位或顶颏位
D. 横断位扫描，扫描基线为听眶线或听眦线
E. 冠状位扫描，扫描范围从眼球前部至海绵窦

58. 耳部 CT 冠状位扫描技术，不包括
A. 105°冠状位扫描，其断面平行于上颌窦后缘或垂直于蝶骨平板
B. 扫描体位选用颏顶位或顶颏位
C. 70°冠状位扫描，其断面平行于枕骨斜坡长轴方向，X 线与听眶线夹角呈 70°
D. 冠状位扫描，常用 70°与 105°断面
E. 105°冠状位扫描平面与听眶线夹角呈 150°

59. 下列关于冠状位 CT 扫描鼻窦技术的叙述，错误的是
A. 层厚 5mm，层间距 5mm
B. 扫描体位为头部颏顶位或顶颏位
C. 扫描范围从蝶窦后壁起至额窦前壁止
D. 扫描层面平行于上颌窦上缘或与听眦线垂直
E. 用非螺旋扫描方式即可

60. 下列与胸部 CT 增强扫描技术不相关的是
A. 扫描范围和扫描参数同平扫
B. 静脉团注对比剂 60～70ml
C. 延迟扫描时间 20s
D. 流速 2～2.5ml/s
E. 采用螺旋扫描

61. 患者，男，22 岁。体检时正位 X 线胸片见重叠于两中肺野中外带的扇形密度增高阴影，下缘清晰，考虑为
A. 皮下脂肪
B. 胸大肌
C. 胸锁乳突肌

D. 锁骨上皮肤皱褶
E. 乳房

62. 患者，男，3岁。急诊行X线检查，诊断为骨折，关于儿童骨折的特点是
A. 青枝骨折
B. 与成人骨折相同
C. 易见骨折线
D. 不易发生骨骺分离
E. 不易发生骨骺早闭

63. 患者，男，55岁。行X线检查，不能在平片上显示出阳性征象的是
A. 胆囊阴性结石
B. 磁器样胆囊
C. 石灰乳胆汁
D. 气肿性胆囊炎
E. 胆管内空气充盈

64. 患者，男，59岁。咳嗽痰血3个月就诊，听诊无异常。胸片示右肺门区见4cm圆形肿块，伴右上肺不张，应首先考虑的诊断是
A. 右上肺中央型肺癌
B. 右上肺周围型肺癌
C. 右上肺浸润型肺结核
D. 右肺过敏性肺炎
E. 右肺肺隔离症

65. 患者，男，59岁。X线检查诊断为肺部增殖性病变，关于肺部增殖性病变，下列说法正确的是
A. 斑片状阴影　　B. 肿块状阴影
C. 条索状阴影　　D. 结节状阴影
E. 空洞状阴影

二、共用题干单选题：以下每道试题有2~6个提问，每个提问有五个备选答案，请选择一个最佳答案。

（66~69题共用题干）

患者，女，45岁。骑电动车避让汽车时不慎摔倒，活动受限，经急诊入院。查体：右小腿皮肤破损，右踝及右膝关节活动受限。

66. 患者首选的影像学检查方法为
A. 右小腿X线检查
B. 右小腿CT检查
C. 右小腿MR检查
D. 右小腿DSA检查
E. 右小腿超声检查

67. 若患者可疑交叉韧带损伤，则进一步检查应选择
A. 右小腿X线检查
B. 右小腿CT检查
C. 右小腿MR检查
D. 右小腿DSA检查
E. 右小腿超声检查

68. 若患者可疑右膝关节撕脱骨折，则进一步检查应选择
A. 右小腿X线检查
B. 右小腿CT检查
C. 右小腿MR检查
D. 右小腿DSA检查
E. 右小腿超声检查

69. 关于该患者的检查原则，叙述错误的是
A. 包括膝关节
B. 包括踝关节
C. 包括胫腓骨正侧位
D. 包括右小腿周围软组织
E. 检查左小腿以对比

（70~71题共用题干）

患儿，男，6岁。临床需查骨龄。

70. 应首先选摄何部位X线片
A. 踝关节正位　　B. 膝关节正位
C. 肩关节正位　　D. 肘关节正位
E. 腕关节正位

71. 若摄腕部正位片，正常情况下不能显示的腕骨为
A. 三角骨　　B. 豆骨
C. 头状骨　　D. 月骨
E. 钩骨

（72～73 题共用题干）

颈部 CT 检查一般需要增强扫描，请回答以下问题。

72. 关于颈部 CT 检查，叙述正确的是
    A. 采用较高的枕头防止患者增强扫描后出现喉头水肿，导致呼吸困难
    B. 通常采用仰卧位头先进
    C. 扫描范围从第 7 颈椎到下颌角区域
    D. 无需重建薄层图像
    E. 增强扫描通常从注射对比剂起延时 50s 进行扫描

73. 关于颈部 CT 中增强扫描的优势，叙述错误的是
    A. 可区分颈部淋巴结与颈部血管
    B. 更加明确病变的侵犯范围
    C. 更有利于病灶的定性
    D. 更有利于病灶的定位
    E. 更有利于显示毛细血管

（74～75 题共用题干）

CT 图像中与被扫描组织结构无关的异常影像称为伪影。

74. 不属于来自患者原因的伪影的是
    A. 运动伪影
    B. 线束硬化伪影
    C. 部分容积效应伪影
    D. 周围间隙效应伪影
    E. 交叠混淆伪影

75. 不属于扫描条件不当而产生的伪影的是
    A. 线束硬化伪影　　B. 条纹伪影
    C. 杯状伪影　　D. 角度伪影
    E. 帽状伪影

（76～78 题共用题干）

患者，男，56 岁。右腰腿痛 2 个月，加重 5 天，直腿抬高试验及加强试验阳性，左趾背伸肌力减弱。

76. 椎间盘扫描时，机架倾斜角度的依据是
    A. 与椎间隙平行
    B. 与椎间盘垂直
    C. 与椎体成 45°
    D. 与椎体垂直
    E. 与椎间盘成 15°

77. 腰椎前后位的中心线入射点是
    A. 胸骨剑突　　B. 脐上 3cm
    C. 脐　　D. 脐下 3cm
    E. 髂前上棘连线中点

78. 观察椎间孔应加摄
    A. 侧位　　B. 斜位
    C. 轴位　　D. 过伸位
    E. 过曲位

（79～80 题共用题干）

患者，男，65 岁。不慎摔伤 2 小时，左侧臀部疼痛，不能行走。查体：局部压痛明显，畸形，活动障碍，左脚短缩。医师建议行 X 线检查，排外左股骨颈骨折。

79. 股骨粉碎性骨折，侧位摄影首选的体位是
    A. 蛙式位　　B. 谢氏位
    C. 侧卧侧位　　D. 仰卧水平侧位
    E. 俯卧水平侧位

80. 髋关节正位中心线应对
    A. 股动脉搏动点下 5cm
    B. 股动脉搏动点上 5cm
    C. 双侧髂前上棘连线中点
    D. 双侧髂嵴连线中心
    E. 股动脉搏动点

（81～83 题共用题干）

患者，男，20 岁。足球赛后右膝关节疼痛，行走时交锁。体检：右膝关节肿胀，外侧压痛明显。

81. 下列影像学检查，最有助于诊断的是
    A. MRI　　B. 血管造影
    C. CT　　D. X 线平片
    E. 立体摄影

82. 下列措施最有助于进一步诊断和治疗的是

A. 手术探查　　B. 专家体检
C. 放射性核素扫描　D. 穿刺活检
E. 关节镜

83. 本病最可能损坏的结构是
A. 髋骨　　B. 髌骨
C. 半月板　　D. 股骨颈
E. 肌肉

（84～85题共用题干）

患者，男，73岁。腹部疼痛，疑诊腹主动脉瘤，行CT检查。

84. 血管成像最有效的方法或技术为
A. 采用团注跟踪法
B. 小剂量对比剂测试法
C. 延迟时间45～50秒
D. 加大对比剂剂量到2.5ml/kg
E. 对比剂线团注后静脉滴注

85. 下列后处理方法中能立体显示血管情况的是
A. SSD　　B. MPR
C. MIN－IP　　D. VRT
E. VE

（86～88题共用题干）

鼻咽癌是我国高发恶性肿瘤之一，具有明显地域分布特征，影像学检查对确诊该病具有重要作用。

86. 下列关于咽部CT扫描体位的叙述，错误的是
A. 仰卧
B. 身体置于床面中间
C. 头稍后仰
D. 颈部与床面呈15°
E. 两外耳孔与床面等距

87. 咽部CT扫描参数正确的是
A. 层厚1mm
B. 层厚2mm
C. 层厚5mm，小病灶可用2～3mm
D. 层厚8mm，小病灶可用3～5mm
E. 层厚10mm，小病灶可用5～7mm

88. 咽部CT扫描范围是
A. 从硬腭向上到颅底
B. 从舌后缘向上到颅底
C. 从口咽下方1cm向上到颅底
D. 从甲状软骨上缘向上到颅底
E. 从颅底到胸锁关节下缘

（89～90题共用题干）

患者，男，46岁。右髋痛1个月，需进行髋关节摄影检查。

89. 有关髋关节前后位摄影的叙述，正确的是
A. 髋关节定位点是被检侧髂前上棘与耻骨联合上缘连线中点，向内下作垂线5cm处
B. 股骨颈及闭孔无投影变形
C. 申通线不能显示
D. 双下肢稍外旋
E. 患者屈髋屈膝

90. 检查小儿髋关节脱位、复位情况的体位是
A. 髋关节前后位　　B. 髋关节侧位
C. 髋关节侧斜位　　D. 髋关节蛙形位
E. 髋关节后前斜位

（91～92题共用题干）

关于腹部摄影要点，请回答以下问题。

91. 肾、输尿管及膀胱前后位的摄影要点是
A. 受检者俯卧于摄影床上，下肢伸直，人体正中矢状面垂直台面并与台面中线重合，两臂置于身旁或上举
B. 照射野上缘包括横膈，下缘包括耻骨联合下缘
C. 正常呼吸曝光
D. 深吸气后屏气曝光
E. 深呼气后屏气曝光

92. 腹部立位前后位的摄影要点是
A. 受检者站立，背部贴近摄影架探测器面板，双上肢自然下垂稍外展
B. 人体冠状面与摄影架探测器垂直，并

与探测器中线重合

C. 照射野上缘包括横膈，下缘包括耻骨联合下缘

D. 源－像距离（SID）为70cm

E. 深吸气后屏气曝光

（93～95题共用题干）

患者，男，45岁。突发右耳听力下降，行螺旋CT检查。

93. 标准内听道扫描后应选择的图像后处理方法是

A. 内听道重组　B. 靶扫描重建

C. 骨算法重建　D. 标准算法重建

E. 软组织算法重建

94. 标准算法影像最佳显示窗值为

A. 窗宽80，窗位20

B. 窗宽100，窗位55

C. 窗宽140，窗位65

D. 窗宽200，窗位75

E. 窗宽280，窗位40

95. 摄片原则为

A. 标准算法影像＋高分辨力算法影像

B. 标准算法影像＋软组织算法影像

C. 高分辨力算法影像

D. 软组织算法影像

E. 标准算法影像

（96～97题共用题干）

患者，男，25岁。突然发生腹部疼痛。体格检查：腹肌紧张，有反跳痛。需要行X线检查。

96. 最简捷有效的X线检查是

A. KUB平片

B. 腹部站立后前位片

C. 胸部站立后前位片

D. 胃钡餐检查

E. 胃气钡双重造影

97. 疑有消化道穿孔，而立位片又未见游离气体，进一步检查时应避免哪种检查

A. 胃内注入少量气体后再摄立位片

B. 口服碘剂检查

C. 半小时后再复查

D. 左侧卧数分钟后，再立位检查

E. 口服稀钡检查

（98～100题共用题干）

患者，男，67岁。高血压病史20多年，血压：180/90mmHg，突然左侧肢体乏力伴流涎、饮水呛咳2小时，颅脑CT平扫未见异常。

98. 根据患者的临床表现和CT结果，不应考虑的诊断是

A. 脑梗死　B. 脑出血

C. 颈椎病　D. 脊髓炎

E. 高血压

99. 为了明确诊断首先考虑做什么检查

A. 颅脑MRI

B. 颅脑CT增强

C. 颈椎MRI

D. 腰穿抽脑脊液化验

E. 颅脑平片

100. 如果患者考虑为超急性脑梗死，应该首选哪一种检查

A. 颅脑CT　B. 颅脑平片

C. 颅脑MRI　D. 心脏彩超

E. 心电图

放射医学技术（士）资格考试
全真模拟试卷与解析

模拟试卷（四）

中国健康传媒集团
中国医药科技出版社

基础知识

一、单选题：以下每道考题有五个备选答案，请从中选择一个最佳答案。

1. 下列不是上皮组织的是
   A. 口腔黏膜　B. 胃黏膜
   C. 生殖上皮　D. 感觉上皮
   E. 横纹肌

2. 卵子受精的部位多在
   A. 输卵管子宫部　B. 输卵管漏斗部
   C. 输卵管峡部　D. 输卵管壶腹部
   E. 输卵管伞部

3. 肾脏对于葡萄糖重吸收的部位是在
   A. 近端小管
   B. 髓袢升支粗段
   C. 髓袢降支粗段
   D. 远曲小管和集合管
   E. 髓袢细段

4. 肺间质的构成，不包括
   A. 结缔组织　B. 血管
   C. 淋巴管　D. 肺泡
   E. 神经

5. 位于腹膜后的脏器是
   A. 肝脏　B. 肾脏
   C. 胰腺　D. 脾脏
   E. 子宫

6. 关于血小板功能的叙述，错误的是
   A. 正常成人血小板数为（100～300）$\times 10^9$/L
   B. 具有止血作用
   C. 对毛细血管营养作用
   D. 溶解纤维蛋白作用
   E. 携带营养物质作用

7. 人体的体液约占体重的
   A. 20%　B. 30%
   C. 40%　D. 50%
   E. 60%

8. 正常人每100ml血液经组织时，可释放的氧为
   A. 5ml　B. 10ml
   C. 15ml　D. 20ml
   E. 25ml

9. 下述有关静脉的叙述，正确的是
   A. 血管壁弹性大
   B. 血容量小
   C. 是引导血液回心的管道
   D. 静脉血注入心室
   E. 动脉血直接进入静脉

10. 颈静脉孔内通过的结构为
    A. 颈内静脉、舌下神经
    B. 颈内静脉、舌咽神经、迷走神经和副神经
    C. 颈内静脉
    D. 颈内静脉、迷走神经
    E. 颈内静脉、副神经

11. 立位时胸膜腔位置最低处在
    A. 胸膜顶　B. 肺根
    C. 肺底　D. 肋膈隐窝
    E. 肺尖

12. 汇合成髋臼的正确组合是
    A. 髂骨、骶骨　B. 骶骨、坐骨
    C. 髂骨、耻骨　D. 坐骨、耻骨
    E. 髂骨、坐骨、耻骨

13. 不开口于中鼻道的鼻窦是
    A. 额窦　B. 上颌窦
    C. 筛窦　D. 蝶窦
    E. 筛窦前组

14. 下列叙述错误的是
    A. 右肺分为三叶
    B. 右肺门阴影比左肺门高
    C. 右膈高于左膈

D. 气管分叉部相当于第 4 ~6 胸椎高度
E. 肺纹理阴影由肺动脉、肺静脉构成

15. 关于肋骨的叙述，错误的是
A. 呈细长的弓形
B. 第 1 ~7 肋称真肋
C. 第 11 ~12 肋称浮肋
D. 第 8 ~10 肋与胸骨相连
E. 与胸骨、胸椎构成胸廓

16. 关于空肠与回肠的描述，错误的是
A. 回肠主要位于中、下腹部和盆腔
B. 空肠蠕动慢而弱，回肠蠕动迅速有力
C. 空肠与回肠之间无明显分界
D. 空肠位于左上、中腹部
E. 空肠黏膜皱襞常显示为羽毛状

17. 下列有关肝外胆管的叙述，错误的是
A. 左肝管和右肝管合成为肝总管
B. 肝总管与胆囊管汇合成胆总管
C. 胆囊能分泌、贮存胆汁
D. 胆囊分底、体、颈 3 个部分
E. 胆总管与胰管汇合

18. 不属于血浆蛋白功能的是
A. 运输功能　B. 免疫功能
C. 缓冲功能　D. 血液凝固功能
E. 形成血浆晶体渗透压

19. 在胃中可被吸收的物质是
A. 多肽物质　B. 维生素
C. 无机盐　D. 葡萄糖
E. 水和乙醇

20. 听觉感受器是
A. 耳蜗螺旋器　B. 内淋巴与蜗管
C. 外淋巴与前庭窗　D. 鼓膜与听骨链
E. 椭圆囊和球囊

21. 以下关于晶状体的叙述，正确的是
A. 位于虹膜后方，睫状体前方
B. 为双凸透镜透明体，前面比后面平坦
C. 含血管
D. 是眼的屈光系统中可由神经系统调节的部分
E. 有神经末梢分布，以调节晶状体曲度

22. 视网膜上的感光细胞为
A. 支持细胞
B. 神经节细胞
C. 双极细胞
D. 视锥细胞和视杆细胞
E. 终足细胞

23. 胰岛 B 细胞分泌
A. 胰岛素　B. 胰高血糖素
C. 降钙素　D. 糖皮质激素
E. 生长激素

24. 松果体位于
A. 背侧丘脑的后方
B. 背侧丘脑的下后方
C. 背侧丘脑的上前方
D. 背侧丘脑的前上方
E. 背侧丘脑的后上方

25. 以下腺体中，男女不同的是
A. 甲状腺　B. 生殖腺
C. 垂体　D. 肾上腺
E. 胸腺

26. 脑脊液的循环途径为
A. 左、右侧脑室 – 室间孔 – 第三脑室 – 中脑水管 – 第四脑室 – 正中孔和左、右外侧孔 – 蛛网膜下腔 – 蛛网膜粒 – 上矢状窦
B. 左、右侧脑室 – 第三脑室 – 室间孔 – 中脑水管 – 第四脑室 – 正中孔和左、右外侧孔 – 蛛网膜下腔 – 蛛网膜粒 – 上矢状窦
C. 左、右侧脑室 – 室间孔 – 第三脑室 – 中脑水管 – 第四脑室 – 正中孔和左、右外侧孔 – 蛛网膜粒 – 蛛网膜下腔 – 上矢状窦
D. 左、右侧脑室 – 中脑水管 – 第三脑室 – 室间孔 – 第四脑室 – 正中孔和左、右外侧孔 – 蛛网膜下腔 – 蛛网膜

粒－上矢状窦

E. 左、右侧脑室－室间孔－第三脑室－中脑水管－正中孔和左、右外侧孔－第四脑室－蛛网膜下腔－蛛网膜粒－上矢状窦

27. 蛛网膜下腔位于
A. 硬脊膜与椎管之间
B. 硬脊膜与蛛网膜之间
C. 硬脑膜与颅骨内膜之间
D. 蛛网膜与软脑膜之间
E. 软脑膜与脑（脊髓）之间

28. 神经纤维在中枢内聚集的部位称
A. 白质　B. 灰质
C. 神经核　D. 神经节
E. 网状结构

29. 膀胱肿瘤的好发部位是
A. 膀胱三角　B. 尿道内口
C. 输尿管间襞　D. 尿道嵴
E. 膀胱垂

30. 对前列腺位置的描述，正确的是
A. 位于耻骨联合与膀胱之间
B. 位于膀胱与直肠之间
C. 位于膀胱与尿生殖膈之间
D. 位于直肠与骶骨之间
E. 位于尿生殖膈内

31. 肾蒂内主要结构的排列，由前向后依次为
A. 肾动脉、肾静脉、肾盂
B. 肾静脉、肾动脉、肾盂
C. 肾盂、肾动脉、肾静脉
D. 肾盂、肾静脉、肾动脉
E. 肾动脉、肾盂、肾静脉

32. 奇静脉直接注入
A. 锁骨上动脉　B. 锁骨下静脉
C. 颈内静脉　D. 上腔静脉
E. 下腔静脉

33. 连接动脉、静脉的枢纽和心血管系统的“动力泵”是
A. 心脏　B. 左心房
C. 右心房　D. 左心室
E. 右心室

34. 升主动脉唯一的分支是
A. 胸廓内动脉　B. 锁骨下动脉
C. 颈总动脉　D. 冠状动脉
E. 支气管动脉

35. 关于咽鼓管的描述，正确的是
A. 外侧为软骨部，内侧为骨部
B. 连通鼓室与咽部
C. 主要功能是传递声波
D. 内有3块听小骨
E. 听觉感受器位于此

36. 肝总管和胆囊管共同汇合成
A. 肝总管　B. 胆总管
C. 十二指肠乳头　D. 肝内胆管
E. 壶腹括约肌

37. 上消化道是指从口腔至
A. 咽　B. 食管
C. 胃　D. 空肠
E. 十二指肠

38. 右肺下缘的体表投影在肩胛线处与
A. 第10肋相交　B. 第8肋相交
C. 第6肋相交　D. 第7肋相交
E. 第4肋相交

39. 下列关于气管解剖的说法，错误的是
A. 位于食管偏右侧后方
B. 右主支气管较左主支气管短
C. 在胸骨角水平分叉
D. 全长10～13cm
E. 由16～20个“C”形的软骨环及各环之间的结缔组织和平滑肌构成

40. 关于纵隔分区的叙述，错误的是
A. 前纵隔为狭长而较透亮的三角形区域
B. 纵隔划分为九个区
C. 标准侧位胸片上纵隔划分为前、中、后三部分

D. 食管之后（包括食管）为后纵隔
E. 前纵隔为胸骨之前

41. 以下不属于平滑肌的是
A. 消化道管壁肌肉　B. 心肌
C. 皮肤竖毛肌　D. 血管管壁肌肉
E. 眼瞳孔括约肌

42. 一切生物体生命现象的基本单位是
A. 组织　B. 细胞
C. 肌肉　D. 骨骼
E. 神经

43. 卵圆孔位于
A. 额骨　B. 颌骨
C. 蝶骨　D. 筛骨
E. 上颌骨

44. 关于骨的描述，错误的是
A. 通常成年人共有 206 块骨
B. 形态分长、短、扁、不规则骨
C. 骨质分骨松质和骨密质 2 种
D. 骨膜含有丰富的血管和神经
E. 成人骨髓均具有造血能力

45. 有关颅中窝结构的描述，错误的是
A. 上颌神经通过圆孔
B. 动眼神经通过眶上裂
C. 滑车神经通过卵圆孔
D. 脑膜中动脉通过棘孔
E. 视神经管通过眼动脉

46. 轨道半径最小的壳层是
A. K 层　B. L 层
C. M 层　D. N 层
E. O 层

47. 下列描述错误的是
A. 原子均由核及核外电子组成
B. 电子沿一定轨道绕核旋转
C. 核外电子具有不同壳层
D. 核外带负电荷的电子称为“电子云”
E. 一般每层上的电子数最多是 2n 个

48. 原子核对电子的吸引力是
A. 结合力　B. 激发能
C. 电离能　D. 跃迁
E. 基态

49. 原子能级与结合能的关系是
A. 原子能级是结合能的负值
B. 二者绝对值相反
C. 二者符号相同
D. 二者成反比
E. 二者乘积为 1

50. 被显影还原的卤化银仅为全部卤化银的
A. 10% ~15%　B. 20% ~25%
C. 30% ~35%　D. 40% ~45%
E. 50% ~55%

51. 激光在医学上的应用没有
A. 激光手术
B. 弱激光治疗
C. 激光光动力学疗法
D. 激光内镜术治疗
E. 腔内磁热治疗

52. 眼的折光系统不包括
A. 角膜　B. 房水
C. 晶状体　D. 玻璃体
E. 视网膜

53. 描述“内侧”和“外侧”方位的参考标志是
A. 正中矢状面　B. 水平面
C. 矢状面　D. 冠状面
E. 横断面

54. 男性双乳头连线相当于
A. 第 2 胸椎椎体　B. 第 3 胸椎椎体
C. 第 4 胸椎椎体　D. 第 5 胸椎椎体
E. 第 6 胸椎椎体

55. 可采用均匀连续浅呼吸的位置是
A. 膈上肋骨前后位　B. 肋骨斜位
C. 胸骨侧位　D. 胸骨后前位
E. 肋骨切线位

56. 描述中心线与被照体间关系所说的矢状

方向投射是指

A. 上下方向　　B. 下上方向
C. 前后方向　　D. 左右方向
E. 右左方向

57. 切线位摄影位置属于

A. 正位　　B. 侧位
C. 斜位　　D. 轴位
E. 特殊位

58. 正常人左肺肺段一般为

A. 7 个　　B. 8 个
C. 9 个　　D. 10 个
E. 11 个

59. 有关耳部的组成，错误的是

A. 外耳　　B. 内耳
C. 中耳　　D. 内耳道
E. 上颌骨

60. 对强光敏感的视锥细胞位于

A. 视神经乳头　　B. 黄斑
C. 视网膜周边部　　D. 视网膜中央部
E. 虹膜

61. 医疗机构从业人员违反《医疗机构从业人员行为规范》，视情节轻重给予处罚，其中不正确的是

A. 涉嫌犯罪的，移送司法机关依法处理
B. 批评教育、通报批评、取消当年评优评职资格
C. 纪检监察部门按照党纪、政纪案件的调查处理程序办理
D. 卫生行政部门依法给予警告、暂停执业或吊销执业证书
E. 缓聘、解职待聘、解聘

62. 有关管电压的叙述，错误的是

A. 管电压表示 X 线的穿透力
B. 管电压影响 X 线对比度
C. 管电压与感光效应成反比
D. 高电压时，摄影条件宽容度大
E. 高电压时，产生散射线量多

63. 散射线主要来自

A. 不变散射　　B. 光电效应
C. 康普顿效应　　D. 光蜕变
E. 电子对

64. 不属于 X 线物理效应的是

A. 穿透作用　　B. 电离作用
C. 荧光作用　　D. 热作用
E. 感光作用

65. 关于 X 线二象性的叙述，错误的是

A. X 线与红外线、紫外线一样，均为电磁波
B. X 线具有波动和微粒的二象性
C. X 线的干涉与衍射现象，证明了它的波动性
D. 光电效应证明了它的波动性
E. X 线与物质作用时，表现出粒子性质

66. 与影响 X 线质的因素，无关的是

A. 管电压峰值
B. 管电压波形
C. 管电流值
D. X 线管的固有滤过
E. 附加滤过

67. 关于半值层的叙述，正确的是

A. 同束 X 线，不同物质的半值层相同
B. 反映 X 线束的穿透能力
C. 半值层缩写是 HU
D. 半值层值大的 X 线质软
E. 半值层值小的 X 线质硬

68. 巴尔金定位法中代表角膜前缘的是

A. 正位片中 3 点钟位与 9 点钟位连线
B. 正位片中 6 点钟位与 12 点钟位连线
C. 正位片中 3 点钟位与 12 点钟位连线
D. 侧位片中 6 点钟位与 12 点钟位的连线
E. 侧位片中 3 点钟位与 9 点钟位连线

69. 质量吸收系数的单位是

A. $kg \cdot m^{-1}$　　B. $kg^{-1} \cdot m$
C. $m^2 \cdot kg^{-1}$　　D. $kg \cdot m^{-2}$

E. kg · m^2

70. 人体对 X 线照射高感受性的腺体是
A. 汗腺　B. 肾上腺
C. 唾液腺　D. 生殖腺
E. 甲状腺

71. X 线生物效应的最终阶段是
A. 物理阶段　B. 化学阶段
C. 生物学阶段　D. 生化学阶段
E. 物理化学阶段

72. X 线防护原则中，建立剂量限值体系是指
A. 屏蔽防护
B. 个人剂量限值
C. 缩短照射时间
D. 增大与射线源距离
E. 合理降低全民检查频率

73. X 线主防护是指
A. 对散射线的防护
B. 对漏射线照射的防护
C. 对非电离辐射照射的防护
D. 对原发射线照射的防护
E. 对患者的防护

74. 参加放射工作人员的最小年龄限定为
A. 15 岁　B. 16 岁
C. 17 岁　D. 18 岁
E. 29 岁

75. 吸收剂量的单位 Gy 与 rad 的关系是
A. 1Gy = 1rad　B. $1Gy = 10^2 rad$
C. $1Gy = 10^{-2} rad$　D. $1Gy = 10^{-3} rad$
E. $1Gy = 10^3 rad$

76. 半值层是指入射 X 线强度衰减到初始值的多少时，所需标准吸收物质的厚度
A. 1/3　B. 1/2
C. 1/4　D. 1/8
E. 1/16

77. 在影像中，区分低对比信号的能力称为
A. 空间分辨力　B. 密度分辨力
C. 信噪比　D. 对比度
E. 信息量

78. 在数字图像中观察到的亮度水平的随机波动称为
A. 伪影　B. 噪声
C. 失真　D. 比特
E. 误差

79. 关于噪声的叙述，不正确的是
A. 是观察到的亮度水平的随机波动
B. 幅值相同、位置随机的称为椒盐噪声
C. 幅值大小随机分布且存在于每个点的是高斯噪声
D. 噪声不可以完全消除
E. 噪声越大，对病变的识别能力越强

80. 关于维纳频谱的叙述，错误的是
A. 维纳频谱即 Wiener spectrum（WS）
B. ΔD（x）的自相关函数的付氏变换为 WS
C. 用 WS 分析形成 X 线照片斑点的原因
D. 维纳频谱可以确定不同频率的 RMS
E. 用 WS 分析照片斑点所占比例

81. 100kV 产生 X 线的最短波长是
A. 0.124nm　B. 0.0124nm
C. 0.0124cm　D. 1.24nm
E. 1.24cm

82. 关于物质结构的叙述，错误的是
A. 核外电子具有不同壳层
B. 核外的带负电荷的电子称为电子云
C. 一般每层上的电子数最多是 $2n^2$ 个
D. 最外层电子数最多不超过 10 个
E. 物质由原子组成

83. 患者，女，60 岁。行胃肠造影，发现其有龛影征象。关于龛影的叙述，错误的是
A. 胃肠管壁溃烂面凹陷，被钡剂充填称龛影

B. 切线位观察为突出腔外的含钡影像
C. 正面观察为无钡剂的透明影像
D. 良性龛影周围黏膜向心性集中，无破坏
E. 恶性龛影周围黏膜常破坏

84. 患者，女，96 岁。行 CT 检查发现其患有原发性肝癌。关于其 CT 表现，错误的是
A. 平扫肿块内可见高密度影
B. 平扫肿块内可有更低密度区
C. 强化类型为肝动脉供血型
D. 肝门可变形移位
E. 增强扫描呈“快进慢出”特点

85. 患者，男，16 岁。行急诊影像学检查，考虑为 Colles 骨折。关于 Colles 骨折的描述，不正确的是
A. 是最常见的骨折之一
B. 发生在桡骨远端距腕关节面 2.5cm 以内
C. 远侧断端向掌侧或桡侧移位
D. 断端向掌侧成角畸形，伴尺骨茎突骨折
E. 可以是斜行或粉碎骨折

二、共用备选答案单选题：以下试题中，每连续的 2～3 个试题使用相同的五个备选答案，请从中为每道试题选择一个最佳答案。每个备选答案可能被选择一次、多次或不被选择。

（86～88 题共用备选答案）
A. 颈外动脉　B. 锁骨下动脉
C. 腹主动脉壁支　D. 腹主动脉脏支
E. 髂内动脉

86. 甲状腺上动脉发自
87. 肾动脉发自
88. 椎动脉发自

（89～90 题共用备选答案）
A. K 层　B. L 层
C. M 层　D. N 层
E. O 层

89. 对于给定的靶原子，各线系的最低激发电压最大的是
90. 轨道电子被激发所产生的 X 线波长较短的壳层是

（91～92 题共用备选答案）
A. 康普顿效应　B. 相干散射
C. 电子对效应　D. 光电作用
E. 光核反应

91. 在诊断射线能量范围内所占比例很小的是
92. 在诊断射线能量范围内发生在造影剂的主要作用形式是

（93～94 题共用备选答案）
A. 电离作用　B. 热作用
C. 生物效应　D. 化学特性
E. 荧光作用

93. X 射线的发现基于
94. 量热法依据的原理是

（95～96 题共用备选答案）
A. 比释动能　B. 吸收剂量
C. 有效剂量　D. 照射量
E. 当量剂量

95. 只适用于在空气中测量的是
96. 只适用于间接致电离辐射的是

（97～98 题共用备选答案）
A. 比释动能　B. 吸收剂量
C. 有效剂量　D. 照射量
E. 当量剂量

97. 适用于任何电离辐射和受照的任何物质的是
98. 不同射线类型对组织和器官形成辐射危害的是

（99～100 题共用备选答案）
A. ROC　B. MTF
C. RMS　D. WS
E. DQE

99. 以统计决策评价成像系统性能的是
100. 具有面积的单位，但不表示面积的是

相关专业知识

一、单选题：以下每道考题有五个备选答案，请从中选择一个最佳答案。

1. 关于蜂窝状滤线栅的描述，错误的是
   A. 铅条间不用填充物
   B. 提高了有用射线的通过率
   C. 可增加对散射线的吸收效果
   D. 双向铅条增加了对射线的吸收
   E. 使所有方向的散射线都被吸收

2. X线发生装置不包括
   A. 高压发生器　B. 影像装置
   C. 高压整流器　D. X线管
   E. 高压电缆

3. 分辨率为5LP/mm时，其线径为
   A. 0.1mm　B. 0.2mm
   C. 0.3mm　D. 0.4mm
   E. 0.5mm

4. 适当的X线量可改善照片对比度，是因为把组织的密度值移到了胶片特性曲线的
   A. 趾部　B. 直线部
   C. 肩部　D. 顶点
   E. 反转部

5. 不是X线影像转换介质的是
   A. 滤线栅　B. 增感屏
   C. 荧光屏　D. 电影胶片
   E. X线胶片

6. 影像增强器的增益中包括
   A. 缩小增益　B. 功率增益
   C. 放大增益　D. 电压增益
   E. 电流增益

7. 英文缩写CCD代表的是
   A. 薄膜晶体管　B. 平板探测器
   C. 检出量子效率　D. 电荷耦合器件
   E. 多丝正比室

8. 不是非晶硒平板探测器结构的是
   A. 探测器单元阵列部分
   B. 碘化铯闪烁体层部分
   C. 数字影像传输部分
   D. X线转换介质部分
   E. 高速信号处理部分

9. DSA成像系统中，不包括
   A. 图像检测器　B. X线机
   C. 图像采集卡　D. 网络服务器
   E. 快速图像处理机

10. 我国电视标准规定场扫描的频率是
    A. 10Hz　B. 20Hz
    C. 30Hz　D. 40Hz
    E. 50Hz

11. 不是内分泌腺的腺体是
    A. 甲状腺　B. 松果体
    C. 垂体　D. 肝脏
    E. 甲状旁腺

12. 下列属于诊断应用装置的是
    A. 旋转阳极X线管　B. 控制器
    C. 高压发生器　D. X线管组件
    E. 检查床

13. 小型X线机的供电电源多采用
    A. 单相110V　B. 单相220V
    C. 两相200V　D. 两相380V
    E. 三相380V

14. 有关工频式医用诊断X线机的叙述，错误的是
    A. 主电路主要由普通电工器件组成
    B. 电源电压经高压变压器降压、整流后送至X线管两端
    C. 成本低
    D. 电路简单
    E. 电源电压经调整后直接送至高压发生器初级

15. 定义旋转阳极 X 线管的代表容量时，曝光时间是
A. 0.5 秒　B. 0.8 秒
C. 0.1 秒　D. 0.05 秒
E. 1.0 秒

16. 属于高压部件的是
A. 接触器　B. 稳压器
C. 限时电容　D. 空间电荷抵偿器
E. X 线管灯丝加热变压器

17. 单相全波整流 X 线机的最短曝光时间是
A. 0.01 秒　B. 0.02 秒
C. 0.03 秒　D. 0.04 秒
E. 0.005 秒

18. X 线管焦点标称值如 1.0、0.6，其值实际是指
A. 灯丝长度　B. 主焦点面积
C. 实际焦点面积　D. 有效焦点面积
E. 有效焦点或实际焦点的宽的尺寸

19. V = 2d + C 式在摄影条件选择方法中，属于
A. 固定管电压法　B. 变动管电压法
C. 变动管电流法　D. 固定管电流法
E. 经验条件制定

20. 影像板的组成不包括
A. 光电阴极　B. 荧光物质层
C. 保护层　D. 导电层
E. 基板层

21. 使用增感屏摄影的叙述，错误的是
A. 降低影像的清晰度
B. 影像颗粒性变差
C. 减少 X 线照射量
D. 减少影像的噪声
E. 增加影像的对比度

22. 区域体层指照射角应小于
A. 5°　B. 10°
C. 15°　D. 20°
E. 30°

23. 体层机 X 线管运行的最大幅度（角度）称为
A. 荡角　B. 工作角
C. 照射角　D. 体层面
E. 体层面厚度

24. 毫安表指示反映 X 线故障，错误的为
A. 高压指示灯亮，毫安表必有指数
B. 高压短路，毫安表指针上冲
C. X 线产生量大，毫安表指示值高
D. 毫安表有显示值，就一定有 X 线产生
E. 限时不准，毫安表指示值正常

25. 若 X 线机供电电源有 220V 和 380V 两种，最好选用
A. DC 220V　B. AC 380V
C. DC 220V　D. DC 380V
E. 两种并用

26. X 线管放置较长时间再次使用前，须做的工作是
A. 冷高压实验　B. 老化训练
C. 管电流测试　D. 管电压测试
E. 空间电荷抵偿测试

27. 不是旋转阳极控制电路特点的是
A. 高电压启动，低电压维持运转
B. 有一定延迟时间来保证转子全速运转后曝光
C. 设置保护电路，转子未转或转速达不到时，不曝光
D. 刹车电路
E. 透视时旋转阳极也必须转动

28. 对 X 线管代表容量的叙述，不正确的是
A. 对固定阳极 X 线管，规定由单相全波整流电路供电，负载时间为 1 秒时的 X 线管容许负载为代表容量
B. 对旋转阳极 X 线管，规定由三相全波整流电路供电，负载时间为 0.1 秒时的管子容许负载为代表容量
C. X 线管允许输入的最大功率与整流方式和曝光时间有关

D. 一定整流方式和一定曝光时间下X线管所能承受的最大负荷，称作该X线管的额定容量

E. 对旋转阳极X线管，规定由三相全波整流电路供电，负载时间为1秒时的管子容许负载为代表容量

29. X线管阴极是

A. 电子发射器　B. 电子收集器

C. 靶面　D. 二极管

E. X线管窗口

30. 某台X线机高压变压器初级输入300V，其次级输出电压为90kV，则变压比为

A. 1∶200　B. 1∶300

C. 1∶400　D. 1∶500

E. 1∶600

31. 测量接地电阻的大小时，测量距离是

A. 5米　B. 10米

C. 15米　D. 30米

E. 40米

32. X线管阳极靶面所用的物质必须具有

A. 低原子序数，高熔点

B. 低原子序数，低熔点

C. 高原子序数，高熔点

D. 高原子序数，低熔点

E. 低密度、高比重

33. 下列说法错误的是

A. 按照体积来分，X线机分为小型、中型及大型3种

B. 程序控制X线机是工频X线机的一个重要发展方向

C. 按主电路的工作频率来分，X线机分为工频、逆变和电容充放电X线机3种

D. 按用途来分，不同功率X线发生装置和各种辅助装置可组成各种专用X线机

E. X线机发生装置由控制装置、高压发生器及X线管组件3部分组成

34. 下列关于焦点极限分辨率（R）的叙述，错误的是

A. R是在规定测量条件下不能成像的最小空间频率值

B. 线量分布为单峰时R大

C. 线量分布为多峰时R小

D. R值小的焦点成像性能好

E. 焦点尺寸小时R大

35. X线管的焦点不包括

A. 实际焦点　B. 有效焦点

C. 大焦点　D. 小焦点

E. 虚焦点

36. 关于X线管产生连续混合线线束的原因，错误的是

A. 高速电子由脉动电压加速

B. 是康普顿效应产生的结果

C. 高速电子撞击靶原子核的情况不同

D. 高速电子作用的靶面深度不同

E. 电子原始能量不同

37. 国际电工委员会（IEC）规定的标称有效焦点尺寸表示方法是

A. $0.5mm^{-2}$　B. 0.5mm

C. 0.5cm　D. $0.5cm^{-2}$

E. 0.5

38. 管电压的单位是

A. mA　B. mV

C. A　D. kV

E. dV

39. 透视时X线管阳极可不转动的有效焦点大于

A. 0.01　B. 0.3

C. 0.05　D. 0.1

E. 0.2

40. 乳腺摄影用X线管靶物质常见的是

A. 钼　B. 钨

C. 铝　D. 铼

E. 铜

41. 与单层螺旋 CT 相比，关于多层螺旋 CT 的优点叙述，错误的是
A. 检测效率提高
B. 节省 X 线管消耗
C. 同层面对 X 线剂量需求减小
D. 同层厚时的 X 线剂量高
E. 同层厚时的扫描速度提高

42. 变压器绝缘油的绝缘性能要求是高于
A. 2.5kV/3.5mm　B. 3.0kV/2.5mm
C. 2.5kV/2.5mm　D. 2.5kV/1.5mm
E. 3.5kV/1.5mm

43. X 线管内电子轰击靶面的面积，称为
A. 小焦点　B. 大焦点
C. 双焦点　D. 有效焦点
E. 实际焦点

44. 下列因素与电源质量无关的是
A. 电源变压器容量　B. 电源频率
C. 电源电压　D. 电源电阻
E. 高压整流方式

45. 对 X 线机用高压变压器的叙述，错误的是
A. 次级中心接地点处电位为零
B. 高压变压器上所标示的初级电压是指该变压器次级最大负载时所对应的电压值
C. 高压变压器浸泡在绝缘油中，提高了绝缘性能和散热性能
D. 诊断用 X 线机高压变压器设计容量等于最大容量
E. 高压变压器是升压变压器

46. 从灯丝正面发射的电子形成的焦点称为
A. 主焦点　B. 标称焦点
C. 副焦点　D. 实际焦点
E. 有效焦点

47. 高压电缆结构从内到外分，依次是
A. 芯线、绝缘层、保护层
B. 芯线、保护层、半导体层、金属网层、绝缘层
C. 芯线、半导体层、绝缘层、保护层、金属网层
D. 芯线、绝缘层、半导体层、金属网层、保护层
E. 芯线、半导体层、绝缘层、金属网层、保护层

48. 下列不属于 X 线管电参数的是
A. 最高管电压　B. 最大管电流
C. 最长曝光时间　D. 最大允许功率
E. 有效焦点尺寸

49. 与 X 线机的输出无关的是
A. 灯丝电子加速电压
B. 管电流
C. 曝光时间
D. 焦点大小
E. 管电压

50. 旋转阳极管套与固定阳极管套的区别是在阳极端设置有
A. 高压插座
B. 定子线圈和阳极端盖上设有三根接线柱
C. 油温检测元件
D. 膨胀器
E. 散热器

51. 高压发生器的作用不包括
A. 产生并输出高压
B. 产生并输出控制电路所需的各电压
C. 产生并输出灯丝加热电压
D. 完成 X 线管管位交换
E. 完成对交流高压的整流

52. 用不同的管电压摄影，所选择的毫安值与实际值相差较大时，必须调整
A. 空间电荷抵偿变压器
B. 高压接触器
C. 高压变压器
D. 自耦变压器
E. 稳压器

53. 诊断尿路阳性结石的首选影像学检查是
A. 逆行肾盂造影　B. 静脉尿路造影
C. 肾动脉造影　D. 腹部平片
E. 肾周围充气造影

54. 从整体结构上，PACS 不包括
A. 影像存储管理系统
B. 影像采集系统
C. 影像工作站系统
D. 网络及通讯系统
E. 影像软拷贝输出系统

55. 关于 PACS 的组成及架构的说法，错误的是
A. 基本组成部分包括医学影像存储
B. B/S 构架常用在广域网中
C. 软件架构选型主要有 C/S 模式和 B/S 模式
D. C/S 构架常用于局域网中
E. B/S 构架信息安全性较强

56. 医院信息系统的英文缩写是
A. RIS　B. CIS
C. HIS　D. LIS
E. PACS

57. 照片综合评价方法四要素中，不包括
A. 以诊断学要求为依据
B. 以物理参数为客观手段
C. 以成像技术条件为保证
D. 以最佳的对比度为前提
E. 符合诊断学要求的最低剂量

58. 与影像质量管理目标无关的是
A. 体现代价、危害、利益三方面的最优化
B. 改善专业人员培训水平
C. 达到全面质量管理共识
D. 创建三级甲等医院
E. 建立标准化及评价方法

59. 关于影像质量控制标准的描述，错误的是
A. 以诊断学要求为依据
B. 以影像技术要求为依据
C. 以能满足诊断学要求的技术条件为保证
D. 同时考虑减少影像检查的辐射剂量
E. 应提供重要的影像细节

60. 全面质量管理是
A. 一项改善服务质量的活动
B. 一项专业培训的活动
C. 一项统一质量共识的活动
D. 一项 PDCA 的思想活动
E. 一项组织管理活动

61. 自动曝光控制系统中，探测器的种类有
A. 金属探测器、液体探测器
B. 液体探测器
C. 荧光体探测器、电离室探测器
D. 液体探测器、晶体探测器
E. 晶体探测器、金属探测器

62. 阳极靶面倾角是 X 线管的
A. 电参数　B. 结构参数
C. 容量参数　D. 极限参数
E. 物理参数

63. 控制电路最终控制的是
A. 灯丝电路的通断
B. 电源电路的通断
C. 高压次级电路的通断
D. 高压初级电路的通断
E. 保护电路的通断

64. 旋转阳极 X 线管的代表容量中，三相六管全波整流电路中，所能承受的最大负荷的曝光时间是
A. 1.5 秒　B. 1.2 秒
C. 0.5 秒　D. 0.1 秒
E. 0.01 秒

65. 连续热量积累的最大允许值是指 X 线管的
A. 容量　B. 寿命

C. 热容量　　D. 散热率
E. 焦点值

66. 关于电容充放电式X线机的描述，正确的是
A. 对供电电源要求很高
B. X线管阴阳两极只要一加高压就产生X线
C. 使用三极X线管栅极控制
D. 控制灯丝电压来控制X线的发生与停止
E. 曝光时有较明显的电源电压下降

67. 电磁波在真空中的传播速度是
A. 3×10^{5}m/s　　B. 3×10^{8}m/s
C. 3×10^{10}m/s　　D. 3×10^{6}m/s
E. 3×10^{9}m/s

68. X线管真空度的要求是低于
A. 1.333×10^{-4}Pa　　B. 1.333×10^{-6}Pa
C. 133.3×10^{-7}Pa　　D. 1.333×10^{-8}Pa
E. 133.3mmHg

69. 目前使用的高速旋转阳极X线管的转速（转/分）是
A. 270～300　　B. 810～970
C. 2700～3000　　D. 27000～30000
E. 8100～9000

70. 普通旋转阳极X线管阳极启动的时间一般在
A. 0.3秒以内　　B. 1.0秒以内
C. 0.6秒以内　　D. 0.4秒以内
E. 0.5秒以内

71. 对于非晶硒探测器的说法，错误的是
A. TFT像素尺寸的大小，直接决定图像的分辨率
B. 在该平板探测器中，薄膜晶体管（TFT）起开关作用，每个TFT控制一个影像像素
C. 硒层的主要作用是接收X线的照射，产生电子－空穴对
D. 在平板探测器扫描电路未清除硒层中的潜影和电容上的电荷时，可以继续使用
E. X线影像转换成数字影像的过程中，没有可见光的产生

72. 对于非晶硅型平板探测器的说法，正确的是
A. 它使用光电二极管来接收可见光信号，两个二极管相当于一个像素
B. 该平板探测器在影像的转换过程中，没有可见光的产生
C. 与非晶态硒型平板探测器最大的区别是在影像的转换中有可见光产生
D. 同样使用薄膜晶体管来接收电信号
E. 利用面曝光成像技术

73. A/D转换器的作用是
A. 实现模拟信号到数字信号的转换
B. 实现数字信号到模拟信号的转换
C. 实现软射线到硬射线的转换
D. 储存图像及故障诊断软件
E. 把不可见光变成可见光

74. 第一台CT研制成功的时间是
A. 1971年9月　　B. 1971年10月
C. 1972年4月　　D. 1974年11月
E. 1979年8月

75. CT设备硬件的基本结构，不包括
A. 扫描机架系统
B. 扫描检查床
C. X线管及数据收集系统
D. 计算机及阵列处理机
E. 激光相机

76. 扫描时，探测器不动，只有X管旋转的CT机属于
A. 第一代CT机　　B. 第二代CT机
C. 第三代CT机　　D. 第四代CT机
E. 第五代CT机

77. 关于扫描速度的叙述，正确的是
A. 扫描速度是扫描架的转动部分带动X线管和探测器对患者完成360°旋转扫

描所用时间
B. 高档螺旋 CT 扫描速度达 0.1 秒
C. 扫描时间长，不能增加对比度分辨率
D. 扫描时间越长，图像质量越好
E. 扫描时间越长，时间分辨率越高

78. X 线机用 380V 电源与用 220V 电源相比，可降低对电源的
A. 功率要求　　B. 容量要求
C. 功耗要求　　D. 频率要求
E. 内阻要求

79. 下列关于典型的数字化医院工作流程的叙述，错误的是
A. 患者首先办理就诊卡或住院登记
B. 临床医生开具检查申请单
C. 影像科进行检查
D. 由技师采集图像
E. 生成的图像首先自动发送到医生工作站

80. 对 CT 机的 X 线管阳极热容量的描述，错误的是
A. 是衡量 CT 用 X 线管容量的最重要指标
B. X 线管阳极能承受连续使用情况下的热量积累
C. 高档 CT 机 X 线管的阳极热容量在 6 ~ 7MHU
D. 中档 CT 机的阳极热容量在 2 ~ 4MHU
E. 低档 CT 机的阳极热容量在 1 ~ 3MHU

81. 患者，女，25 岁。低热、乏力、左腰痛 3 个月余。CT 示左肾影增大，左肾上极密度不均，有斑点样钙化影；增强扫描示左肾上极有多个囊腔，囊壁中等程度环形强化，邻近肾实质受压变薄，肾盏轻度扩大。首先考虑为
A. 左肾上极肾盂癌
B. 左肾上极脓肿
C. 左肾上极错构瘤
D. 左肾上极囊肿
E. 左肾上极结核

82. 患者，男，23 岁。低热，右胸刺痛，活动后气促，胸片显示右肺下野有大片致密阴影，上缘呈反抛物线状，该侧肋膈角、横膈被遮盖，应诊断为
A. 右下肺大叶性肺炎
B. 右下肺不张
C. 右侧渗出性胸膜炎
D. 右下肺脓肿
E. 右肺下积液

83. 患者，男，29 岁。腹部影像学检查表现为黏膜皱襞破坏、不规则充盈缺损、环形狭窄和恶性龛影，最可能的消化系统疾病是
A. 胃穿孔　　B. 溃疡性结肠炎
C. 十二指肠溃疡　　D. 结肠癌
E. 肠结核

84. 患者，男，51 岁。右上腹痛，Murphy 征阳性，皮肤、巩膜无黄染，影像检查如图，最可能的诊断为

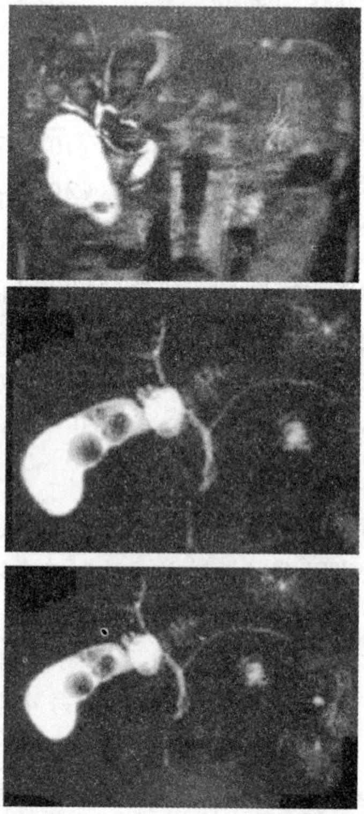

A. 胆囊癌　　B. 胆囊息肉
C. 胆囊结石　　D. 胆囊腺肌增生症

E. 慢性胆囊炎

85. 患者，女，6 岁半。咳嗽发热 3 天，体温 39℃，胸片如图，最可能的诊断是

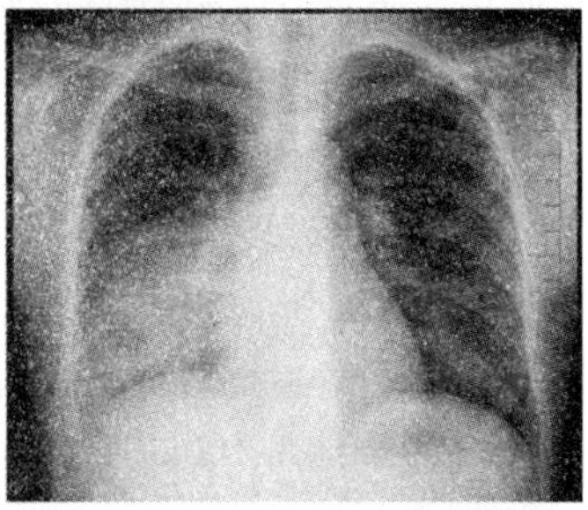

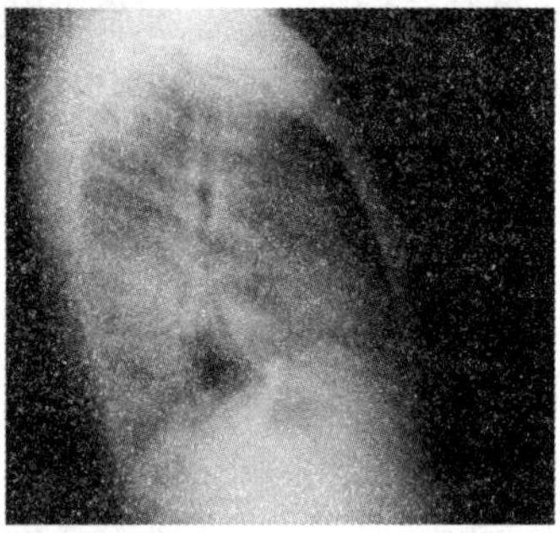

A. 右下肺炎　　B. 右肺结核
C. 右侧胸腔积液　　D. 右肺脓肿
E. 右下肺不张

二、共用备选答案单选题：以下试题中，每连续的 2~3 个试题使用相同的五个备选答案，请从中为每道试题选择一个最佳答案。每个备选答案可能被选择一次、多次或不被选择。

（86~87 题共用备选答案）

A. 前交通动脉　　B. 大脑前动脉
C. 后交通动脉　　D. 大脑中动脉
E. 基底动脉

86. 由左、右椎动脉合成的动脉为
87. 连接颈内动脉和大脑后动脉的为

（88~90 题共用备选答案）

A. 胫骨前内侧隆突前窝
B. 股骨外髁的内面
C. 胫骨外后髁间隆突后窝
D. 股骨内侧髁前外缘
E. 髌骨

88. 前交叉韧带胫骨附着点位于
89. 后交叉韧带股骨附着点位于
90. 髌韧带附着点位于

（91~93 题共用备选答案）

A. 存储系统
B. 核心层服务器
C. PACS 汇聚层服务器
D. 接入层设备和工作站
E. 影像数据采集处理服务器

91. 不是 PACS 子系统的是
92. 影像科室的部门级 PACS、RIS 服务器及住院部和门诊部影像前置服务器构成的是
93. 数字化医学影像成像设备属于的子系统是 PACS 的

（94~95 题共用备选答案）

A. 逆变式　　B. 主电路工作方式
C. 高压整流方式　　D. 电源相数
E. 电容充放电式

94. 决定 X 线高压发生装置输出高压波形的是
95. 能够减小高压变压器体积的主电路工作方式是

（96~98 题共用备选答案）

A. 120~150kV　　B. 200kV 以上
C. 100~110kV　　D. 25~40kV
E. 40~100kV

96. 普通摄影应用管电压为
97. 高千伏摄影应用管电压为
98. 软组织摄影应用管电压为

（99~100 题共用备选答案）

A. 直接 X 线摄影
B. 数字 X 线摄影
C. 计算机断层成像
D. 计算机 X 线摄影
E. 数字断层成像

99. CR 的中文全称为
100. DR 的中文全称为

专业知识

一、单选题：以下每道考题有五个备选答案，请从中选择一个最佳答案。

1. 胸部高电压摄影，滤线栅的栅比不应小于
A. 8：1　B. 10：1
C. 12：1　D. 16：1
E. 18：1

2. 有效焦点标称值的正确表示方法是
A. 1.0cm　B. 1.0
C. 1.0×1.0　D. 1.0mm
E. $1.0 \times 10mm^2$

3. 照片中可见到不规则的颗粒，对颗粒聚集的区域称为
A. 模糊度　B. 光晕
C. 光渗　D. 半影
E. 斑点

4. 对干式激光打印机特点的叙述，错误的是
A. 可在明室操作
B. 无需排水供水系统
C. 无废液污染环境
D. 加重了技术人员的工作量
E. 所占空间小

5. 减小散射线的办法中，错误的是
A. 相对减小管电压
B. 压迫被照体减小厚度
C. 加大被照体－胶片距离
D. 扩大照射野
E. 安装多层遮线器

6. 关于影响照片锐利度因素的叙述，错误的是
A. 焦点的几何学模糊
B. 运动模糊
C. 屏－片体系的模糊
D. 最大的是运动模糊
E. 最大的是几何学模糊

7. 关于照片影像对比度的叙述，错误的是
A. 乳腺应选用低电压技术
B. 骨骼照片有很高的对比
C. 离体的肺组织照片，对比低
D. 消化道通过组织对比形成照片影像对比
E. 高压摄影应选用 100kV 以上

8. 滤线栅的物理性能中，原发 X 线与散射线之和称为
A. 全 X 线　B. 一次 X 线
C. 选择能　D. 散射线透过率
E. 曝光量倍数

9. 一般人眼识别的密度值范围是
A. 0.1～1.0　B. 0.15～1.5
C. 0.25～2.0　D. 0.3～3.0
E. 0.5～5.0

10. 下列关于照片对比度与射线对比度关系的叙述，错误的是
A. 照片对比度与射线对比度有关
B. 密度等级越多，照片对比度越小
C. 射线对比度是照片对比度的基础
D. 射线对比度大，则照片对比度小
E. 照片对比度与胶片对比度成正比

11. 非激光、含银盐直接热敏胶片结构，不包括
A. 片基　B. 热敏层
C. 保护层　D. 抗静电层
E. 防反射层

12. 下列关于焦点极限分辨力（R）的叙述，错误的是
A. 是 X 线管焦点的成像特性之一
B. 单位是 LP/mm
C. 焦点上线量分布为单峰时，分辨力大
D. 焦点上线量分布为多峰时，分辨力小
E. 极限分辨力小的焦点成像性能比极限

分辨力大的好

13. 几何学模糊的影响因素，不包括
A. 焦点大小 B. 物－片距
C. 胶片 γ 值 D. 焦－肢距
E. 散焦值

14. 关于影响锐利度因素的叙述，错误的是
A. 人眼感觉的影像锐利度与锐利度的计算值一致
B. 照片的锐利度与对比度成正比
C. 照片的锐利度与模糊值成反比
D. 物理学锐利度与人眼的感觉并不始终一致
E. 以模糊度的概念分析影响锐利度的因素

15. 有关X线束的叙述，错误的是
A. X线束中心部分的那条线称中心线
B. 中心线以外的X线称斜射线
C. 中心线仅有1条
D. 斜射线有无数条
E. 斜射线是投照方向的代表

16. 关于光学密度的叙述，错误的是
A. 无量纲
B. 又称黑化度
C. 其值与看片灯的强弱有关
D. 是一个对数值，取决于 I_0/I
E. 其值由照片吸收光能的黑色银粒子数决定

17. 骨骼摄影距离的最佳选择是
A. 150cm B. 100cm
C. 80cm D. 60cm
E. 50cm

18. 可作为X线影像信息传递和接受介质的是
A. 滤过板 B. 滤线栅
C. 遮线器 D. 被照体
E. 影像增强器

19. X线束到达被照体前的过程中，未对其产生吸收的是
A. 管壁玻璃 B. 管套窗口
C. 管套内油层 D. 活动滤线器
E. 固定滤过板

20. 应用光或其他能量表现被照体信息状态，并以可见影像加以记录的技术称
A. 影像 B. 摄影
C. 信息信号 D. 成像系统
E. 摄影程序

21. 造成“阳极效应”是由于
A. 线状灯丝
B. 阴极集射罩
C. 管电压波形
D. 阳极面倾斜角度
E. 球管高真空度

22. 关于照片模糊度的叙述，错误的是
A. 照片模糊度中含有几何、移动和屏/片模糊三因素
B. 照片总模糊的因素中，最大模糊是移动模糊
C. 照片总模糊的因素中，几何模糊占第二位
D. 照片总模糊度大于单一系统的模糊度
E. 照片总模糊度等于各系统的模糊度之和

23. X线照片影像的要素，不包括
A. 密度 B. 对比度
C. 锐利度 D. 感光度
E. 颗粒度

24. 下列影响照片密度值的因素中，能增大照片密度的是
A. 增加照射量 B. 增加照射距离
C. 增加滤线栅比 D. 增加肢－片距
E. 增加焦－肢距

25. 影响影像放大的主要因素是
A. 焦点 B. 照射野
C. 中心线偏离 D. 增感屏厚度

E. 肢－片距

26. 关于焦点方位特性的描述，正确的是
A. 近阳极侧焦点面大
B. 近阴极侧焦点面大
C. X线管短轴方向不等大
D. X线管长轴方向等大
E. 各方位焦点面等大

27. 摄影成像的程序是
A. 光或能量－信号－检测－图像形成
B. 检测－光或能量－信号－图像形成
C. 信号－检测－光或能量－图像形成
D. 信号－光或能量－检测－图像形成
E. 光或能量－检测－信号－图像形成

28. X线照片上相邻组织影像的密度差，称为
A. 照片密度　B. 照片对比度
C. 胶片对比度　D. X线对比度
E. X线对比度指数

29. 成像技术参数中，不包含
A. 显影温度　B. 标称焦点
C. 摄影距离　D. 管电流
E. 管电压

30. 适用于软X线摄影的部位是
A. 肺脏　B. 髂骨
C. 乳腺　D. 腹部
E. 头颅

31. 同一被照体的不同部位产生不等量的放大，称为
A. 放大　B. 缩小
C. 变形　D. 掩盖
E. 重叠

32. 特性曲线不能提供的感光材料参数是
A. 本底灰雾　B. 感光度
C. 对比度　D. 颗粒度
E. 宽容度

33. 感蓝胶片的吸收光谱峰值在
A. 220nm　B. 320nm
C. 420nm　D. 520nm
E. 620nm

34. 不属于湿式激光胶片乳剂层的是
A. 非感光有机银盐　B. 还原剂
C. 少量卤化银　D. 黏合剂
E. 防反射层

35. 关于湿式激光胶片与传统卤化银胶片相比的特点，错误的是
A. 单分散卤化银颗粒呈八面晶体型
B. 无法适应不同的激光光谱
C. 适应高温快显
D. 乳剂中加入防静电剂
E. 采用低胶银比

36. 关于干式激光胶片的结构，叙述正确的是
A. 有保护层　B. 有感光成像层
C. 有防光晕层　D. 有片基层
E. 有防反射层

37. 不是氦氖激光打印机特点的是
A. 衰减慢
B. 性能稳定
C. 可聚集到原子级
D. 激光波长670nm
E. 需要先预热

38. 关于红外激光打印机的叙述，不正确的是
A. 电注入
B. 调制速率高，寿命短
C. 抗震性能好
D. 体积小
E. 波长为670～820nm

39. 不属于卤化银的是
A. 氟化银　B. 氯化银
C. 溴化银　D. 碘化银
E. 氧化银

40. 感绿胶片吸收光谱的峰值在
A. 500nm　B. 550nm

C. 600nm D. 650nm

E. 700nm

41. 属于医用特种胶片的是

A. 清洁用胶片

B. 激光相机成像胶片

C. 乳腺摄影用正色胶片

D. 感绿胶片

E. 感蓝胶片

42. 增感屏受激发，产生荧光的物质是

A. 荧光体 B. 塑胶体

C. 硫酸钡 D. 无机颜料

E. 纤维化合物

43. 常用的坚膜剂是

A. 硼酸 B. 钾矾

C. 冰醋酸 D. 亚硫酸钠

E. 硫代硫酸钠

44. 正确的照片冲洗（水洗）处理程序是

A. 显影－定影－水洗－干燥

B. 显影－水洗－定影－干燥

C. 显影－中间处理（漂洗）－定影－水洗－干燥

D. 显影－中间处理－定影－干燥

E. 显影－水洗－定影－中间处理－干燥

45. 在显影液补充量的变动因素中，叙述错误的是

A. 密度大的照片占主要比例时，补充量要加大

B. 连续工作量大时，补充量要加大

C. 处理液放置时间较长时，补充量要加大

D. 小容量与大容量冲洗机相比，补充量要加大

E. 显影液补充量一般小于定影液补充量

46. 下列增感屏的使用注意事项中，错误的是

A. 暗盒要直立放置

B. 不应存放在高温、潮湿及过分干燥的地方

C. 胶片应随装随用

D. 防止水或药液溅污

E. 应定期用乙醇清洁剂擦去污剂，擦去污剂后强光晒干

47. 胶片对X线对比度的放大能力（胶片对比度）是指

A. 胶片 α 值 B. 胶片 β 值

C. 胶片 δ 值 D. 胶片 γ 值

E. 胶片 ε 值

48. 照片光学对比度（K）与X线对比度（K_x）的正确关系式是

A. $K=\gamma \cdot \lg K_x$ B. $K=2\gamma \cdot \lg K_x$

C. $K=\gamma^2 \cdot \lg K_x$ D. $K=\gamma \cdot \lg K_x^{\ 2}$

E. $K=\gamma \cdot \lg_2 K_x$

49. 常用普通医用X线胶片属于

A. 正性感光材料 B. 银盐感光材料

C. 负性感光材料 D. 反转感光材料

E. 非银盐感光材料

50. 扁平颗粒胶片的感光银盐主要采用的银盐种类是

A. 氟化银 B. 氯化银

C. 溴化银 D. 碘化银

E. 硫化银

51. 完整的X线胶片特性曲线的组成，不包括

A. 足部 B. 直线部

C. 肩部 D. 反转部

E. 高清晰部

52. 下列叙述中，错误的是

A. 特性曲线反映胶片的感光特性

B. 特性曲线上各部的 γ 值都相等

C. 特性曲线直线部的斜率即 γ 值

D. 照片对比度与胶片的 γ 值有关

E. 一般 γ 值大的胶片其宽容度小

53. 显影液中不包括的物质是

A. 氯化钠 B. 碳酸钠

C. 氢氧化钠　　D. 对苯二酚
E. 亚硫酸钠

54. 有关胶片本底灰雾的组成，正确的是
A. 最小密度与片基灰雾
B. 最大密度与乳剂灰雾
C. 最大密度与最小密度
D. 乳剂灰雾与片基灰雾
E. 最小密度与乳剂灰雾

55. 关于打印冲印一体机的叙述，错误的是
A. 设备构造复杂
B. 胶片行程长，易出故障
C. 不受显影、定影环节影响
D. 容易污染环境
E. 不利于图像质量保证

56. 碘化油不能用于的造影检查是
A. 输卵管造影　　B. 心血管造影
C. 支气管造影　　D. 瘘管造影
E. 椎管造影

57. 用于胃肠道造影的对比剂是
A. 氢氧化钡　　B. 碳酸钡
C. 硫酸钡　　D. 硫化钡
E. 氯化钡

58. 最可靠的碘过敏试验方法是
A. 静脉注射试验　　B. 眼结膜试验
C. 舌下试验　　D. 皮下试验
E. 口服试验

59. 造影时患者出现重度碘过敏反应，最有效的措施是
A. 迅速给予镇静药物
B. 平卧或头低足高位
C. 等临床医生来处理
D. 尽快完成造影检查
E. 停止造影，进行急救

60. 属于重度过敏反应的临床表现是
A. 胸闷　　B. 恶心
C. 头痛　　D. 头晕
E. 休克

61. 属于无机碘的对比剂是
A. 胆影钠　　B. 碘化油
C. 碘番酸　　D. 碘化钠
E. 碘苯脂

62. 常被用作脑室和脊髓造影，属于非离子型二聚体的对比剂是
A. 优维显　　B. 碘曲仑
C. 碘帕醇　　D. 碘海醇
E. 甲基泛影葡胺

63. 单体离子型对比剂的分配系数比单体非离子型对比剂的分配系数小，因为前者分子中有
A. 羧基　　B. 钠离子
C. 离子基团　　D. 羟基
E. 钙离子

64. 关于水溶性对比剂的叙述，正确的是
A. 分配系数越小，亲水性越低，水溶性越好
B. 分配系数越小，亲水性越高，水溶性越差
C. 分配系数越大，亲水性越高，水溶性越好
D. 分配系数越小，亲水性越高，水溶性越好
E. 分配系数越大，亲水性越高，水溶性越差

65. 医用直热式热敏相机的核心部件是
A. 聚集透镜　　B. 热敏电阻
C. 热敏胶片　　D. 热敏打印头
E. 原料物质膜

66. 患者，女，15 岁。CT 检查显示肺部病变呈大叶性分布、有大小不一的斑片状影，可见空气支气管征。下列可能的诊断是
A. 大叶性肺炎　　B. 转移性肺癌
C. 胰腺癌　　D. 肺结节
E. 慢性阻塞性肺炎

67. 患者，女，15 岁。行急诊检查，关于其

腹部CT平扫优于X线平片检查的叙述，不正确的是

A. 能发现腹腔内少量的游离气体
B. 能早期发现腹腔积液并能大致了解其性质
C. 直接显示腹腔内肿块结构，有无钙化、坏死、液化
D. 能早期发现实质性脏器大小及空腔脏器管腔大小改变
E. CT平扫均能明确诊断，可代替X线平片检查

68. 患者，女，85岁。CT检查考虑其可能患有肾细胞癌，下列不是肾细胞癌CT表现的是

A. 较大肾癌密度不均匀
B. 平扫多呈等密度或略低密度
C. 肾静脉和下腔静脉内可有癌栓
D. 增强扫描实质期肿瘤强化多高于肾实质
E. 中心或边缘可有钙化

69. 患者，女，60岁。早年有胆管结石病史，关于胆管结石的影像表现，错误的是

A. 位于胆管走行区
B. 一般不合并胆管壁增厚
C. 结石水平以上胆管扩张
D. 可呈圆形、斑点状
E. 单发或多发

70. 患者，女，60岁。行CT检查发现其患有急性胆囊炎，关于急性胆囊炎的CT征象中，最有价值的是

A. 胆囊壁厚大于4mm
B. 胆囊直径大于5cm
C. 增强扫描胆囊壁内层呈线样强化，外层呈低密度带环绕胆囊
D. 肝内胆管结石
E. 胆囊内密度增高

二、共用题干单选题：以下每道试题有2~6个提问，每个提问有五个备选答案，请选择一个最佳答案。

（71~73题共用题干）

X线光子能量在40keV、30keV、20keV时，光电吸收分别占电子能量的80%、93%及近100%。在光电吸收方式中，其吸收系数与被照组织原子序数的4次方成正比，因而扩大了X线吸收差异，有利于软组织结构层次的显示。软X线摄影管电压一般在40kV以下，此时X线与物质的相互作用以光电吸收为主。影像对比度提高，但患者受线量大。乳腺以软组织为主，故需软X线摄影，以光电吸收为主。

71. 可作为软组织摄影用X线管阳极靶面材料的是

A. 钨　　B. 铁
C. 金　　D. 铝
E. 钼

72. 软X线摄影主要利用X射线的

A. 光电吸收　　B. 康普顿吸收
C. 电子对效应　　D. 光核反应
E. 相干散射

73. 乳腺X线摄影主要利用X射线的

A. 相干散射　　B. 光电吸收
C. 光核反应　　D. 康普顿吸收
E. 电子对效应

（74~77题共用题干）

卤族元素氟、氯、溴、碘与银的化合物，统称为卤化银。这是一种具有感光性能的物质，起着记录影像的作用。卤化银是胶片产生影像的核心，从胶片制作到曝光、冲洗都是围绕着它进行的。卤化银以微晶体状态存在，卤化银的感光作用是以每个晶体为单位进行，胶片记录下来的影像效果，是千千万万个微小卤化银晶体感光效果的总和。在其他条件相同时，晶体颗粒的大小、分布会给影像效果带来影响。

74. 下列不能用于感光材料的是

A. AgCl　　B. AgBr
C. AgI　　D. AgF

E. AgBr + AgI

75. 传统颗粒胶片的感光材料为

A. AgCl　　B. AgBr

C. AgI　　D. AgF

E. AgBr + AgI

76. 扁平颗粒胶片的感光材料为

A. AgCl　　B. AgBr

C. AgI　　D. AgF

E. AgBr + AgI

77. 关于胶片颗粒，叙述正确的是

A. 晶体颗粒大，感光度低

B. 晶体颗粒分布均匀，对比度低

C. 晶体颗粒大小不一，宽容度大

D. 晶体颗粒小，分辨力低

E. 晶体颗粒分布均匀，颗粒性差

（78～80 题共用题干）

X 线摄影用胶片可分为：①感蓝胶片：吸收光谱的峰值在 420nm。主要为标准感度的通用型胶片，适用于一般摄影中的大部分，性能适中，低灰雾、高对比，可使骨骼、空气和造影剂之间对比增强。②感绿胶片（扁平颗粒胶片）：吸收光谱的峰值在 550nm。它是将三维卤化银颗粒切割成扁平状，以预期的方式排列，并在乳剂中加入了一层防荧光交叠效应的染料。③乳腺摄影用胶片：一种高分辨率、高对比、对绿色光敏感的乳腺专用胶片。④高清晰度摄影用胶片：一种高分辨率、高对比度胶片。特别适用于要求提供高清晰的图像、显示组织微细结构信息的四肢摄影。

78. 关于感蓝胶片，下列叙述正确的是

A. 吸收光谱峰值在 550nm

B. 也称色盲片

C. 可与任何增感屏配合使用

D. 可用于乳腺摄影

E. 灰雾度高

79. 关于感绿胶片，下列叙述正确的是

A. 感绿胶片也称全色片

B. 使用混合乳剂

C. 荧光交叠效应显著

D. 降低影像清晰度

E. 银盐颗粒呈扁平状

80. 关于乳腺摄影用胶片，叙述错误的是

A. 也称正色片

B. 为单面乳剂结构

C. 采用扁平颗粒技术

D. 不利于放大摄影

E. 荧光交叠效应低

（81～82 题共用题干）

患者，男性，62 岁。因无痛性血尿 2 个月来诊。X 线平片可见肾轮廓局限性外凸；尿路造影见肾盏拉长、狭窄和受压变形，下组肾盏边缘不规则，并有不规则充盈缺损出现。

81. 最可能的疾病是

A. 肾母细胞瘤

B. 肾结核

C. 肾盂癌

D. 肾血管平滑肌脂肪瘤

E. 肾癌

82. 该患者首选的进一步检查是

A. 肾穿刺活检

B. B 型超声

C. 肾图

D. 逆行性输尿管造影

E. CT

（83～87 题共用题干）

头部横断层常用的基线有眦耳线、Reid 基线、连合间线等。

83. 下眶耳线又称为

A. 听眦线　　B. 眦耳线

C. 连合间线　　D. AC－PC 线

E. Reid 基线

84. 冠状断层标本的制作常以什么线的垂线为基线

A. 连合间线　　B. 眦耳线

C. Reid 基线　　D. 听眦线
E. AC－PC 线

85. 头部横断层标本的制作常以什么线为准
A. Reid 基线　　B. 眦耳线
C. 连合间线　　D. AC－PC 线
E. 听眦线

86. 现作为标准影像扫描基线的是
A. Reid 基线　　B. 眦耳线
C. 听鼻线　　D. AC－PC 线
E. 听眦线

87. 颅脑横断层描述常用基线是
A. 眦耳线　　B. Reid 基线
C. 连合间线　　D. 下眶耳线
E. 人类学基线

（88～89 题共用题干）

X 线胶片相对感度的计算，最简便的方法是产生密度 1.0（$D_{min}+1.0$）的胶片 A 的曝光量对数（lgEA）与胶片 B 曝光量对数（lgEB）之差的反对数值乘以 100。现有四种胶片 A、B、C、D 产生密度 1.0 所需曝光量的对数值分别为 0.、0.55、0.4、0.10（已知 $100^{0.15}=1.4$，$100^{0.3}=2$）。设胶片 A 的相对感度为 100。

88. 胶片 B 对胶片 A 的相对感度为
A. 120　　B. 200
C. 140　　D. 55
E. 70

89. 胶片 D 对胶片 A 的相对感度为
A. 300　　B. 200
C. 120　　D. 400
E. 150

（90～91 题共用题干）

湿式激光相机胶片分为氦氖激光片和红外激光片，前者吸收光谱峰值为 633nm，后者吸收光谱峰值为 820nm。此类胶片的特点是具有极微细的乳剂颗粒，单层涂布，背底涂有防光晕层。其成像质量远远高于多幅相机胶片的模拟成像。不同类型的干式相机配用机器专用的胶片，尚无通用型，其中有含银盐的胶片，有不含银盐的胶片，无论哪种胶片，使用的片基一样，都是单面感光层或单面影像记录层的胶片，都是对热敏感的。热敏打印胶片用于热敏打印机，直接热敏显像。

90. 关于湿式激光胶片的叙述，正确的是
A. 是模拟成像　　B. 是双面乳剂
C. 背面有吸收层　　D. 乳剂颗粒小
E. 不需冲洗

91. 关于干式激光胶片的叙述，错误的是
A. 尚无通用类型　　B. 均为银盐胶片
C. 片基都一样　　D. 都是单面乳剂
E. 都是热敏片

（92～93 题共用题干）

由 X 线管焦点辐射出的 X 线穿过被检体时，受到被检体各组织的吸收和散射而衰减，使透过的 X 线强度的分布呈现差异，到达屏－片系统，转换成可见光强度的分布差异，并传递给胶片，形成银颗粒的空间分布，再经显影处理成为二维光学分布，形成 X 线照片影像。

92. 被检体各组织对 X 线的吸收和散射是由于
A. 胶片对比度　　B. X 线对比度
C. 人工对比度　　D. 物体对比度
E. 光学对比度

93. 透过的 X 线强度的分布呈现差异称之为
A. 胶片对比度　　B. X 线对比度
C. 人工对比度　　D. 物体对比度
E. 光学对比度

（94～95 题共用题干）

CT 扫描成像的基本过程是自 X 射线管发出的 X 射线经准直器准直后，以窄束的形式透过人体被探测器接收，并由探测器进行光电转换后送给数据采集系统进行逻辑放大，而后通过模数转换器作模拟信号和数字

信号的转换，由信号传送器送给计算机作图像重建，重建后的图像再由数模转换器转换成模拟信号，最后以不同的灰阶形式在监视器上显示，或以数字形式存入计算机硬盘，或送到激光相机拍摄成照片供诊断使用。

94. 上述过程中的扫描数据以可见光形式存在的阶段是
A. X 射线从球管发出后的源射线信号
B. 计算机图像重建时使用的扫描数据
C. 经数据采集系统逻辑放大后的数据
D. 数据采集系统信号传送器中的数据
E. 探测器接收衰减射线后产生的信号

95. 上述过程中的扫描数据以数字形式存在的阶段是
A. X 射线从球管发出后的源射线信号
B. 计算机图像重建时使用的扫描数据
C. 经数据采集系统逻辑放大后的数据
D. 数据采集系统信号传送器中的数据
E. 探测器接收衰减射线后产生的信号

（96～97 题共用题干）

在 10～100keV 光子能量范围内，光子能量在 10keV 时，光电吸收为 95% 以上，康普顿吸收为 5%。光子能量为 100keV 时，康普顿吸收占 95% 以上。

96. 下列叙述中，正确的是
A. 康普顿吸收能提高对比度
B. 随光子能量升高，光电吸收增加
C. 低管电压能产生高的软组织对比
D. 随光子能量升高，康普顿吸收减少
E. 光电吸收能抑制软组织对比度

97. 下列叙述中，正确的是
A. 光电吸收有利于患者防护
B. 高千伏摄影产生散射线少
C. 康普顿效应产生散射线
D. 高千伏摄影能提高对比度
E. 电压低对比度下降

（98～100 题共用题干）

人体某些组织成像时，缺乏组织间影像的自然对比（如肝组织与胃肠道），人为地在体内给予某种物质来增加组织间影像的对比度，以扩大诊断范围和提高诊断准确性，这种方法称为人工对比法，所用的物质称为对比剂。

98. 关于对比剂的叙述，正确的是
A. 硫酸钡是阴性对比剂
B. 硫酸钡含酸味
C. 硫酸钡应避光保存
D. 无机碘不良反应少
E. 二氧化碳是阴性对比剂

99. 不是对比剂应具备的条件的是
A. 无毒性，副作用少
B. 使用方便
C. 理化性能稳定
D. 与人体组织对比强，显影清晰
E. 易于在人体内存留

100. 不属于阳性对比剂的是
A. 氧气　　B. 硫酸钡
C. 碘化油　　D. 泛影葡胺
E. 甲泛葡糖

专业实践能力

一、单选题：以下每道考题有五个备选答案，请从中选择一个最佳答案。

1. 颏顶位又称为
A. 顶颏位 B. 下上轴位
C. 上下轴位 D. 额鼻位
E. 后前位

2. 关于前臂侧位摄影的叙述，错误的是
A. 前臂常规位置 B. 桡侧靠近暗盒
C. 肘部屈曲约 90° D. 掌面垂直暗盒
E. 肩部尽量放低

3. 成人常规心脏摄影，焦－片距离应为
A. 30cm B. 50cm
C. 80cm D. 100cm
E. 200cm

4. 疑有肾下垂时应加摄
A. 腹部仰卧前后位 B. 腹部仰卧斜位
C. 腹部侧卧侧位 D. 腹部前后立位
E. 腹部俯卧后前位

5. 关于腕关节摄影的叙述，错误的是
A. 常用于手外伤检查
B. 观察小儿腕部发育
C. 中心线对手掌中心
D. 一般不使用滤线器
E. 桡腕关节显示清晰

6. 胸椎病变的常规摄影体位是
A. 后前位及侧位 B. 前后位及斜位
C. 后前位及斜位 D. 前后位及侧位
E. 侧位及斜位

7. 股骨摄影检查，不采用
A. 股骨侧位 B. 股骨轴位
C. 股骨前后位 D. 股骨颈前后位
E. 股骨颈仰卧水平侧位

8. 足部摄影检查的常规体位是
A. 足部正位及侧位
B. 足部正位及内斜位
C. 足部侧位及内斜位
D. 足部侧位及外斜位
E. 足部正位及轴位

9. 足内斜位摄影时，足底与暗盒的夹角为
A. 3°～5° B. 10°～15°
C. 20°～25° D. 30°～45°
E. 50°～55°

10. 采用平静呼吸屏气方式摄影的部位是
A. 足部 B. 胸骨
C. 肺部 D. 心脏
E. 腕部

11. 手部常规 X 线摄影不适用于诊断的疾病是
A. 手发育畸形 B. 类风湿关节炎
C. 软组织肿块 D. 手静脉曲张
E. 手外伤骨折

12. 常规肺部摄影正确的呼吸方式是
A. 平静呼吸状态 B. 平静呼吸屏气
C. 深吸气后屏气 D. 深呼气后屏气
E. 缓慢连续呼吸

13. 有关静脉肾盂造影的检查，错误的是
A. 腹腔巨大肿块时，不行腹部加压
B. 常用对比剂是复方泛影葡胺
C. 可疑肾下垂患者应加摄立位片
D. 肾盂造影应清晰显示肾上腺
E. 肾盂积水应加大对比剂剂量

14. 依创始人的名字命名的摄影位置是
A. 头颅正位 B. 蝶鞍侧位
C. 颅底颏顶位 D. 乳突许氏位
E. 内听道经眶位

15. 首选骶髂关节正位、脊柱正侧位摄影的疾病是
A. 脊柱裂 B. 脊柱结核

C. 脊柱侧弯　　D. 脊柱转移瘤
E. 强直性脊柱炎

16. 对观察心脏、大血管价值不大的体位是
A. 胸部后前正位　　B. 左侧位
C. 前弓位　　D. 左前斜位
E. 右前斜位

17. 下列关于颈椎斜位标准片所见的叙述，错误的是
A. 第1～7颈椎于照片正中显示
B. 椎间孔呈卵圆形序列，边缘清晰锐利
C. 椎弓根投影于椎体后1/3
D. 下颌骨不与椎体重叠
E. 诸椎体骨纹理清晰可见，椎间隙明确易分辨

18. 下面组合，错误的是
A. 视神经孔——Rhees′s
B. 岩骨半轴位——Towne′s
C. 华氏位——Water′s
D. 柯氏位——Caldwell′s
E. 许氏位——Stenever′s

19. 下列关于头颅摄影特点的叙述，错误的是
A. 头颅摄影一般应选用滤线栅
B. 除去头部饰物等，避免出现人工伪影
C. 充分使用各种辅助工具
D. 对外伤患者也要取常规体位摄影
E. 应根据诊断要求决定摄影位置

20. 急腹症应首选的摄影体位是
A. 腹部仰卧水平侧位
B. 腹部仰卧前后位
C. 腹部站立前后位
D. 腹部倒立侧位
E. 腹部侧卧后前位

21. 全手正位片影像能显示的是
A. 三角骨　　B. 跗骨
C. 跖骨　　D. 腓骨
E. 趾骨

22. 用于足内侧弓下陷的检查位置是
A. 足正位　　B. 足侧位
C. 全足正位　　D. 足内斜位
E. 足负重侧位

23. 关于胸部正位摄影的叙述，错误的是
A. 同一患者胸部照片复查，应尽力确保照片密度的一致性
B. 曝光时间要短
C. 常规采取后前立位
D. 观察气管分叉部应采用低电压摄影技术
E. 高电压摄影技术可扩大观察范围

24. 关于许氏位摄影的叙述，错误的是
A. 患者俯卧
B. 头呈标准侧位
C. 被检侧耳廓前折
D. 需摄双侧以资对比
E. 中心线入射点为对侧外耳孔

25. 膀胱造影的方法不包括
A. 静脉肾盂法　　B. 逆行造影法
C. 双重造影法　　D. 空气造影法
E. 钡剂灌注法

26. 椎动脉造影常规标准体位应选
A. 正位　　B. 水平侧位
C. 正位+斜位　　D. 正位+水平侧位
E. 水平侧位+汤氏位

27. 内听道病变通常选用的摄影位置是
A. 斯氏位、颅底位、汤氏位
B. 柯氏位、华氏位
C. 汤氏位、许氏位、梅氏位
D. 头颅侧位、后前位
E. 伦氏位、头颅前后位

28. 额窦、蝶窦、筛窦的最佳摄影位置分别是
A. 华氏位、斯氏位、柯氏位
B. 许氏位、华氏位、鼻窦侧位
C. 华氏位、鼻窦侧位、梅氏位

D. 鼻窦侧位、梅氏位、华氏位
E. 柯氏位、鼻窦侧位、华氏位

29. 除常规胸部后前位、侧位外，胸腔游离积液、包裹性积液、左心房增大还常选用的摄影体位是
A. 切线位、左前斜位、胸部仰卧后前位
B. 胸部侧卧后前位、切线位、右前斜位
C. 切线位、右前斜位、胸部仰卧后前位
D. 胸部仰卧后前位、前凸位、左前斜位
E. 右前斜位、胸部侧卧后前位、前凸位

30. 下列关于头颅正位标准影像显示的叙述，错误的是
A. 颞骨岩骨上缘位于眼眶正中，外耳孔显示清晰
B. 显示头颅正位影像，照片包括全部颅骨及下颌骨升支
C. 顶骨及两侧颞骨影像对称
D. 矢状缝及鼻中隔影像居中，眼眶、上颌窦、筛窦等左右对称显示
E. 颅骨骨板及骨质结构显示清晰

31. 下列关于胸部后前位摄影标准影像显示的叙述，错误的是
A. 膈肌、心脏、纵隔边缘清晰
B. 肺门阴影结构可辨
C. 肺尖充分显示
D. 锁骨、乳腺、左心影内肺纹理可不显示，其他部位肺纹理需清晰显示
E. 肩胛骨需完全显示于肺野之外

32. 下列关于颈椎前后位标准影像显示的叙述，错误的是
A. 颈椎棘突位于椎体正中，横突左、右对称显示
B. 第3~7颈椎及第1胸椎显示于照片正中
C. 下颌骨显示于第2、3颈椎间隙高度
D. 颈椎骨质、椎间隙显示不清晰，钩椎关节不应在正位显示
E. 第1肋骨及颈旁软组织包括在照片内

33. 关于头颅摄影注意事项的叙述，错误的是
A. 可取平静呼吸下屏气曝光
B. 颅骨切线位可不用滤线器
C. 颅底骨折患者常取颏顶位摄取颅底位
D. 中心线倾斜角度必须准确
E. 焦－片距一般为100cm

34. 与胸部正位取后前立位摄影的原因，无关的是
A. 肩胛骨易于投影在肺野之外
B. 能正确反映胸部脏器的确切形态
C. 肺组织更靠近胶片，影像清晰
D. 能观察到产生气液面的病理改变
E. 心脏放大率缩小

35. 腹部摄影的呼吸方式为
A. 平静呼吸
B. 深吸气后屏气
C. 连续缓慢浅呼吸
D. 深呼气后屏气
E. 深呼气即可

36. 下列关于腹部仰卧前后位的叙述，错误的是
A. 胶片下缘低于耻骨联合下3cm
B. 患者仰卧于摄影床上
C. 胶片上缘超出剑突末端向上3cm
D. 腹部正中矢状面与床面垂直
E. 中心线入射点为脐上3cm

37. 下列关于颈椎张口位摄影的叙述，错误的是
A. 尽量张大口
B. 上颌切牙咬合面与乳突尖连线垂直于床面
C. 中心线向头侧倾斜15°
D. 头后仰
E. 主要观察寰椎、枢椎

38. 下列关于腰椎前后位摄影的叙述，错误的是
A. 脐下3cm对准胶片中心

B. 是常规位置
C. 和常与侧位片一同摄取
D. 必须使用滤线器
E. 屈髋屈膝

39. 骶尾椎前后位摄影的中心线是
A. 向头侧倾斜45°
B. 垂直投射
C. 向足侧倾斜15°
D. 向头侧倾斜15°
E. 向足侧倾斜45°

40. 有关听眶线的描述，正确的是
A. 外耳孔下缘与眉弓的连线
B. 外耳孔上缘与眼眶下缘的连线
C. 外耳孔上缘与鼻前棘的连线
D. 外耳孔上缘与眼外眦的连线
E. 外耳孔上缘与鼻尖的连线

41. 腹部CT扫描前的相关准备，不包括
A. CT增强患者可不做碘过敏试验
B. 检查前不能服用含有金属的药品
C. 患者应携带其他影像学资料及其他临床相关检查资料
D. 检查当日空腹
E. 口服1.2%的泛影葡胺

42. 耳部CT常规采用的扫描层厚/层距是
A. 20/20mm B. 10/10mm
C. 8/8mm D. 5/5mm
E. 2/2mm

43. 关于颅脑CT增强扫描技术的叙述，错误的是
A. 颅内转移瘤、脑膜瘤等，可在注射对比剂后30分钟后开始扫描
B. 分为平扫后增强扫描和直接增强扫描2种方法
C. 平扫后增强扫描是在平扫基础上加做的增强扫描
D. 直接增强扫描是注入对比剂后的逐层连续扫描
E. 颅内感染、囊肿等，可在注射对比剂后60秒开始扫描

44. 关于鼻与鼻窦CT扫描技术的叙述，正确的是
A. 冠状位扫描，扫描范围从蝶窦后壁起至上颌窦前壁止
B. 横断位扫描患者仰卧，先扫头颅正位定位像
C. 横断位扫描，扫描范围从硬腭至蝶窦
D. 冠状位扫描对鼻窦病变的上下关系能清晰显示
E. 必须用螺旋扫描方式扫描

45. 下面对颌面部CT扫描技术的描述，错误的是
A. 鼻咽部扫描基线与硬腭平行
B. 适应证有肿瘤及放疗后复查、炎症、外伤等
C. 鼻咽部扫描范围从蝶鞍床突上扫描至舌根
D. 平扫时，头部正中矢状面与床面中线垂直
E. 腮腺以听眦线为扫描基线

46. 下列咽喉部CT扫描技术的叙述，正确的是
A. 咽喉部常规检查，一般以横断位、非螺旋扫描为主
B. 咽喉部CT检查适用于咽喉部炎症
C. 定位像为咽喉部正位定位像
D. 患者仰卧，使正中矢状面与床面平行，两外耳孔与床面等距
E. 增强扫描的延迟扫描时间35秒

47. 下面对胸部CT扫描技术的叙述，正确的是
A. 常规扫描一个胸部侧位像做定位像
B. 患者仰卧，头先进，两臂放在身体侧边
C. 驼背患者可改为俯卧位
D. 指示灯侧面定位线对正中矢状面
E. 扫描范围从肺尖开始，一直扫描到膈顶

48. 下面对颅脑 CT 后处理技术应用的叙述，正确的是
   A. 观察软组织时用窗宽 400 ~ 500HU，窗位 30 ~ 60HU
   B. 颅脑 CT 图像常用软组织窗摄影
   C. 骨窗的窗宽 1500 ~ 2000HU，窗位 300 ~ 500HU
   D. 观察脑时用窗宽 80 ~ 100HU，窗位 35HU 左右
   E. 疑桥小脑角区病变者用窗宽 80 ~ 100HU，窗位 35HU 左右

49. 鞍区 CT 扫描技术不包括
   A. 扫描范围从听眦线至鞍区上缘
   B. 横断位扫描鞍区 CT 检查一般需做增强扫描
   C. 扫描层厚与层间距可用 3 ~ 5mm
   D. 扫描基线可用听眶线
   E. 疑颅内肿瘤侵入鞍区时，须加作常规头部扫描

50. 下面对耳部 CT 扫描技术的描述，正确的是
   A. 30°轴位扫描时，头稍前曲，使听眶线与床面垂直
   B. 冠状位扫描时，头冠状面与床面平行
   C. 0°轴位扫描时，头稍仰，使听眶线与床面垂直
   D. 颞骨冠状位扫描常用 0°和 30°断面
   E. 扫描范围从外耳道下缘至眼眶下缘

51. 下面对胸部 CT 扫描技术的叙述，错误的是
   A. 扫描基线从肺尖开始
   B. 患者仰卧、头先进
   C. 常规胸部 CT 扫描可采用螺旋扫描，层厚 5mm，间隔 5mm
   D. 有时为了区别少量胸腔积液与胸膜肥厚，可以改为俯卧位
   E. 常规扫描一个胸部前后正位像做定位像

52. 腹部 CT 扫描前的相关准备工作，不包括
   A. 口服 1% ~2% 浓度的泛影葡胺
   B. 检查前应尽可能食用少渣饮食，特别是不能服用含有金属的药品
   C. 患者应携带其他影像学资料及其他临床相关检查资料
   D. 进行消化道钡剂造影
   E. 做好碘过敏试验

53. 下面对腹部 CT 扫描技术的描述，错误的是
   A. 胆囊和胰腺以肾门为扫描基线
   B. 患者采用仰卧位，也可根据观察部位的需要采用侧卧位或俯卧位
   C. 肝脏和脾脏以膈顶为扫描基线
   D. 摄取一个正位定位像
   E. 腹膜后腔以肝门为扫描基线

54. 关于颅脑扫描基线和应用的叙述，错误的是
   A. 头部 CT 检查常以听眶线作为扫描基线
   B. 扫描基线有听眦线
   C. 扫描基线有听眶线
   D. 扫描基线有听眉线
   E. 经听眉线扫描的图像对显示第四脑室和基底节区组织结构较好显示

55. 不属于眼及眼眶 CT 增强扫描技术的是
   A. 延迟扫描时间为 50 秒
   B. 怀疑眶内肿瘤、炎症、血管性病变及眶内肿瘤向眶外侵犯时，需做增强扫描
   C. 对比剂使用同颅脑 CT 增强扫描
   D. 增强扫描可使血管、肌肉和有血供的病变清楚显示，利于对病变的定性
   E. 临床怀疑血管性病变者，用动静脉延迟三期扫描

56. 耳部 CT 横断位扫描技术，不包括
   A. 30°轴位扫描时，头稍前曲，使听眉线与床面垂直

B. 患者的体位成标准的头颅前后位
C. 0°轴位扫描时，头稍仰，使听眶线与床面垂直
D. 颞骨横断位扫描常用0°和30°断面
E. 30°轴位扫描时，扫描基线为听眦线

57. 下列关于脊柱CT图像的观察窗技术参数的叙述，正确的是
A. 软组织窗：窗宽100～200HU，窗位35～45HU
B. 软组织窗：窗宽200～350HU，窗位45～65HU
C. 软组织窗：窗宽200～350HU，窗位35～45HU
D. 骨窗：窗宽1000～2000HU，窗位600～800HU
E. 骨窗：窗宽1000～2000HU，窗位100～200HU

58. 膝关节CT检查的体位是
A. 仰卧位，头先进
B. 俯卧位，头先进
C. 仰卧位，足先进
D. 俯卧位，足先进
E. 坐位，足先进

59. 关于CT定位相扫描的叙述，错误的是
A. 扫描机架作360°旋转
B. 检查床单向平移
C. X射线持续曝光
D. 球管位于12点钟位置
E. 患者仰卧保持不动

60. 颅骨凹陷性骨折摄影应选
A. 头颅后前位
B. 头颅侧位
C. 瑞氏位
D. 头颅局部切线位
E. 头颅颏顶位

61. 病变与周围组织密度接近时，为突出病变，CT窗的调整应为
A. 适当调大窗宽
B. 适当调窄窗宽
C. 适当调高窗位
D. 窗宽、窗位同时调高
E. 窗宽、窗位同时调低

62. 患者，男，47岁。食欲缺乏、腹胀1年余，加重伴多次黑便20天。CT检查示门静脉直径约1.9cm，肝尾叶明显增大，根据病例描述，最可能的诊断是
A. 肝癌　　B. 胆管细胞癌
C. 肝硬化　　D. 肝包虫病
E. 局灶性结节增生

63. 患者，男，65岁。有关节结核病史，关节结核的关节面破坏首先发生在
A. 骨骺
B. 干骺端
C. 骨骺板
D. 关节非持重部分，滑膜附着处
E. 关节承重部位，穿过关节呈对称性

64. 患者，男，47岁。行X线检查发现其患侧肺部肺野呈均匀密度增高，纵隔向患侧移位，患侧肋间隙变窄，健侧呈代偿性肺气肿，其可能诊断为
A. 一侧性肺不张
B. 一侧性肺气肿
C. 周围型肺癌
D. 中央型肺癌
E. 慢性阻塞性肺气肿

65. 患者，男，51岁。鼻塞、头痛10余年。CT平扫：筛窦扩大，内可见一类圆形膨胀性软组织密度影，密度较均匀，CT值20HU，边缘光滑，周围骨质受压变薄。最可能的诊断为
A. 筛窦神经鞘瘤
B. 筛窦恶性肿瘤
C. 筛窦黏液囊肿
D. 筛窦黏膜下囊肿
E. 筛窦慢性炎症

二、共用题干单选题：以下每道试题有2~6个提问，每个提问有五个备选答案，请选择一个最佳答案。

(66~69题共用题干)

患者，男，26岁。无外伤史，昨晚睡觉时由于姿势不正，今晨起床后发现颈部歪斜，遂去医院骨科就诊。查体：颈部活动受限，不能平卧。

66. 该患者首先考虑的诊断是
A. 喉炎　B. 斜颈
C. 脊髓炎　D. 颈椎骨折
E. 寰枢椎关节半脱位

67. 首选的检查应为
A. 喉镜检查　B. 颈椎正位片
C. 颈部CT扫描　D. 颈部MR检查
E. 寰枢椎张口位片

68. 此影像检查时，中心线或定位线是
A. 两嘴角连线中点
B. 第6胸椎垂直射入
C. 经甲状软骨平面、颈部前后缘连线中点
D. 头端倾斜10°~15°，经甲状软骨摄入
E. 经甲状软骨平面颈部中点

69. 关于此项检查标准影像的叙述，正确的是
A. 喉腔结构可辨
B. 各椎体前后缘均无双边现象
C. 椎间孔呈卵圆形，边缘锐利
D. 从颈部到气管分叉部能连续追到气管影像
E. 上、中切牙牙冠与枕骨底部相重，枢椎齿突不与枕骨重叠

(70~73题共用题干)

患者，男，25岁。不慎由高处坠落，双侧脚跟受伤，双跟骨变形。考虑跟骨骨折，需做X线检查，以了解骨折情况。

70. 为提高影像质量，最佳的摄影方式是
A. 普通X线摄影　B. CR
C. DR　D. DF
E. CT

71. 关于DR的叙述，错误的是
A. 较CR成像速度快
B. 探测器寿命长
C. 曝光量小
D. 可透视
E. 采用多角度摄影效果更好

72. 对跟骨摄片应采用
A. 踝关节正侧位
B. 跟骨正位+轴位
C. 跟骨正侧位
D. 跟骨侧位+轴位
E. 全足正位

73. 跟骨轴位摄影，中心线向头侧倾斜角度应是
A. 10°　B. 20°
C. 30°　D. 45°
E. 55°

(74~75题共用题干)

患者，男，32岁。因头颅外伤行CT扫描。

74. CT扫描前患者必须去除金属物，目的是
A. 防止饰物丢失
B. 防止掉入机架内
C. 可降低曝光条件
D. 避免产生图像伪影
E. 患者躺卧更舒适

75. 新鲜出血的CT值范围是
A. 60~80HU　B. 40~60HU
C. 30~50HU　D. 40~80HU
E. 20~40HU

(76~77题共用题干)

患者，男，50岁。有动脉粥样硬化病史。突然感到剧烈刀割样胸痛2小时，向背部放射。查体发现主动脉瓣区可闻及舒张期杂音。考虑主动脉夹层可能。

76. 关于主动脉夹层的病因，叙述错误的是
A. 动脉囊性中层坏死
B. 风湿性心脏病
C. 动脉粥样硬化
D. 医源性损伤
E. 高血压

77. 主动脉夹层常见的胸片表现有
A. 主动脉影外形不规则
B. 主动脉影位置改变
C. 主动脉影狭小
D. 主动脉搏动增强
E. 主动脉弓部和降主动脉上部影增宽

（78～80题共用题干）

患者，女，30岁。体检B超发现左肝3.0cm×2.5cm稍强回声占位，边界清楚。既往无乙型病毒性肝炎病史。

78. 最可能的诊断是
A. 肝结核
B. 肝包虫病
C. 肝局灶性结节增生
D. 肝血管瘤
E. 肝癌

79. 为明确诊断，应进一步检查
A. 甲胎蛋白（AFP）测定
B. 腹部X线片
C. 增强CT
D. 血沉
E. 肝动脉血管造影

80. 如上述诊断明确，治疗方案应是
A. 口服保肝药物治疗
B. 化学治疗
C. 放射治疗
D. 碘油栓塞
E. 观察随诊，必要时手术

（81～82题共用题干）

垂体微腺瘤放大动态扫描能清楚地观察微腺瘤及其与周围组织结构的关系。在增强扫描的早期阶段，增强的垂体组织内微腺瘤呈局限性低密度影，边界多数清楚；在晚期阶段，微腺瘤可呈等密度或高密度病灶。总之，动态扫描可观察微腺瘤血供的全过程，有利于对微腺瘤的诊断。

81. 下面对垂体微腺瘤的CT放大动态扫描特点的叙述，错误的是
A. 垂体微腺瘤放大动态扫描能清楚地观察微腺瘤及其与周围组织结构的关系
B. 在增强扫描的早期阶段，增强的垂体组织内微腺瘤呈局限性低密度影，边界多数清楚
C. 在晚期阶段，微腺瘤皆为高密度病灶
D. 在晚期阶段，微腺瘤可呈等密度或高密度病灶
E. 动态扫描可观察微腺瘤血供的全过程

82. 下面对颅脑增强扫描的叙述，错误的是
A. 颅脑增强扫描分为平扫后增强扫描和直接增强扫描2种方法
B. 平扫后增强扫描是在平扫基础上加做的增强扫描
C. 直接增强扫描是注入对比剂后的逐层连续扫描
D. 增强后的扫描时间依据病变的部位而定
E. 脑血管畸形、动脉瘤等，可在注射对比剂100ml时开始扫描

（83～85题共用题干）

在X线摄影中，使用对比剂可以增加组织间的对比，有助于形成影像。

83. 逆行肾盂造影对比剂用量是一侧注射
A. 20ml　　B. 5～7ml
C. 80～100ml　　D. 8～15ml
E. 2ml

84. 静脉尿路造影检查前12小时禁食、水的原因是
A. 不需要
B. 减轻体重
C. 防止过敏反应时呕吐造成窒息

D. 防止干扰对比剂显示影像
E. 防止对比剂与食物发生化学反应

85. 肝肾功能严重受损不能进行静脉尿路造影检查的原因，不正确的是
A. 不能正常显影
B. 机体抵抗力低下
C. 不能正常排泄对比剂
D. 必然发生过敏反应
E. 损伤肝肾功能

（86～88 题共用题干）

鼻旁窦病变时，常拍摄华氏位。

86. 关于华氏位摄影要点的叙述，错误的是
A. 被检者俯卧于摄影床上
B. 正中矢状面垂直于床面
C. 下颌骨颏部置于床面上
D. 听眶线与床面呈 37°
E. 鼻根部对准胶片中心

87. 关于华氏位标准影像显示的叙述，错误的是
A. 两侧上颌窦对称显示于眼眶之下
B. 两侧上颌窦呈倒置的三角形
C. 颞骨岩部的投影呈正三角形
D. 颞骨岩部的投影位于上颌窦影的下方
E. 后组筛窦及额窦显示良好

88. 华氏位时其中心线是
A. 中心线经鼻根垂直射入
B. 中心线经经鼻根上 1cm 垂直射入
C. 中心线经经鼻根下 1cm 垂直射入
D. 中心线经经鼻根上 2cm 垂直射入
E. 中心线经经鼻根下 2cm 垂直射入

（89～90 题共用题干）

颈椎张口位是显示寰枢椎的摄影位置。

89. 以下关于颈椎张口位照片显示的叙述，错误的是
A. 寰枕关节成切线位显示
B. 寰枢椎显示于上、下齿列之间
C. 齿突与寰椎两侧块间隙对称
D. 上、中切牙牙冠与枕骨底部相重叠
E. 第三、四颈椎亦可显示于口中

90. 颈椎张口位影像显示齿突与枕骨重叠，摄影体位不当之处是
A. 下颌投影放大　　B. 下颌过仰
C. 下颌稍微过收　　D. 下颌过收
E. 摄影体位正确

（91～92 题共用题干）

关于长骨 X 线摄影的注意事项，请回答以下问题。

91. 股骨前后位的 X 线摄影注意事项是
A. 无需除去受检部位金属饰品
B. 没有必要向受检者说明检查情况，避免其情绪波动
C. 近日服用硫酸钡，不影响摄片质量
D. 当病变在长骨一端时，至少应包括病端关节
E. 被检者不能穿棉制衣服摄片

92. 关于尺桡骨前后位 X 线摄影，叙述正确的是
A. 被检者可以穿棉制衣服摄片
B. 检查当日受检者应禁食
C. 不需除去受检部位膏药
D. 近日服用钙片，不影响摄片质量
E. 不包括两端的关节

（93～96 题共用题干）

关于头颅摄影要点，请回答以下问题。

93. 头颅后前位摄影的要点是
A. 受检者俯卧于摄影台上，两臂放于头部两旁，使头颅冠状面垂直床面并与床面中线重合
B. 颌内收，听眦线与台面平行，两侧外耳孔与台面等距
C. 照射野包括含下颌骨的整个头部
D. 源－像距离（SID）为 70cm
E. 中心线垂直对准枕外隆凸上 2cm，经眉间垂直射入探测器中心

94. 头颅侧位摄影的要点是
A. 受检者仰卧于摄影床上，头部侧转，

被检侧贴近床面

B. 头颅矢状面与台面平行，瞳间线与台面垂直，下颌稍内收，听眶线与台边垂直

C. 照射野不包括下颌骨

D. 源－像距离（SID）为100cm

E. 对准外耳孔前、上各3.5cm处，垂直射入探测器中心

95. 鼻骨侧位的摄影要点是

A. 受检者仰卧，头颅成标准侧位

B. 鼻根部下方4cm处位于探测器中心

C. 照射野包括整个头颅

D. 源－像距离（SID）为70cm

E. 对准鼻根下方1cm处垂直射入探测器中心

96. 额窦摄影的常规位置是

A. 柯氏位　B. 斯氏位

C. 华氏位　D. 劳氏位

E. 瑞氏位

（97～100题共用题干）

患者，男，62岁。反复咳嗽、咳痰、咯血。胸部X线摄影初步诊断为支气管扩张。为明确出血情况，需要进行DSA检查。

97. DSA检查需要进行造影的血管是

A. 胸主动脉　B. 支气管动脉

C. 右颈内动脉　D. 锁骨下动脉

E. 椎动脉

98. 支气管动脉的大部分开口处相当于

A. 第1、2胸椎水平

B. 第3、4胸椎水平

C. 第4、5胸椎水平

D. 第6、7胸椎水平

E. 第1、2腰椎水平

99. 由于操作不当或导管、导丝过硬致使有动脉壁粥样斑块的血管内膜受损，不会出现的情况是

A. 动脉夹层　B. 异位栓塞

C. 假性动脉瘤　D. 动静脉瘘

E. 动脉切割

100. 栓塞剂通过其他渠道进入非靶血管或组织造成栓塞的是

A. 异位栓塞　B. 血管闭塞

C. 封堵术　D. 栓塞术

E. 栓塞治疗

放射医学技术（士）资格考试全真模拟试卷与解析

答案与解析

卫生专业技术资格考试研究专家组　组织编写
吴春虎　主　编

中国健康传媒集团
中国医药科技出版社

内 容 提 要

本书为“全国卫生专业技术资格考试通关宝典”之一，由长期从事卫生专业技术资格考试考前培训的专家、讲师在研究历年真题的基础上，紧密围绕新版考试大纲精心编写而成。本书包含4套试卷，每套试卷分为基础知识、相关专业知识、专业知识、专业实践能力4个单元，题型和数目与实际考试一致，考点覆盖全面，对重点、难点举一反三，精选题目配有详尽解析，精准凝练，能帮助考生全面理解考点，是考生考前实战演练必备的模拟试卷。

图书在版编目（CIP）数据

放射医学技术（士）资格考试全真模拟试卷与解析/卫生专业技术资格考试研究专家组组织编写；吴春虎主编．—北京：中国医药科技出版社，2022.10

全国卫生专业技术资格考试通关宝典

ISBN 978 -7 -5214 -3415 -6

Ⅰ.①放…　Ⅱ.①卫…②吴…　Ⅲ.①放射医学－资格考试－题解　Ⅳ.①R81－44

中国版本图书馆CIP数据核字（2022）第176599号

美术编辑　陈君杞
责任编辑　樊　莹
版式设计　友全图文

出版　**中国健康传媒集团**｜中国医药科技出版社
地址　北京市海淀区文慧园北路甲22号
邮编　100082
电话　发行：010－62227427　邮购：010－62236938
网址　www.cmstp.com
规格　787×1092 mm $^{1}/_{16}$
印张　15 $^{1}/_{2}$
字数　344千字
版次　2022年10月第1版
印次　2022年10月第1次印刷
印刷　北京紫瑞利印刷有限公司
经销　全国各地新华书店
书号　ISBN 978 -7 -5214 -3415 -6
定价　46.00元

获取新书信息、投稿、为图书纠错，请扫码联系我们。

出版说明

为了贯彻《关于加强卫生专业技术职务评聘工作的通知》（人发〔2000〕114号）等相关文件精神，加强卫生专业技术职务的评聘工作，强化考核方法，提高相应级别卫生专业技术人才的水平和能力，自2001年起卫生专业初、中级技术资格逐步推行以考代评工作，实行全国统一组织、统一考试时间、统一考试大纲、统一考试命题、统一合格标准的考试制度。

为适应上述卫生专业技术资格考试改革的需要，满足众多考生对于备考放射医学技术（士）资格考试的复习需求，我们组织编写了《放射医学技术（士）资格考试全真模拟试卷与解析》。

本套试卷的编写按照新版考试大纲的要求，以真题的重点、难点、题型分布为依据，合理安排试题，重点突出，力求真实地检测考生对本专业知识的掌握程度和应试水平，以便查漏补缺。另外，本套试卷对于部分题目附带详细解析，可以很好地为考生提供解题思路，加深记忆。

本套试卷有助于广大考生了解命题规律，做到考前有效冲刺，希望大家在备考过程中合理使用本书，顺利通过考试。

编者

前 言

全国卫生专业技术资格考试每年进行1次，一般在4月举行，具体考试时间以当年考试通知为准。考试科目包括“基础知识”“相关专业知识”“专业知识”“专业实践能力”，各科目的考试成绩满分为100分，成绩达到60分即为合格。

全国卫生专业技术资格考试涉及的知识范围广，考试题型多样，题目难度较大。为使考生更顺利地通过考试，我们精心编写了《放射医学技术（士）资格考试全真模拟试卷与解析》。本套试卷的编写特色如下：

紧扣新大纲，链接新考试 本套试卷的编写不仅结合了新版考试大纲的要求，还参考了真题的考点分布、题型数量，力求使考生感受最真实的考试难度，把握考试动向，一举通关。

重点全突出，难易度适中 在研究考试命题规律的基础上，巧妙安排试题，选题的难易度合理，覆盖考点多，尤其对涉及高频考点的知识进行多角度考查，使考生彻底掌握相关知识点、进行综合巩固与提高。

精选解析，梳理解题思路 对部分重难点题目进行详细解析，帮助考生找到解题线索，厘清思路，做到轻松、高效备考。

此外，与本书配套的《放射医学技术（士）资格考试拿分考点随身记》《放射医学技术（士）资格考试精选题集与解析》紧贴实战，是备考复习资料之优选。

为使考前复习更高效，本书免费赠送优质视频课程，考生可扫码获取，课程内容实用性强，是考试顺利通关的得力助手。

为表示对读者的感谢与支持，微信搜索查找账号：xtyxcn，可免费获取学习资料及答疑解惑服务！

总之，本套试卷是考前冲刺、检测复习成果的得力助手。由于编者水平有限，书中难免有疏漏之处，诚请考生批评指正。

目录

MULU

模拟试卷（一）答案与解析

基础知识

1. C。**解析**：膈肌位于胸部、腹腔之间，向上为膨隆的扁肌，于腰椎前方，胸廓下口周缘，各部分肌束向中央集中于中心腱，是重要的呼吸肌。其上有三个裂孔，分别是主动脉裂孔、食管裂孔、腔静脉孔。膈肌收缩，有助于吸气，膈肌舒张，有助于呼气。

2. C。**解析**：跗骨组成足的后半部的短骨，共有7块，即跟骨、距骨、足舟骨、骰骨和3块楔骨。它们约占足的后1/3。

3. B。**解析**：食管前后扁平，长约25cm，生理狭窄有三处，第一处是咽部与食管交接处，距离中切牙15cm；第二处是气管分叉处，距离中切牙25cm，第三处是膈食管裂孔处，距离中切牙40cm。

4. C。**解析**：脾脏位于左季肋区，胃底与膈肌之间，9～11肋骨的深面，长轴与第10肋骨一致，脾膈面与左膈的后外侧弧线一致，和左肾上1/3前缘相邻接，内缘中1/3邻接胃大弯，脾下缘邻接结肠脾曲。

5. E。**解析**：喉软骨构成喉的支架，包括不成对的甲状软骨、环状软骨、会厌软骨和成对的杓状软骨。

6. B。**解析**：致密结缔组织的主要特征是纤维丰富致密，以胶原纤维为主体（如肌腱、韧带、真皮及一些器官的被膜），只有极少数是以弹性纤维为主体（如椎弓间黄韧带）。

7. B。**解析**：细胞是人体结构和功能的基本单位，细胞的结构有细胞膜，细胞核和细胞质。细胞膜指细胞外表面的膜，称为质膜。是细胞和环境之间进行物质和信息交换的媒介。细胞核是保存遗传信息的重要部位，细胞膜和细胞核之间的为细胞质，包括细胞器、基质和内含物。细胞器完成细胞的主要功能。包含物有些是细胞代谢产物，有些是细胞储存的营养物质。

8. E。**解析**：气管分叉部略偏右侧，其下壁形成隆突，分叉角度为60°～85°，一般不超过90°。

9. C。**解析**：菱形窝是延髓上部和脑桥的背侧面，呈菱形，由延髓上部和脑桥内的中央管于后壁中线处向后敞开而形成。因构成第四脑室的底部，又称第四脑室底。

10. D。**解析**：参与组成眼眶的骨骼包括额骨、颧骨、上颌骨、泪骨、鼻骨。

11. A。**解析**：胰腺是狭长形的腺体，分头、体、尾三部分；胰尾与脾门邻接；胰头位于十二指肠弓内；胰的中央有主胰管。

12. C。**解析**：选项中器官中成对的是肾，胃、肝、脾、膀胱都是不成对器官。

13. E。**解析**：食物的分解过程称为消化。食物消化后经消化道黏膜层进入血液循环的过程称为吸收。食物先分解再消化。食物经分解后变为结构简单的小分子物。

14. E。**解析**：胆汁是肝细胞生成的，储存在胆囊内，为金黄色或橘棕色，呈弱碱性。胆汁中的胆盐、胆固醇和磷脂酰胆碱等有利于脂肪的消化。胆汁的生成量靠神经调节和体液调节。

15. C。**解析**：人体多数细胞直径在15～17μm。最大的细胞为卵细胞，直径约200μm。

16. A。**解析**：在视紫红质分解和再合成的过程中，有一部分视黄醛被消耗，需要通过由食物进入血液循环（相当部分储存于肝脏）中的维生素A来补充。因此如果长期维生素A摄入不足，会影响人的暗视觉，引起夜盲症。

17. D。**解析：**内耳半规管为3个半环形的骨管，相互垂直排列。前半规管弓向上方，埋于颞骨岩部弓状隆起的深面，与颞骨岩部的长轴垂直，即前垂直半规管。外半规管弓向外侧，当头前倾30°时，呈水平位。后半规管弓向后外方，是3个半规管中最长的一个，与颞骨岩部的长轴平行。

18. A。**解析：**眼球纤维膜由坚韧的结缔组织构成，由前向后分为角膜和巩膜。有支持和保护作用。

19. B。**解析：**外耳道是外耳门至骨膜的管道，成人约2.0～2.5cm，外1/3为软骨部，内2/3为骨性部，是由颞骨鳞部和鼓部围成的椭圆形短管。

20. D。**解析：**松果体合成和分泌褪黑激素等多种活性物质，可以影响机体的代谢活动、性腺的发育和月经周期等。

21. E。**解析：**内分泌系统由内分泌腺和内分泌组织组成，内分泌腺包括垂体、甲状腺、甲状旁腺、肾上腺、松果体、胸腺和生殖腺等。唾液腺是口腔内的腺体，不属于内分泌腺。

22. A。**解析：**基础状态下单位间内的能量代谢称为基础代谢率。其测得值与正常值比较，计算出相对值，相对值在±10%～±15%以内，均属正常。测定基础代谢率主要用来反映甲状腺的功能。

23. A。**解析：**脊髓的动脉有2个来源，分别是椎动脉和节段性动脉，主要来源是椎动脉。

24. A。**解析：**脊髓神经共31对，分为5部分，颈神经8对，胸神经12对，腰神经5对，骶神经5对，尾神经1对。

25. A。**解析：**眼动脉与视神经一起通过视神经管入颅腔形成视交叉。

26. C。**解析：**肝脏以肝静脉为主要分段标记，肝中静脉将肝分成左、右叶，肝右静脉将肝右叶分成右肝前、后段，背裂将尾状叶与左内叶和右前叶分开，肝左静脉将肝分成内、外两段。

27. A。**解析：**咽腔分别以软腭与会厌上缘为界，分为鼻咽、口咽和喉咽3个部分，软腭与会厌上缘之间应为口咽。

28. E。**解析：**颅后窝前界为颞骨岩嵴和鞍背，后界为枕内隆凸及两旁的横窦沟。主要由枕骨和颞骨岩部构成，其中有舌下神经孔。

29. B。**解析：**子宫的固定装置：子宫主要靠韧带、盆膈和尿生殖膈的托持以及周围结缔组织的牵拉等作用维持正常位置。韧带包括子宫阔韧带、子宫圆韧带、子宫主韧带、子宫骶韧带。其中子宫圆韧带的主要功能是维持子宫前倾。

30. C。**解析：**肾窦内有7～8个肾小盏，肾髓质由许多肾锥体组成；肾皮质由肾小体和肾小管组成，主要是肾小体；肾实质分为肾皮质和髓质。

31. C。**解析：**胸导管是全身最大的淋巴管，在平第12胸椎下缘高度起自乳糜池，经主动脉裂孔进入胸腔，至第5胸椎高度经食管与脊柱之间向左侧斜行，再沿脊柱左前方上行，经胸廓上口至颈部。在左颈总动脉和左颈内静脉的后方转向前内下方，注入左静脉角。

32. B。**解析：**心传导系统由特殊的心肌细胞构成，包括窦房结、房室结和房室束等。正常心跳的起搏点是窦房结。静脉是引导血液回心的管道，静脉血管壁薄、管腔大、血容量大。动脉是运血离心的管道。

33. B。**解析：**掌指关节有5个，由掌骨头和近节指骨底构成，关节囊薄且松弛，前后有韧带增强。

34. E。**解析：**肝脏是人体最大的消化腺，也是最大的实质性器官，血供丰富，是双重血供的器官，分别是门静脉和肝动脉，胆汁由肝细胞产生。

35. D。**解析：**乙状结肠长约40cm，在左髂嵴处起自降结肠，沿左髂窝转入盆腔内，全长呈乙字形弯曲，至第 3 骶椎平面续于直肠。乙状结肠属腹膜内位器官。

36. B。**解析：**两肺外形不同，右肺因肝脏宽而短，左肺因心脏狭而长。肺呈圆锥形，包括一尖、一底、三面、三缘。纵隔面即内侧面，与纵隔相邻，其中央的椭圆形凹陷称肺门。肺位于胸腔内纵隔两侧。

37. D。**解析：**前纵隔内有少量的淋巴和结缔组织。中纵隔由心、心包、连接心的大血管根部及主支气管的起始部等组成。后纵隔包括食管、胸主动脉、奇静脉、迷走神经、胸交感干、胸导管和淋巴结等。

38. D。**解析：**变移上皮分布于大部分泌尿管道如膀胱、肾盂、肾盏。

39. B。**解析：**人体有四种基本组织，即上皮组织，结缔组织，肌组织和神经组织。

40. E。**解析：**附肢骨包括上肢骨和下肢骨。上、下肢骨分别由与躯干相连接的肢带骨和游离的自由肢骨组成。上、下肢骨的数目和排列方式基本相同，上肢骨每侧 32 块，共 64 块，下肢骨每侧 31 块，共 62 块。肩胛骨属于上肢带骨，不属于上肢自由骨。

41. B。**解析：**原子核对电子的吸引力，靠近原子核越近，壳层电子结合能力越强，靠近原子核越远，壳层电子结合能力越小，还与原子序数 Z 有关，Z 越高，核外电子越多，吸引力越大，需要移走的所需能量就越大。

42. A。**解析：**核外电子的排布按照玻尔理论，$Nn = 2n^2$，原子性质决定质子数，轨道电子的质量与原子核质量相同，中性原子轨道电子数与原子核质子数相同，最接近原子核的是 K 层。

43. A。**解析：**靠近原子核的壳层电子结合力强，K 层最靠近原子核，移走时所需能量最大。

44. D。**解析：**内层电子产生的 X 线能量最大，波长最短。X 线波长与电子所在壳层有关。轨道电子具有的能量谱是不连续的。结合力即原子核对电子的吸引力，移走轨道电子所需最小能量即结合能。

45. E。**解析：**子宫是一中空肌性器官，呈倒置梨形，分底、体、颈三部分，成人子宫呈前倾前屈位。

46. D。**解析：**根据玻尔理论，可得 $Nn = 2n^2$。半径最小的壳层叫 K 层（$n = 1$），$K = 1$ 时，半径最小，$Nn = 2$，即 K 层最多容纳 2 个电子，核外电子具有不同壳层，原子均由核及核外电子组成，电子沿一定轨道绕核旋转。

47. E。**解析：**把由带有正电荷的原子核自旋产生的磁场称为核磁。磁性原子核需要符合的条件是：①中子和质子均为奇数；②中子为奇数，质子为偶数；③中子为偶数，质子为奇数。（巧记“二者不能同为偶数”）选择氢原子核作为人体磁共振成像的原子核的理由是：①^1H 是人体中最多的原子核，约占人体中总原子核数的 2/3 以上；②^1H 的磁化率在人体磁性原子核中是最高的。

48. E。**解析：**激光动力疗法中利用光动力学作用治疗恶性肿瘤的方法有体表、组织间、腔内照射及综合治疗四种方法。

49. D。**解析：**准分子激光器是一种脉冲激光器。其工作物质是稀有气体、卤化物或氧化物，输出波长从紫外线到可见光，其特点是波长短，功率高，医学主要利用其进行手术治疗。

50. B。**解析：**于前后方向将人体纵切为左右两半的切面是矢状面。于前后方向将人体分为左右相等两半的切面称为正中矢状面。

51. B。**解析：**两髂嵴连线的中点前面观平对肚脐，侧面观对应的平面是第 4 腰椎。

52. C。**解析：**第一层最多容纳 2 个电子，第二层最多容纳 8 个电子，第三层最多容纳 18 个电子，愈外层可容纳的电子数越多，但原子的最外层电子数最多不超过 8 个。

53. E。**解析：**壳层电子吸收的能量大于其结合能时，电子将脱离原子的束缚，离开原子成为自由电子，这个过程称为电离。

54. D。**解析**：听口线是指外耳孔到口角的连线，听眦线是指外耳孔到眼外眦的连线，听眶线是指外耳孔到眼眶下缘的连线。

55. A。**解析**：胶片的特性曲线是表示曝光量与密度曲线的曲线，其感光过度部分是反转部。

56. A。**解析**：呼吸方式的运用原则是呼吸运动会使某些部位发生位移，图像产生运动会模糊，因此为显示最佳影像效果，对不同部位的摄影采用不同的呼吸方式，平静呼吸状态方式一般应用于前臂、下肢各部位摄影，这些部位受呼吸运动影响小。

57. D。**解析**：胸型分为肥胖型、一般型、桶状型、小儿型4种。不包括老年型。

58. D。**解析**：腹主动脉是腹部动脉的主干，发出壁支和脏支，壁支主要有4对肾动脉，分布于腹后壁，背部和脊髓等处。脏支数量多且粗大，成对的有肾动脉、肾上腺动脉、睾丸动脉（卵巢动脉）；不成对的有腹腔干、肠系膜上动脉、肠系膜下动脉。

59. D。**解析**：唾液为无色无味近于中性的低渗液体，pH 为 6.6 ~ 7.1，正常人血浆的 pH 为 7.35 ~ 7.45，纯净胃液的 pH 为 0.9 ~ 1.5。大肠液的 pH 为 8.4 ~ 8.5。胆汁呈弱碱性。

60. A。**解析**：《医疗机构从业人员行为规范》公布执行时间是2012年6月26日。

61. C。**解析**：为进一步规范医疗机构从业人员行为，卫生部、国家食品药品监督管理局和国家中医药管理局组织制定了《医疗机构从业人员行为规范》。

62. B。**解析**：产生X射线的必备三个条件包括电子源、加速电场（其中有两点：阴阳两极加高电压使电子加速、保持高度真空度）、撞击阳极靶面。

63. A。**解析**：1985年11月8日，德国物理学家威廉·伦琴在实验室发现阴极射线管放电现象时，推测是阴极射线管发出新的射线，并发现这种射线具有一定的特性，为此，把这种未知射线起名为X线。

64. A。**解析**：在诊断X线能量范围内，相干散射约为5%，光电效应约占70%，康普顿效应约占25%，不发生电子对效应和光核反应。

65. A。**解析**：射线与物质相互作用而发生干涉的散射过程为相干散射。包括瑞利散射、核的弹性散射、德布罗克散射。相干散射是光子与物质相互作用唯一不发生电离的过程。

66. C。**解析**：半值层是X线质的一种表示方法，半值层大的X线质硬，半值层小的X线质软。

67. A。**解析**：X线强度指在垂直于X线传播方向单位面积上，在单位时间内通过光子数量与能量乘积的总和。

68. B。**解析**：人体各组织对X线衰减按骨、肌肉、脂肪、空气的顺序由大变小。

69. B。**解析**：K系吸收是X线吸收的主要形式，只有当光子能量大于或等于K层电子结合能时，才能发生K系吸收，且两者能量越接近，越易发生K系吸收。由于碘和铅的K层电子结合能分别是33.17keV和88keV，所以当光子能量为33.17 ~ 88keV之间时，碘可发生K系吸收，而铅只能发生其他次要的X线吸收形式。因此碘对X线的吸收大。

70. C。**解析**：吸收剂量的SI单位是焦耳每千克，专用名称是戈瑞（Gy），原有单位是拉德（rad）。

71. B。**解析**：照射量的SI单位是库伦每千克（C/kg），原有单位是伦琴（R），其换算关系是：$1R = 2.58 \times 10^{-4}$ C/kg，$1R = 10^3$mR。

72. D。**解析**：线衰减系数的单位是 m^{-1}；是光电吸收系数T和康普顿吸收系数之和。

73. B。**解析**：为防止确定性效应放射工作人员的当量剂量限值中，眼晶状体的年当量剂量的限值是150mSv/年。其他组织是500mSv/年。为防止随机效应的发生几率，而达到可接受水平，放射工作人员的当量剂量限值是连续五年内平均不超过20mSv/年。

74. B。**解析：**胚胎或胎儿在不同发育时期受照后出现的效应有所不同，主要包括：胚胎死亡、畸形、智力迟钝、诱发癌症。

75. C。**解析：**辐射生物学效应分类，按照射方式分：外照射与内照射；局部照射和全身照射。按照射剂量率分：急性效应和慢性效应。按效应出现时间分：早期效应和远期效应。按效应表现的个体分：躯体效应和遗传效应。按效应的发生和照射剂量的关系分：确定性效应和随机性效应。

76. D。**解析：**CT检查为窄束X线，窄束X线比宽束X线的散射少，防止发生有害的非随机效应，将随机效应的发生率降低到最低水平，除了CT机房固有的防护外还需注意个人防护，患者接受的平均剂量在辐射防护标准规定的允许值内。

77. A。**解析：**建立防护外照射的基本方法包括时间防护、距离防护、屏蔽防护。

78. A。**解析：**照射量的国际单位是按单位质量的空气受X线或γ线照射产生电荷多少来定义的，其国际单位是C/kg，原有单位是R（伦琴）。

79. E。**解析：**矩阵中的每1个像素有3个二进制的数据，即行、列、CT值，利用X线的吸收系数表示密度高低，实际工作中将吸收系数化为CT值，因此组织器官的密度可以直接用CT值表示。

80. D。**解析：**采样实质上是按一定间隔将图像位置信息离散地取出过程。采样将模拟信号分解成离散分布的样本值信号。相邻两个采样点间的间隔称为采样间隔。当采样间隔大于采样点大小时，采样点不连续，图像噪声增加；当采样间隔小于采样点大小时，图像噪声特性得以改善，但模糊度增加。

81. E。**解析：**影像质量的主观评价是指通过人的视觉在信号检出识别过程中，根据心理学规律以心理学水平进行的评价。可以分为对比度清晰度曲线法、模糊数学评价法、观察者操作特性曲线（ROC）法。调制函数（MTF）和量子检出率属于客观评价。

82. C。**解析：**原发X线穿过人体时，产生波长较长而方向不定的散射线；物体受照射面积越大、越厚，产生的散射线量越多；kV越高，X线波长越短、X线强度越大，产生散射线越多；散射线使照片对比度下降。

83. C。**解析：**后前位胸片表现为右肺下野内侧靠右心缘出现上界清楚、下界模糊的片状致密影，侧位片上表现为自肺门向前下方倾斜的带状三角形致密影，提示右中叶肺不张。

84. A。**解析：**中央型肺癌的CT征象：①肿瘤沿支气管壁生长，显示支气管壁不规则增厚和管腔狭窄，甚至造成支气管闭塞。②肿瘤致支气管狭窄而发生阻塞性气肿、阻塞性肺炎，甚至发生肺脓肿。③肿瘤形成较大肺门肿块，此时多合并肺不张，肿块与不张肺相连，形成“S”状或反“S”状边缘。④中央型肺癌可直接侵犯纵隔，表现为与肺门肿瘤相连的纵隔肿块，增强检查不但有助于鉴别肺门肿块与血管，且可显示肺门及与之相连的纵隔肿块呈同样程度强化。

85. C。**解析：**正位胸片中，胸锁乳突肌与颈根部软组织在两肺尖内侧形成外缘锐利、均匀致密的阴影。

86. A。

87. D。**解析：**男性附属腺体由精囊、前列腺、尿道球腺组成。

88. B。**解析：**暂时储存精子的器官是附睾。

89. B。**解析：**阴道按部位分为前部、后部和侧部。前部紧邻膀胱底和尿道；后部深陷，并紧邻直肠子宫陷凹。

90. E。

91. E。**解析**：调制传递函数是 MTF，是描述不同空间频率下成像系统细节分辨率的函数，是成像系统分辨率特性的重要参数。

92. B。**解析**：量子检出率是 DQE，是成像系统的输出信号和输入信号之比，也可以解释为成像系统的量子利用率。

93. E。**解析**：自旋量子数是描述电子自旋运动的量子数，是电子运动状态的第四个量子数。决定电子自旋状态的是自旋量子数。

94. B。**解析**：同一电子壳层中电子具有的能量及运动形式不同，又分为若干电子亚层，由角量子数决定。

95. E。**解析**：自旋磁量子数 ms 是描述自旋方向的量子数。表示电子顺着磁场方向，取值为 ±1/2 的是自旋量子数。

96. E。**解析**：X 线管支架属于 X 线机辅助装置，其用途是用于将 X 线管组件固定在一定位置上，使 X 线管以一定距离对胶片或平板探测器进行曝光。与滤线器摄影床或立位滤线器配合使用。

97. B。**解析**：灯丝变压器位于高压发生装置内。灯丝变压器是为 X 线管灯丝提供加热电流时使用的降压变压器。X 线管有两个灯丝，设有两个灯丝变压器分别供电。

98. A。**解析**：X 线摄影时，为减小影像失真度及模糊度，四肢摄影的摄影距离一般是 75 ~ 100cm。

99. E。**解析**：为减小影像失真度及模糊度，肺部摄影的摄影距离是 180 ~ 200cm。婴幼儿胸部较薄，摄影距离可为 100cm。

100. C。**解析**：在 X 线管允许的情况下，尽量增大焦点至胶片的距离。一般纵隔摄影的距离是 150 ~ 180cm。

相关专业知识

1. A。**解析：**CT图像后处理中电子放大只是一种电子增强放大，只利用软件功能的放大，不能改变像素的数量。

2. D。**解析：**旋转阳极X线管热量分散到整个靶面上，所以功率大，焦点面积小；但靶盘的热量主要是通过靶盘的热辐射散发出去，被管外的绝缘油吸收，所以散热较慢。

3. A。**解析：**管电流的改变，是改变灯丝加热电压，要通过调节灯丝初级电路电阻的分压来完成。

4. D。**解析：**间接转换型平板探测器中，CSI晶体将X线光子转化为可见光信号，可见光沿碘化铯针状晶体传递到光电二极管，然后转换为电信号。TFT晶体管阵列顺序读取各像素的信息。不包括电信号储能在TFT晶体管中。

5. D。**解析：**高压发生部分电参数包括20～40kV，级差0.5kV，30～120mA，4～500mA，输出功率5kW左右，但不包括电源电阻3Ω。

6. A。**解析：**摄影床常用的滤线器类型是活动型，滤线器摄影床、立位滤线器、适时摄影装置都使用的是活动滤线器。

7. E。**解析：**医用大型X线机，管电压的设置范围为40～180kV，小型X线机在40～90kV或40～125kV。诊断X线发生装置的管电压调节范围是40～150kV。

8. D。**解析：**X线发生效率＝X线能量/阴极射线能量＝$KV^2iZ \div iV = KVZ$。其中K为常数；V为管电压；i为管电流；Z为靶物质原子序数（钨为74）。X线的发生效率与管电压、靶物质的原子序数有关。与管电流、靶面积大小无关。

9. B。**解析：**计算机X线摄影英文为computed radiography，缩写为CR。

10. E。**解析：**焦点的极限分辨率R是在规定测量条件下能够成像的最大空间频率值。线量分布为单峰时R大，线量分布为多峰时R小，R值大的焦点成像性能好，焦点尺寸小R大。

11. E。**解析：**X线管容量是指X线管在安全使用条件下能承受的最大负荷量，是一次负荷的安全性。热容量是指X线管连续使用下阳极热量积累的最大允许值。

12. E。**解析：**影像增强器的输入屏把接收的X线对比信息转换成光信号，再由光电阴极转换成电子像。其放大倍数是6000～10000倍。

13. E。**解析：**同步电机和感应电机（即异步电机）一样，是一种常用的交流电机。同步电机是电力系统的心脏，它是一种集旋转与静止、电磁变化与机械运动于一体，实现电能与机械能变换的元件，其动态性能十分复杂，而且其动态性能又对全电力系统的动态性能有极大影响。属于同步机产生的是复合消隐信号。

14. E。**解析：**CCD探测器常用的光敏元件有MOS电容和光敏二极管两大类。

15. D。**解析：**准直器位于X线管套前方，狭缝状，由高密度金属制成，形成扇形X线束，以遮挡无用射线。作用有三点：降低患者的表面辐射剂量，减少进入探测器的散射线和限定成像的空间范围。

16. E。**解析：**X线管阳极靶面一般都是用高原子序数、高熔点的钨制成。

17. C。**解析：**X线发生时，绝大部分电能转换为热能，X线管的热容量以焦耳（J）或热单位（HU）表示。

18. C。**解析：**钨靶（钨原子序数为74）

在120kV时产生X线的效率约是0.9%，静止阳极电子束撞击阳极靶面绝大部分（90%）转换为热能。

19. A。**解析**：mAs表指示的是管电流与曝光时间的乘积，即测量电量，仪表具有阻尼系统，能在极短的时间内准确显示电流与曝光时间的乘积。

20. E。**解析**：固定阳极X线管的代表容量是指在单相全波整流电路中，曝光时间是1.0秒时所承受的最大负荷。

21. B。**解析**：计算机X线摄影属于数字化X线摄影，采用数字影像记录板。影像板（IP）是计算机X线摄影使用的辐射转换器。

22. A。**解析**：X线管阳极热容量是衡量CT用X线管容量的最重要指标。要求X线管阳极能承受连续使用情况下的热量积累，故CT用X线管的突出特点是阳极热容量明显加大。

23. D。**解析**：逆变式X线装置容易获得平稳直流的高压，提高了X线的质，短时间曝光不受电源同步的影响，使控制更为准确，但不利于计算机的控制。

24. E。**解析**：单光子发射计算机体层（single photon emission computed tomography，SPECT）。

25. C。**解析**：下肢血管摄影时，应使用具备步进功能的导管床。

26. C。**解析**：靶盘材料有三类，纯钨、铼钨合金、钼基。纯钨丝靶面抗热胀性差，容易龟裂。铼钨合金靶中铼占10%，钨占90%，可减轻龟裂。

27. E。**解析**：X线管阳极应具备的特点包括熔点高，蒸发力低，原子序数大，散热系数高。X线管阳极中有静止阳极X线管和固定阳极X线管，故不一定具备旋转阳极。

28. D。**解析**：高压部件指从高压变压器开始，包括高压整流（倍压、滤波）、灯丝变压器、高压交换闸、高压电缆、X线管组件等功率部件。不包括高压接触器。

29. C。**解析**：X线机接地装置由接地电极网和连接导线组成，我国规定X线机的接地电阻应小于4Ω，接地干线径线不小于16mm^2。

30. E。**解析**：X线管组件散热方法包括密封管套，自然散热；密封管套，风扇散热；闭路油循环风冷散热；管套内冷水循环散热，不包括空调散热。

31. C。**解析**：能将X线直接转换成电信号的属于直接转换平板探测器，目前常用的光导半导体材料有：非晶硒、碘化铅、碘化汞等。

32. B。**解析**：继电器工作时噪声过大的原因：①铁芯接触面粗糙不平；②工作电压过高或过低；③继电器吸合时两铁芯错位偏离中心；④短路环断裂。

33. B。**解析**：固定阳极X线管靶面与X线管长轴的垂直面的夹角称作靶面倾角。

34. D。**解析**：非晶体硅平板探测器经历了X线－可见光－电荷图像－数字图像的成像过程，因此也被称为间接转换型平板探测器。

35. A。**解析**：变换系数是输入屏入射X线的平均射线量与输出屏图像平均灰度之比，变换系数越大则图像越亮。

36. D。**解析**：摄影专用机：30～50kW X线发生装置，配有活动滤线器摄影床，浮动床面，并配合使用摄影专用X线管立柱。

37. E。**解析**：口腔专用机分为牙片机和口腔全景曲面断层机，X线发生装置的功率一般在2～5kW。

38. B。**解析**：准直器狭缝状，由高密度金属制成，用以遮挡无用射线，形成扇形X线束。

39. B。**解析**：探测器的作用是探测透过人体的X线光子并将其转换为电信号，主要有固体探测器和气体探测器两种。

40. E。**解析**：高压整流管灯丝断路，毫安表指针下降无指示，毫安表不会颤动。整流管轻度漏气、X线管高压放电、高压初级电路接触不良、毫安表故障均会导致毫安表颤动。

41. C。**解析：**X线产生时，阴极放出的电子，要高速冲击阳极，为防止电子与空气分子冲击而减速和灯丝的氧化损坏，阴极和阳极之间必须保持高真空度。为满足此条件，制作了X线管。因此X线管具有高度的真空能够防止电子在碰撞中损失能量。

42. D。**解析：**曝光结束后工作绕组停止供电，转子会在惯性作用下继续运转一段时间。这种惯性旋转增加了阳极轴承的磨损，缩短了X线管的寿命。阳极制动功能可在很短时间内使阳极转速降低到较低程度，然后让其在惯性的作用下继续转动较短时间自己停止下来。即缩短X线管空转时间，减少惯性旋转，从而减少阳极轴承的磨损，延长X线管的寿命。其原理是曝光结束、定子电压切断后，立即提供一个脉动直流给工作绕组，产生制动力。

43. D。**解析：**因为电秒表法本身的特点，其测量误差稍大，适用于曝光时间大于0.2秒。

44. E。**解析：**计算机X线摄影是1982年研制成功的，其最突出的优点是分辨率高，图像清晰、细腻，医生可根据需要进行诸如数字减影等多种图像后处理，以期获得理想的诊断效果。

45. E。**解析：**数字X线成像对比度分辨率高，但空间分辨率相对并不高。数字X线成像的优势和特点：工作流程快，信号损失少，成像质量高，图像失真小，辐射剂量低，图像动态范围宽，可动态观察。

46. C。**解析：**X线机准直器的种类有手动式、平板式、全自动式和圆形射野式（常配于影像增强器的设备，如心血管检查专用机）。目前尚没有三角形射野式。

47. D。**解析：**选380V供电的原因是减少电流，降低对电源电阻的要求。

48. B。**解析：**经垂体的横断面位于垂体两侧的解剖结构为海绵窦，海绵窦外侧是颞叶，两者之间隔以海绵窦外侧壁，垂体后方为鞍背，鞍背后方为脑桥。

49. D。**解析：**鞍上池在横断位上表现为蝶鞍上方的星状低密度区，多呈五角形或六角形。五角形的鞍上池由大脑纵裂池、外侧窝池、交叉池和桥池构成。

50. B。**解析：**PACS和HIS/RIS集成有收集、储存、处理和数据交换的能力。集成原则是计算机络化控制、各系统硬（软）件可扩展；并保持系统间通讯，各系统的结构、数据和功能应保持不变，各系统功能相对独立，各系统数据共享。

51. E。**解析：**PACS的存储系统由在线高速主存储设备、近线存储设备及备份存储设备构成。

52. D。**解析：**RIS系统是放射科内部事务和临床工作的计算机管理系统，主要负责管理预约登记、安排检查房间、书写诊断报告、记录胶片的库存量、统计工作量和检查收费等。

53. B。**解析：**标准化制定的目的是防止质量管理改善效果的退化。

54. A。**解析：**质量保证的英文缩写是QA。质量管理就是制定质量保证计划，并为实现该计划所开展的一切活动的总和。包括质量保证（QA）和质量控制。

55. D。**解析：**重拍片率的计算方式是总重拍片张数/总使用胶片张数。

56. A。**解析：**PACS系统是一种利用大容量存储技术，以数字方式存放，管理，传送，显示医学影像和病历资料的医学信息管理系统。PACS系统的基本组成部分包括数字影像采集、通讯、网络、医学影像存储、医学影像管理各类工作站五个部分。

57. A。**解析：**高压变压器绕组的匝与匝间，匝与地间，高压电缆的芯线与地网之间，都存在较大电位差，实际上形成了潜在的电容。管电压变大时，电容电流变大。

58. C。**解析：**TQM是全面质量管理。好的影像质量是诊断质量的保证。质量管理是QM，是指导和控制质量的一切活动，包括

QA 和 QC 活动的全部过程。质量管理是指制订质量计划并为实现该计划所开展的一切活动的总和。

59. D。**解析：**灯丝发射电子数量决定于灯丝温度高低，温度高发射电子多，温度低发射电子少。

60. D。**解析：**最高管电压属于 X 线管的电参数。X 线管构造参数有阳极靶面倾斜角度、灯丝尺寸、工作温度、阳极转速。

61. C。**解析：**电源电压表用于显示电源电压，千伏表显示管电压，毫安表显示管电流，毫安秒表显示管电流与时间的乘积，只有安培表不是常用仪表。

62. E。**解析：**灯丝变压器是降压变压器，灯丝变压器的次级与高压电路连接，所以其次级线圈间要有适合高压环境的绝缘要求。

63. A。**解析：**电源电阻是自耦变压器内阻和电源线电阻之和。

64. B。**解析：**空间电荷抵偿器的作用是随管电压的变化，稳定管电流。由于 X 线管空间电荷的存在，在相同灯丝电流下，随着管电压的变化会影响管电流的稳定性。理想的电源是只往外贡献，自己不消耗电。也就是它的内部可以让电流畅通无阻的通过，即其内部不存在对电流的阻碍，也就是内部电阻 =0。

65. D。**解析：**增感屏的发光效率是指 X 线吸收效率、荧光转换效率、荧光传递效率、屏 - 片匹配效率的乘积，而与 X 线斜射效应无关。

66. B。**解析：**为了避免增感屏发生燥裂现象以及增感效能减退，不能将增感屏放于高温干燥处。

67. E。**解析：**荧光体在 X 线激发下产生的荧光向各个方向发射。

68. D。**解析：**MTF 是目前最常用的测试空间分辨率的方法，它不仅在 CT 中应用，也用于常规 X 线摄影。

69. E。**解析：**质量管理提出的“四全”是指质量管理对象是全面的，检查的全过程，全员管理，全盘采用科学方法。不包括全方位。

70. D。**解析：**现在使用的 CT 机，一般有两种采集方法，非螺旋和螺旋扫描，螺旋 CT 扫描又可称为容积扫描。

71. B。**解析：**滤线栅板是用于摄影时产生的散射线。CT 滤过器作用的关键在于吸收低能量 X 线。

72. E。**解析：**CT 的模数转换是将模拟量转换为数字量，和普通 X 线的 A/D 转换器的作用一样。

73. E。**解析：**CT 扫描床面的定位精度要求达到 ±0.25mm，以保证扫描层定位准确、重复性好。

74. B。**解析：**CT 扫描架内不属于转动的部件是交流稳压器，CT 扫描架内属于转动的部包括探测器、X 线管、油循环泵、热交换器。

75. A。**解析：**影像增强器的基本组成是影像增强管（内含玻璃壳、电子透镜、输出屏、输入屏、不含电源）、管套和电源。影像增强管是影像增强器的核心部件。

76. C。**解析：**经胼胝体压部的横断层面上，主要显示胼胝体压部、侧脑室、尾状核额叶、顶叶、枕叶，透明隔后连穹窿柱。

77. C。**解析：**CT 主计算机，主要用于 CT 机系统控制，负责系统管理、图像数据存储、人机对话，一般用小型机或微型机。计算机中的核心部件是完成图像重建的阵列处理器。

78. B。**解析：**荧光体分为单纯型和赋活型，稀土增感屏的荧光体是赋活型。赋活型由母体、赋活剂和溶剂组成，母体是荧光体具有某种特性的基础，溶剂有增加发光效率的作用。

79. C。**解析：**用于稀土增感屏的稀土元素主要是镧系。医用增感屏是临床 X 线摄影不可缺少的重要器材，它与 X 线胶片匹配使用，能使穿透机体的 X 线转变成使胶片感光的可见光，提高 X 线对胶片感光的利用效率。

80. C。**解析：**薄壁空洞见于肺结核的浸润干酪灶空洞和纤维薄壁空洞。

81. B。**解析：**慢性胰腺炎的CT表现多样，变化不一。轻型病例CT可完全正常，主要阳性表现为：①胰腺体积变化：慢性胰腺炎腺体大小可能正常、缩小或增大。②胰管扩张：多数病例CT可显示不同程度的胰管扩张，典型的表现为串珠状主胰管扩张。③胰管结石和胰腺实质钙化为慢性胰腺炎的较可靠的CT征象。④假性囊肿：约34%病例同时有假性囊肿。与急性胰腺炎不同之处为这类病例的囊肿常位于胰腺内。结合病史提醒为慢性胰腺炎。

82. E。**解析：**反复右上腹痛月余，伴恶心、呕吐一天。CT检查示胆囊体积变小，胆囊壁增厚，胆囊内示单个颗粒状均匀高密度影，CT值约90HU。提示慢性胆囊炎并胆囊结石。

83. A。**解析：**患者有乳腺癌病史，手术后未化疗。CT图可见多发结节灶，大小不一，多呈圆形或类圆形，边缘清楚光滑，符合转移瘤的表现。

84. B。**解析：**图中7所指为尾状核。

85. C。**解析：**此上腹部断层图像中位于肝脏近尾状叶的腔静脉沟内，箭头所指为下腔静脉。

86. D。**解析：**垂体位于断面前份中部，其前方有蝶窦。垂体两侧是海绵窦，海绵窦外侧为颞叶，两者之间隔以海绵窦外侧壁。垂体后方为鞍背，鞍背后方是脑桥。

87. E。**解析：**经下颌颈的横断层，位居断面中央的是鼻咽。

88. B。**解析：**经前连合的横断层，大脑外侧沟分隔前方额叶及后方的颞叶，小脑在断面后方。中脑位居断面中央，其后部左右稍隆起者为上丘，中脑水管形似针孔样位于顶盖前方，黑质颜色较深位于前外，红核位于黑质的后内。

89. A。**解析：**经半卵圆中心的横断层上，断面经胼胝体上方。大脑镰位居左右半球之间，其前、后端仍可见上矢状窦的断面，大脑半球断面内的髓质形成半卵圆中心，髓质和皮质分界明显。

90. C。**解析：**经视交叉的横断层，中部可见五角形的鞍上池，由交叉池和桥池组成。

91. C。**解析：**准直器的作用有三个，能够限定辐射野，减少散射线、减少辐射剂量，并决定扫描层厚度。

92. A。**解析：**X线管球为CT提供X线源；照射过人体的X线信息影像由探测器接收，转化为电信号。

93. E。**解析：**利用阴极射线显示的医用显示器是CRT显示器，CRT是一个电真空器件。

94. D。**解析：**按照显示荧光屏的分辨率分类的是2K显示器。

95. A。**解析：**按照显示荧光屏可显示像素数量分类的是2MP显示器。

96. D。**解析：**有些物质能够吸收能量，并将所吸收的一部分能量以光的形式再发射出来。在大约1μs或者更短的时间内，能再发射光辐射的物质叫作荧光体。高电压用屏的荧光体是硫酸铅钡。

97. A。**解析：**透视荧光屏的荧光体是硫化锌镉。

98. E。**解析：**稀土增感屏的荧光体为硫氧化钆。

99. E。**解析：**灯丝在X线管中用于发射电子，X线的产生是高速电子和靶物质。

100. D。**解析：**空间电荷补偿变压器用于补偿管电压变化引起的管电流变化，达到稳定电流的作用。

专业知识

1. B。**解析**：被照体是信息源，X 线是信息载体，X 线胶片显影处理后形成光密度 X 线照片影像。

2. A。**解析**：与传统 X 线成像相比，CT 图像是真正的断层图像，它显示的是人体某个断层的组织密度分布图，其图像清晰、密度分辨率高、无断层以外组织结构干扰，即视觉分辨率提高，因而显著扩大了人体的检查范围，提高了病变的检出率和诊断准确率。

3. C。**解析**：中心线与被照体局部边缘相切为切线方向摄影。前后方向摄影为中心线由被照体前方投射向后方。后前方向摄影为中心线由被照体后方投射向前方。冠状方向摄影表示中心线由左、右或右、左方向投射。轴方向摄影是指中心线沿被照体长轴方向投射。

4. D。**解析**：人眼的模糊阈值为 0.2mm，当半影模糊值 =0.2mm 时，人眼观察影像开始有模糊之感。

5. C。**解析**：提高 X 线照片清晰度的措施包括使用小焦点，使用滤线器，缩短物 - 片距，固定摄影肢体。

6. C。**解析**：胶片感光发生的光化学反应实质上属于氧化 - 还原反应，物质能够吸收能量，并将所吸收的一部分能量以光的形式再发射出来。在大约 1μs 或者更短的时间内，能再发射光辐射的物质叫做荧光体。

7. E。**解析**：乳腺摄影专用正色胶片的特点有高分辨率、高对比度、单层乳剂、绿光敏感、银盐细小。

8. E。**解析**：锐利度是指图片的清晰程度。锐利度与对比度成正比，与模糊值成反比，与焦点面大小、放大率有关，用阴极侧射线摄影锐利度变小。

9. B。**解析**：X 线摄影距离变为原来的一半，根据平方反比公式可得，当其他条件不变时，管电流应变为原来的 1/4。

10. D。**解析**：胶片特性感光晶体颗粒大，感光度高，晶体颗粒分布均匀，对比度高，晶体颗粒大小不一，宽容度高，感光晶体的颗粒小，分辨率高，晶体颗粒小，涂层薄，清晰度好。

11. E。**解析**：模糊度是锐利度的反义词，表示两密度值的移行幅，以长度（mm）度量，多用于对某些图像质量下降因素的评价。照片的锐利度与模糊值成反比，物体越小，照片对比度越低，模糊值越大，锐利度越差。照片影像的模糊度涉及许多因素，主要是几何模糊、移动模糊、屏 - 片组合的模糊三大要素。产生移动模糊的原因包括心脏搏动、胃肠蠕动等，不受控制，不可避免。

12. D。**解析**：构成 X 线照片影像的五大要素包括失真度、对比度、密度、颗粒度、锐利度。属于几何因素的是失真度。属于物理因素的是对比度、密度、颗粒度、锐利度。

13. E。**解析**：影响照片密度值的因素包括照射量、管电压、摄影距离、增感屏胶片系统、被照体厚度及密度、照片冲洗因素（如显影时间），不包括水洗时间。

14. D。**解析**：若透射光强度为入射光的 1/100，则阻光率为 100，照片密度为 lg100 = 2。

15. D。**解析**：当某种常温物质经某种波长的入射光（通常是紫外线或 X 射线）照射，吸收光能后进入激发态，并且立即退激发并发出比入射光的波长长的出射光（通常波长在可见光波段）；很多荧光物质一旦停止入射光，发光现象也随之立即消失。具有这种性质的出射光就被称为荧光。荧光现象是指物质在射线激发下将吸收的能量以可见光形式释放。

16. C。**解析：**数字合成体层成像工作原理是一项基于平板探测器的高级应用技术，基于传统体层摄影的几何原理基础，获取肢体有限角度内多个不同投影角下的小剂量投影数据，回顾性重建出与探测器平面平行的任意深度层面的X线密度影像。其通过一次体层运动采集可回顾性重建出任意多层面的体层图像。

17. B。**解析：**为了减少射线通道油层对射线的吸收，尽量减薄油层的厚度。

18. B。**解析：**大于10°以上的角称大照射角，≤10°的角称小照射角。

19. B。**解析：**乳腺摄影主要应用钼靶辐射的特征X线，输出X线的能量集中在17keV，不能辐射出波长为0.05nm特征X线，可以使乳腺组织产生较好的对比度，钼靶的特征X线有利于乳腺结构的显示。能够及时发现乳腺组织中的肿块及微小的钙化点，也可用于非金属异物和其他软组织如血管瘤的摄影。

20. D。**解析：**CT不能清楚显示膀胱黏膜，所以不能显示肿瘤侵入黏膜或黏膜下层的深度。针对这一点，MRI检查明显优于CT检查。

21. E。**解析：**肾囊肿的CT表现为边缘锐利的圆形水样低密度灶，囊肿和肾实质分界锐利、清楚，囊肿壁很薄，难以显示，囊内密度均匀，接近水。增强扫描后，病变不强化。

22. D。**解析：**普通蓝敏X线片的盲色是蓝色，对红色光最不敏感。

23. E。**解析：**激光打印机的结构包括激光打印系统、胶片传输系统、信息传递和存储系统、控制系统，不包括循环系统。

24. D。**解析：**PQ型显影液特点包括显影能力的持续性强，具有良好的保存性，具有明显的超加和性，照片处理容量大，无显影的着色污染。

25. B。**解析：**钨酸钙从1897年开始使用，是在普通增感屏中，最早使用的荧光体。

26. E。**解析：**反差系数反映的是直线部分的斜率，成分曲线的最大斜率，而不是等于平均斜率。

27. B。**解析：**胶片制作中，实际广泛应用的卤化银是溴化银，传统X线胶片的感光物质是溴化银加上微量的碘化银。

28. B。**解析：**增感率又称增感倍数、增感因数。

29. B。**解析：**胶片未经曝光而显影加工处理后产生的密度称本底灰雾，它由乳剂灰雾和片基灰雾组成。

30. C。**解析：**间接摄影用的X线胶片有荧光缩影片、CT片、X线电影片、X线复印片等。

31. D。**解析：**使用同质同厚度感光乳剂层，双面乳剂X线胶片形成的密度约是单面乳剂的2倍。

32. C。**解析：**碳酸钠的水溶液显碱性，为显影液的促进剂，停显液一般为弱酸性液体。

33. E。**解析：**灰雾产生的原因有胶片本底灰雾；焦点外X线和被检体产生的散射线；显影处理。胶片本底灰雾由乳剂、片基和化学灰雾组成。与胶片的分辨率无关。

34. B。**解析：**显影液中常用的抗氧剂是亚硫酸钠。

35. B。**解析：**单纯性荧光体是指钨酸钙。

36. B。**解析：**平均斜率大的胶片，宽容度小。胶片感光特性受显影液特性影响。反差系数是胶片特性曲线的最大斜率。特性曲线因胶片种类不同而不同。照片影像对比度受胶片平均斜率的影响。

37. C。**解析：**PQ型显影液与MQ型显影液相比，显影能力持续性强。

38. B。**解析**：干式激光打印机的基本结构包括数据传输系统、激光光源系统、激光功率调制系统、扫描/曝光系统、胶片传送系统、加热显影系统以及整机控制系统等部件构成。温度控制系统不属于激光打印机的基本结构。

39. E。**解析**：医用激光相机的构成除了打印系统，还包括胶片传输系统（送片盒、收片盒、吸盘、辊轴、电机及动力传动部件）、信息传输及存储系统（打印接口、计算机、磁盘、记忆板、电缆、光缆及D/A转换器）、控制系统（键盘、控制板、液晶显示板及各种控制键或旋钮）等。

40. B。**解析**：水洗是整个加工过程的重要部分，可以洗掉残留的定影剂，保证照片质量。

41. E。**解析**：显影液指的是洗相片时适用的化学药剂，主要成分有硫酸、硝酸、苯、甲醇、卤化银、硼酸、对苯二酚等。显影液中的防灰剂是KBr。

42. B。**解析**：激光打印机的光源为激光束，激光束使胶片曝光。

43. E。**解析**：激光打印机中，胶片在高精度电机带动下精确地在Y轴方向上均匀地向前移动，完成整个胶片的“幅式打印”。

44. D。**解析**：激光胶片的特点包括极细微的乳剂颗粒、单面涂布、成像质量高于多幅相机胶片、背底涂有防光晕层。不包括采用扁平颗粒技术。

45. E。**解析**：照片干燥不良的原因包括干燥设定温度低、干燥组件湿度高、风量不足、定影液疲劳、水洗不足，与水洗温度无关。

46. D。**解析**：保管使用增感屏的方法包括：防高温、防潮湿；防阳光曝晒；防止水或药液溅入；暗盒应直立放置，避免重压变形；发现灰尘应用专门的清洗液清洗。

47. A。**解析**：自动冲洗时，与补充液流量调整相关的因素有处理液放置时间的长短、冲洗机冲洗容量的大小、连续冲洗胶片的数量、被冲洗照片密度的大小。与补充液流量调整无关的因素是显影温度的高低。

48. C。**解析**：潜影是由胶片感光后生成的分布不匀的无数显影中心所构成的，前提是接受光子能量而产生。自发还原、晶体位错、晶体点阵缺陷、晶体物理结构的不完整性均是显影中心形成的物理基础。

49. A。**解析**：潜影形成大体分4个过程：①卤化银晶体颗粒的卤离子在光化学作用下，释放出电子。②电子被感光中心捕获，使其带有负电荷成为电子陷阱。③卤化银晶体格内的银离子，因带正电荷被移向感光中心，与电子中和为银原子。④当感光中心的银原子聚集到一定大小时，就形成了显影中心，无数个显影中心就形成了潜影。

50. C。**解析**：影响X线对比度（潜影）的因素：X线的吸收系数μ、物体的厚度d、人体组织的原子序数Z、人体组织的密度ρ、X线的波长λ。μd产生散射线使对比度受到损失。

51. C。**解析**：目前，广泛应用的胶片及冲洗药液均适于自动冲洗机90秒或大于90秒的循环时间。通过大量实践和试验证明，显影温度设定在33～35℃是最适宜的。若使用超高速循环时间的冲洗机，必须提高显影温度和相匹配的胶片及冲洗药液。

52. E。**解析**：显影补充液的组成包括坚膜剂、保护剂、缓冲剂、促进剂等，但不包括催化剂。

53. D。**解析**：激光热成像胶片的组成包括片基、保护层、乳剂层、防反射层，但不包括吸收层。

54. C。**解析**：正常情况下，IP中存储的信息在8小时后损失25%。

55. A。**解析**：直线部即密度与照射量的变化成比例的那部分，是胶片特性曲线中力求应用的部分。

56. C。**解析：**国产76%泛影葡胺每安瓿的容量是20ml。

57. C。**解析：**碘过敏静脉注射试验用碘制对比剂1ml缓慢注射15min观察反应。

58. D。**解析：**对比剂的引入途径分直接引入和间接引入。直接引入包括通过人体的自然孔道，或体表穿刺，或病理通道等途径，直接将对比剂引入需要检查的组织或器官。通过口服对比剂进入血液循环后使脏器显影属于间接引入法造影。

59. D。**解析：**静脉注射试验为碘过敏试验方法中最可靠的方法，静脉注射能通过刺激性来检查是否过敏。

60. C。**解析：**口服试验需检查前3天口服10%碘化钾或碘化钠溶液。每天3次，每次10ml，因此最费时间。

61. D。**解析：**碘化钠属于无机碘对比剂。

62. C。**解析：**静脉胆管造影的对比剂经静脉通过肝脏到达胆系。消化道钡餐检查通过直接引入法显影，经皮穿刺肝胆系造影通过直接引入法显影，口服胆囊造影通过生理排泄法显影。

63. A。**解析：**对比剂应具备的条件包括毒副作用少、易于吸收与排泄、使用方便且成本低、理化性能稳定。所采用的可提高对比度的物质，称为对比剂。

64. B。**解析：**优维显是非离子型对比剂。硫酸钡是阳性对比剂，碘必乐是非离子型对比剂，二氧化碳是阴性对比剂，胆影葡胺是有机碘化物。

65. E。**解析：**冰醋酸可中和照片中碱性显影液，稳定pH值，是常用的中和剂。

66. A。**解析：**骨肿瘤的发病率并不高，但其临床、病理和影像学表现却复杂多变。影像学检查除少数征象典型者易于确诊外，大多数病例的影像学表现缺乏特征性，由于其临床表现往往不具特异性，并且有的甚至单凭病理学检查也难以确定诊断，因此影像、临床、病理三结合才是诊断骨肿瘤的正确途径。骨巨细胞瘤多数是良性的，碱性磷酸酶测定对恶性骨肿瘤诊断有意义，转移性骨肿瘤仅见于中老年人。

67. E。**解析：**女性患者，无临床症状，CT示肾内占位，平扫密度不均，符合肾血管平滑肌脂肪瘤表现。肾腺瘤为实性肿物密度。结核及脓肿常有相应感染性疾病病史。

68. A。**解析：**老年患者，血尿病史，肾实质占位，并出现富血供肿瘤表现，中央合并坏死，考虑肾癌可能性大。

69. B。**解析：**上腹隐痛半年就诊，ERCP示主胰管粗细不均、扭曲、僵硬，胆总管下端向内移位应提示慢性胰腺炎。

70. B。**解析：**部分肝脏转移瘤中央见无强化的低密度区，边缘强化呈高密度，构成“牛眼征”。

71. A。**解析：**层厚等于探测器排宽度的扫描方式是螺旋扫描。

72. B。**解析：**多层螺旋CT扫描，层厚等于准直器宽度的扫描方式是非螺旋扫描。

73. E。**解析：**层厚与图像分辨率的关系是薄层图像的空间分辨率高。

74. D。**解析：**双重偏离可造成胶片不均匀照射，照片上密度出现一边高一边低的现象。

75. B。**解析：**解决方法是X线中心要对准滤线栅中线，倾斜方向与铅条一致。

76. A。**解析：**被照体密度越高，吸收X线的能力越强。被照体密度越小，吸收X线的能力越弱。

77. D。**解析：**在器官内注入原子序数不同或者密度不同的物质，改变了所处位置的有效原子序数、改变了所处位置的密度、改变了所处位置的X线吸收能力、改变了所处位置与邻近位置的吸收差异，形成X线对比度。

78. B。**解析：**如果透光率为0.1，则阻光率为10，则光学密度为lg10 = 1.0。

79. C。**解析**：如果2张照片的光学密度都是1.0，则2张照片叠加后的光学密度是2.0。

80. C。**解析**：光学密度也称黑化度。密度值是一个对数值，无量纲。

81. C。**解析**：如果要求有较大的宽容度，应选用γ小的胶片。

82. B。**解析**：如果操作人员经验丰富，最好选用γ大的胶片。

83. D。**解析**：利用C臂的两次旋转动作，第一次旋转采集一系列蒙片像，第二次旋转时注射对比剂、曝光采集充盈像，在相同角度采集的两幅图像进行减影，以获取序列减影图像是旋转运动。

84. C。**解析**：岁差运动主要用于腹部、盆腔血管重叠的器官，以观察血管立体解剖关系。

85. E。**解析**：步进方式分为分段步进和连续步进，可降低受检者的辐射剂量，分段步进的曝光时序难以与对比剂的充盈高峰相吻合，可获得该血管的全程减影像。

86. C。**解析**：一般用一支电子温度计或金属温度计来测量药液温度。

87. E。**解析**：测量药液温度的方法：用一支温度计先测量显影药液温度，而后用清水洗净后再测量定影药液温度。

88. C。**解析**：根据题干，患者比较符合泌尿系统结核的表现。静脉肾盂造影可以显示肾盂、肾盏广泛破坏及形成的空腔。泌尿系X线平片（KUB）可显示病肾局灶性斑点状钙化影或全肾广泛钙化。超声可以显示肾脏实质内有无回声区并有细小点或斑片状回声。CT可以发现多点状及不规则的结核钙化。逆行膀胱造影常用于膀胱病变的诊断。

89. A。**解析**：泌尿生殖系统结核多数起源于肺结核，少数起源于骨关节结核或消化道结核。

90. C。**解析**：肾结核早期CT可显示肾实质内低密度灶，边缘不整，增强扫描可有对比剂进入，代表肾实质内空洞形成，肾盏、肾盂的早期破坏征象难以显示；病变进展，可见部分肾盏乃至全部肾盏、肾盂扩张，呈多个囊状低密影，CT值略大于水，肾盏壁可显示增厚。肾结核钙化时，呈多发斑点状钙化或不规则高密影，甚至全肾钙化。

91. E。**解析**：正常后前位X线胸部平片，右心缘可分为上、下两个扁平的两个弓，下段弓由右心房构成。

92. A。**解析**：上段弓起于右锁骨胸骨端的下方，垂直下行，在幼年和青年人中此弓主要为上腔静脉的边缘，成年人则主要由升主动脉右缘构成。

93. D。**解析**：磁共振产生条件包括磁性核、射频、恒定的磁场、^{1}H，但不包括电离。

94. A。**解析**：任何物质都是由分子组成的，分子是由原子组成的。人体内水分子最多，水约占人体重量的65%，氢原子是人体中含量最多的原子。

95. B。**解析**：X线使胶片感光形成潜影是利用了X线的感光特性。

96. C。**解析**：线质越硬，穿透能力越强；线量影响影像密度；散射线导致照片对比度降低；射线量越多，照片密度越大；散射线是成像的无用信息。

97. B。**解析**：X线对比度是指X线照射物体时，如果透过物体两部分的X线强度不同，就产生了X线对比度K_x，也称射线对比度。

98. C。**解析**：被照体因素（原子序数、密度、厚度）所形成的对比度称为物体对比度。

99. D。**解析**：曝光后的成像板，由于吸收X线而发生电离，在光激励荧光体的晶体中产生电子-空穴对。

100. A。

专业实践能力

1. E。**解析**：胸部CT高分辨率扫描主要用于检查间质性病变，目前支气管扩张的诊断依赖高分辨率CT检查。

2. C。**解析**：造影中发生气体栓塞，应将患者置头低足高，左侧卧位。

3. D。**解析**：股骨粉碎性骨折，为避免进一步加重损伤，应采用仰卧水平侧位。

4. C。**解析**：全景曲面体层摄影是通过专门设计的口腔曲面全景摄影X线机，将上颌骨、下颌骨、颞颌关节、上颌窦、鼻腔及全口牙齿的影像同时显示在1张体层照片上。全景曲面体层摄影能为牙科病，牙齿矫正以及牙槽骨、颞颌关节的骨折骨病等多种疾病提供重要的信息。

5. A。**解析**：肘关节侧位摄影时，肘关节屈曲呈90°，尺侧靠近台面，掌面与台面垂直。

6. A。**解析**：骨龄测量时，1～6岁应摄取双手及双腕正位；1岁以内应摄取双膝关节或足正位；7岁以上应摄取双手、双腕、肘及肩关节正位。

7. D。**解析**：膝关节正位摄影不用自动曝光控制。

8. A。**解析**：若是以观察椎间盘为主，则扫描基线应平行相应的椎间隙。患者仰卧，若是以观察椎体和椎旁组织为主，则扫描基线应平行于椎体；腰椎间盘常规扫描$L_{2\sim3}$、$L_{3\sim4}$、$L_{4\sim5}$、$L_5\sim S_1$ 4个椎间盘。

9. D。**解析**：盆腔占位增强扫描应严格掌握其适应证，对比剂总量60～100ml，常规增强扫描用静脉内团注法，流速2～2.5ml/s，扫描延迟时间30～35秒。

10. E。**解析**：腰椎侧位体位显示照片包括腰3椎体处于照片正中，胸11至骶2椎骨及部分软组织，包括胸11至腰5棘突，腰椎体各缘无双边显示，腰骶关节可见。

11. D。**解析**：髋关节前后位摄影体位：双下肢稍外展，足尖内旋并拢，足尖内旋20°，两趾接触。

12. A。**解析**：颈椎俯张口位摄影，患者仰卧于摄影床，双上肢置于身旁，头颅正中矢状面与台面垂直且与台面中心重合。其中心线应在两嘴角连线中点，垂直射入。

13. C。**解析**：逆行肾盂造影须在膀胱镜观察下，将特制的导管插入输尿管，才能注入对比剂，使泌尿道显影。

14. A。**解析**：立位腹平片可见到扩张的肠曲，其中可见到气液平面。故观察某肠梗阻患者腹部积气和积液情况，最好选用站立前后位。

15. D。**解析**：尾骨相当于耻骨联合的平面，第4腰椎平对肚脐。

16. B。**解析**：深呼气后屏气方式一般应用于腹部及膈下肋骨摄影；深吸气后屏气方式一般应用于肺部、胸骨侧位及膈上肋骨摄影。

17. C。**解析**：克雷氏骨折的X线摄影选前臂正侧位（含腕关节）。

18. B。**解析**：四肢长骨摄影的基本原则包括长骨摄影至少包括一端关节、两个摄影位置的关节面同高、同部位两个摄影位置同端对齐、儿童骨关节摄影常需两侧同摄。疑骨、关节异物，应摄取正、侧位。骨折后复查，应尽量去掉石膏或夹板，便于观察骨痂的形成。

19. A。**解析**：上肢骨的主要骨性标志：前臂为指骨、掌骨、豌豆骨、尺骨小头、桡骨茎突、尺骨茎突、内上髁、外上髁、尺骨鹰嘴、桡骨小头等。上臂为锁骨、肩峰、肩胛骨、肩胛下角等。均不包括A。

20. C。**解析：** 肺部疾病、胸骨侧位和膈上肋骨一般都采用深吸气后屏气的呼吸方式。

21. D。**解析：** 上臂、颈部、头部、心脏都采用平静呼吸下屏气的呼吸方式。因呼吸会导致这些部位产生模糊。

22. C。**解析：** 头颅摄影的注意事项包括了解临床的诊断要求，标有明确的左右标志，除去头部饰物等物品，避免产生伪影，影响影像图片的质量，正确使用辅助测量工具，头颅摄影一般都选用滤线栅。

23. B。**解析：** 经颅骨听眶线，将头颅分成上、下两部分的水平断面，称为解剖学水平面。

24. C。**解析：** 脊柱可做屈、伸、侧弯及轻微旋转运动，包括颈、胸、腰、骶、尾等生理弯曲，胸椎与肋骨相连构成骨性胸廓的一部分，典型颈椎有横突孔且第 7 颈椎棘突最长。除第 1、2 颈椎外，椎骨均由前方的椎体和后方的椎弓组成。

25. B。**解析：** 腹部摄影时，除了急性肠梗阻、脏器破裂外，摄影前应先腹部清洁。腹部摄影一般首选前后位，腹部检查一般使用滤线栅，常规采用深呼气后屏气曝光，观察气液平面常摄立位像。

26. D。**解析：** 需要增加摄影电压的原则是密度增加，增生性病变的密度会增加，故需要增加摄影电压。

27. E。**解析：** 双侧肺气肿透过率增高，肺内密度减低，故应减少摄影条件。

28. D。**解析：** 视神经管摄影，与台面垂直的标志线为听鼻线。

29. B。**解析：** 检查额窦病变首选体位为柯氏位，柯氏位额窦投影于两眼眶之间。

30. A。**解析：** 矢状位是前后方向，属于矢状方向摄影体位的是头颅后前位。

31. D。**解析：** 颈椎的摄影体位包括颈椎前后位（正位）、侧位、前后斜位，第 1、2 颈椎张口位，颈椎无切线位。

32. A。**解析：** 心脏摄影的体位包括后前位、左侧位、右前斜位、左前斜位，不包括前后位。

33. B。**解析：** 膀胱造影的方法有静脉肾盂法、逆行造影法、空气造影法、双重造影法及多次曝光法。最常见的方法是逆行造影法。

34. D。**解析：** 超选择性动脉 DSA 至少要插管至主动脉二级分支以上，甚至病灶的直接供血动脉。因此，插管难度最大。

35. E。**解析：** 头颅冠状位扫描的方式包括颏顶位和顶颏位，颏顶位常用于检查颅底。

36. D。**解析：** 脊柱摄影时注意尽量减少各个椎体影像的重叠，应包括临近有明确标志的椎体，下部腰椎摄影应注意性腺防护，胸、腰椎摄影均应使用滤线栅，不包括将下部椎体置于 X 线管阳极端。

37. E。**解析：** 胸骨后前位摄影条件采用低千伏、低毫安、长曝光时间，以增加背景的运动模糊度。

38. C。**解析：** 在跟骨轴位标准影像上，跟骨纵径与横径投影比例恰当，约 2∶1；从距下关节面到跟骨粗隆部，均应清晰显示，包括载距突。

39. E。**解析：** 跟骨侧位摄影要点：①被检者坐于摄影床上。②被检侧足部外踝紧贴暗盒并置于胶片中心。③中心线对准内踝下 2cm，垂直暗盒射入胶片。

40. C。**解析：** 肾脏居腹膜后，体表投影位于第 12 胸椎至第 2 腰椎之间，距中线约 5cm 处。肾脏前后位摄影中心线应经剑突与脐连线中点垂直入射。

41. A。**解析：** 常规标记以投照解剖学姿势为准，应标有检查日期，造影检查应标有摄片时间，标志在照片的非诊断区，必须统一使用数码输入。

42. D。**解析：** 站立位摄影能较好地显示肠梗阻时肠内的气液平面。

43. E。**解析：**横突位于椎体侧后方。

44. B。**解析：**矩阵是一个数字概念，它表示一个横成行、纵成列的数字阵列，由二维（行或列）排列的方格组成。一个方格就是坐标中的一个点（X、Y）。目前常用的矩阵有256×256、512×512、1024×1024。

45. D。**解析：**颅脑CT扫描中特殊的扫描有脑池扫描、薄层扫描、重叠扫描、细节扫描等。

46. E。**解析：**CT检查前患者的准备工作包括：对患者应做好耐心的解释说明工作；去除相应部位的金属；腹部检查前，要进行肠道准备；胸腹部检查前，训练患者屏气；做增强扫描的患者必须做碘过敏试验。

47. E。**解析：**体积越小，CT扫描要求越高，肾上腺体积较小，所以扫描时对呼吸的要求最高。

48. A。**解析：**对已婚女性患者，扫描盆腔，应在阴道内放置一纱布塞，以显示阴道和宫颈的位置。

49. B。**解析：**颈部血管造影的扫描范围，在颈部侧位定位像上，设定从胸腔入口至颅底的扫描区域。

50. B。**解析：**胸部图像的显示和摄影常规用双窗技术，即肺窗和纵隔窗。纵隔窗的窗宽：300～500HU，窗位30～50HU，肺窗的窗宽：800～1500HU，窗位－800～－600HU。

51. C。**解析：**腹部CT血管造影的CT采用静脉内团注法，通常用于腹主动脉及其大分支的血管成像，延迟扫描时间通常为15～20秒，可用于诊断腹主动脉夹层、腹主动脉瘤、肝血管异常及肾动脉狭窄等。

52. D。**解析：**耳部扫描常采用的检查位置是横断面和冠状面。横断面扫描取仰卧位，听眶线与台面垂直，冠状面扫描取仰卧位或俯卧位，听眶线与台面平行。

53. C。**解析：**腰椎CT扫描时，垫起患者腿部，可以减小生理曲度，使扫描线易于平行于椎间隙。

54. E。**解析：**肺部CT图像拍摄时，对于窗选择的基本要求是必须拍摄肺窗和纵隔软组织窗。

55. D。**解析：**鞍区CT扫描技术冠状位扫描层厚和层间距视蝶鞍大小选择2～3mm，鞍区CT检查一般需要做增强扫描，冠状位扫描可用颅脑顶颏位和颏顶位，放大动态扫描主要用于微腺瘤，冠状位扫描尽可能和鞍背平行与鞍底垂直。

56. C。**解析：**腮腺，以听眦线为扫描基线。

57. D。**解析：**咽部CT扫描层厚与层间距用5mm，小病灶可用2～3mm，患者仰卧，使颈部与床面平行，两外耳孔与床面等距。咽喉部常规检查，一般以横断位、非螺旋扫描为主，扫描范围是从口咽下1cm向上至颅底。侧位定位像，扫描基线分别与咽部或者喉室垂直。

58. E。**解析：**肺部CT图像的拍摄，对怀疑有骨转移者，以及累及相邻肋骨、椎骨者需加摄骨窗。

59. D。**解析：**与颅脑常规CT扫描比较不做吞咽动作是咽部扫描特有的注意事项。

60. D。**解析：**甲型肝炎应根据化验结果确定。肝胆CT扫描适应证包括肝脏血管瘤与囊肿的鉴别诊断、肝脏占位病变的诊断、肝硬化的诊断、脂肪肝的诊断。

61. A。**解析：**气液平面属于肠梗阻X线征象，其余4项均不属于肠梗阻X线征象。

62. D。**解析：**消化道的癌变最常见的是转移至肝脏。

63. D。**解析：**退行性病变的骨质破坏不明显。其X线表现为关节面骨质增生，关节面凹凸不平，关节边缘骨赘形成，关节面骨质硬化。

64. E。**解析：**缩窄性心包炎可以引起心包钙化。主动脉缩窄、高血压性心脏病及心脏瓣膜疾病一般就不会引起心包钙化。

65. A。**解析：**肝脓肿CT检查若出现气体和（或）液平征象，则有确诊价值。

66. D。**解析**：肝癌介入采用 Seldinger 技术，行股动脉或肱动脉穿刺插管，先行选择性腹腔动脉造影，再行超选择性肝动脉造影；造影选择对比剂浓度为 50% ~60% 的离子型对比剂。

67. E。**解析**：肝癌灌注化疗 + 栓塞术通常将导管置于肝固有动脉或肝总动脉。

68. D。**解析**：肝右支发出胆囊动脉分布于胆囊。

69. B。**解析**：腹腔动脉造影常用参数：腹腔动脉流速为 3 ~ 4ml/s，6 ~ 8ml/次，一般行股动脉穿刺。

70. E。**解析**：心脏摄影常规取站立后前位，右前斜位应服钡，摄影距离 200cm，侧位常规取左侧位，采用平静呼吸下屏气。

71. D。**解析**：心脏右前斜位摄影，身体冠状面与胶片夹角为 45° ~55°。

72. A。**解析**：患者情绪激动，片刻后不明原因倒地不起，伴随有呕吐等症状，查体示意识障碍、出现脑膜刺激征，以颈强直最明显，多考虑颅脑源性疾病。

73. B。**解析**：颅脑源性疾病首选 CT 平扫。冠状动脉 CTA 适用于检查可疑冠状动脉狭窄及血流动力学异常者。可疑冠心病，但运动试验结果不确定者，可疑冠状动脉存在解剖变异者，长期不明原因胸痛，其他检查无异常者，可行主动脉、肺动脉冠状动脉联合 CTA 检查等。心动图、心电图适用于检查心脏疾病。

74. D。**解析**：头部的扫描范围是从听眦线平面到头顶，层厚 5 ~ 10mm，扫描像可在定位像上设置。扫描基线是听眦线，头部的常规扫描是横断位扫描。

75. D。**解析**：胸骨后前斜位摄影时探测器上缘超出锁骨 6cm；应采用立位后前位体位，两臂内旋置于身旁，身体矢状面与探测器长轴垂直，且中心线从右侧肩胛骨下角向左侧倾斜，对准右侧肩胛骨内缘与第 4 胸椎水平射入探测器中心。

76. C。**解析**：胸部后前位标准影像上，肺尖充分显示，肺门阴影结构可辨。

77. C。**解析**：腹部 CTA 检查前对比剂不宜口服，一般用量 80 ~ 100ml，延迟时间 15 ~ 20s，层厚 1 ~ 2mm，对比剂流速 4 ~ 5ml/s。

78. D。**解析**：一般采用双期（动脉期、静脉期）扫描增强检查的为胰腺。

79. D。**解析**：浅表性胃炎不是腹部 CT 检查的适应证，应行电子胃镜检查。

80. E。

81. A。**解析**：如某一脑部图像的窗宽和窗位分别是 80HU 和 40HU，那么它所显示的 CT 值范围为 0 ~ 80HU。

82. C。**解析**：显示的 CT 值的下限是 0HU。

83. C。**解析**：CT 值的标尺设置为 -1024 ~ +3071。

84. C。**解析**：CT 值显示范围的数学表达公式为 C - W/2 ~ C + W/2。

85. B。**解析**：右前斜位是指 X 线从患者的左后方射向右前方。

86. D。**解析**：与选择摄影条件有关的因素是胸廓形状、患者性别和年龄、胸廓病理性变形，不包括胸部边界。

87. D。**解析**：怀疑视网膜母细胞瘤，应采用柯氏位摄影。

88. E。**解析**：柯氏位摄影时患者俯卧于摄影床上，正中矢状面垂直于台面，与台面重合，额部及鼻尖置于床面上，下颌内收，听眦线垂直于台面。鼻根对准探测器。

89. D。**解析**：柯氏位时额窦投影于眼眶的内上方，眼眶投影于照片的中部，两侧对称，内侧可见眶上裂，前组筛窦显示于两眼眶之间。

90. C。**解析**：视网膜母细胞瘤还可选用的体位是瑞氏位。

91. C。**解析**：心脏大血管造影是临床诊断心血管疾病的金标准之一。冠状动脉造影对比剂浓度为50%～60%。冠状动脉造影一般手推造影剂，先行测压或试注造影证实导管在冠状动脉口内，选择性左心室造影经股动脉、桡动脉、肱动脉等穿刺。

92. B。**解析：**左冠状动脉造影体位包括右肩位、肝位、左肩位、蜘蛛位，正位、侧位可作为补充位。不包括长轴斜位。

93. D。

94. C。

95. E。

96. A。

97. A。**解析：**子宫输卵管碘油造影的造影剂一般选用碘化油。

98. E。

99. A。

100. E。

模拟试卷（二）答案与解析

基础知识

1. B。**解析：**X线是一束混合能谱，含有各种波长。X线能量的大小取决于电子的能量、核电荷的多少及电子接近核的距离。能量越大的X线，其波长越短。

2. A。**解析：**胸膜腔是胸膜的脏壁两层在肺根处相互转折移行所形成的一个密闭的潜在腔隙，由紧贴于肺表面的胸膜脏层和紧贴于胸廓内壁的胸膜壁层所构成，左右各一，互不相通，腔内没有气体，仅有少量浆液，可减少呼吸时的摩擦，腔内为负压，有利于肺的扩张，有利于静脉血与淋巴液回流。

3. C。**解析：**输尿管的第2处狭窄位于小骨盆入口越过髂血管处。

4. B。**解析：**呼吸运动分为胸式呼吸和腹式呼吸。以肋间外肌舒缩活动为主，主要表现为胸壁的起伏，称为胸式呼吸；以膈肌的舒缩活动为主，主要表现为腹壁起伏，称为腹式呼吸。

5. B。**解析：**女性生殖系统由卵巢和输送管道（输卵管、子宫和阴道）组成。

6. B。**解析：**胸主动脉是胸部的动脉主干，位于胸腔后纵隔内，在第4胸椎的左侧续于主动脉弓，初沿脊柱的左侧下行，分支有壁支和脏支2种。壁支的肋间后动脉共9对，分布于第3肋间隙以下，沿肋沟走行，供应胸壁、腹壁上部、背部和脊髓等处。肋下动脉1对，位于第12肋的下方，供应相应区域。膈上动脉1对，至膈上面的后部。

7. A。**解析：**主动脉起始于左心室。全长可分为3段，升主动脉、主动脉弓和降主动脉。以膈肌为界线，将降主动脉分为胸主动脉和腹主动脉。

8. E。**解析：**在细胞内液与组织液之间，组织液与血液之间，水分和一切可以透过细胞膜（前者）或毛细血管壁（后者）的物质进行交换。

9. A。**解析：**十二指肠环绕胰头，形成开口向左的C形弯曲。

10. B。**解析：**食管的第2处生理性狭窄位于气管分叉水平。

11. B。**解析：**肺尖的体表投影相当于第7颈椎棘突的高度。

12. B。**解析：**壁层胸膜分为肋胸膜、膈胸膜和纵隔胸膜；左右胸膜腔不相通；两层胸膜之间为一封闭的浆膜囊腔隙，称胸膜腔。脏层胸膜被覆于肺表面。

13. B。**解析：**支气管是连接气管和肺的管道。气管分颈段和胸段，支气管末端与肺泡相通，气管分叉处位于胸骨角水平，颈段与喉相接于第7颈椎水平。

14. C。**解析：**正常人安静状态下，通气/血流比的正常值是0.84。

15. C。**解析：**呼吸系统由呼吸道和肺两大部分组成。

16. C。**解析：**输尿管壁为平滑肌，属于不随意肌。输尿管起自肾盂，终于膀胱。输尿管可做节律性的蠕动。输尿管在进入膀胱壁内段为狭窄部。输尿管的作用是输送尿液至膀胱。

17. D。**解析：**第四脑室位于延髓、小脑和脑桥之间。

18. D。**解析：**颈内动脉发出眼动脉，还分出大脑中动脉、后交通动脉等。

19. C。**解析：**咽分为鼻咽、口咽、喉咽。口咽与喉咽分界的标志为会厌上缘。

20. C。**解析**：脏层胸膜与壁层胸膜在肺根处相互移行，两层胸膜之间为一封闭的浆膜囊腔隙，称胸膜腔，左右胸膜互不相通。

21. C。**解析**：左肺只有斜裂，无水平裂，分为上、下两叶，较右肺狭长，前缘有心切迹，肺尖部高出锁骨内 1/3 上方 2～3cm。

22. C。**解析**：胸骨柄与胸骨体相连为胸骨角，是确定第 2 肋的重要标志。

23. A。**解析**：与胃的排空时间长短有关的有胃张力、体位、幽门功能、精神状态，不包括贲门功能。

24. E。**解析**：肝外形呈不规则的楔形，是人体最大的消化腺。

25. B。**解析**：人体的新陈代谢，包括合成代谢和分解代谢，甲状腺功能亢进者基础代谢率高，甲状腺功能减退者基础代谢率低，基础代谢受肌肉活动、环境温度、食物等影响，人体处于发热时基础代谢提高。

26. A。**解析**：松果体钙化最常见于 20 岁以后。

27. A。**解析**：甲状旁腺素的生理作用为升高血钙、降低血磷、维持血钙平衡。

28. D。**解析**：肾上腺位于肾脏上内方，是腹膜后器官，是内分泌器官，分皮质和髓质，与肾共同包在肾筋膜囊内。

29. B。**解析**：位于延髓、脑桥、小脑之间的是第四脑室。大脑由左、右大脑半球构成，小脑位于颅后窝内，脑干由延髓、脑桥和中脑组成，间脑位于大脑半球之间。

30. C。**解析**：三叉神经是属于周围神经系统的脑神经。

31. D。**解析**：中脑顶盖包括上丘和下丘。顶盖前区位于上丘上端与间脑交界区，含顶盖前核，是瞳孔对光反射的中枢。

32. D。**解析**：膀胱颈与前列腺相邻。膀胱属腹膜间位器官，不是生成尿的器官，而是储存尿的器官，膀胱最下面的是膀胱颈。

33. B。**解析**：正常肾脊角的角度为 15°～25°。肾的长轴自上斜向外下，其延长线与脊椎纵轴相交形成锐角，称为倾斜角或肾脊角，其中右侧较左侧略大。

34. E。**解析**：选项中前列腺不成对，精囊、尿道球腺、卵巢、睾丸都是成对的。

35. D。**解析**：心血管系统包括：心脏、动脉、静脉、毛细血管和静脉。

36. A。**解析**：三尖瓣位于右心房出口。二尖瓣位于左心房出口。

37. A。**解析**：大肠始于右髂窝部的盲肠，最终到肛管，沿左侧肋腹部上升到肝下缘的是升结肠，由脾曲从左肋腹部下行的是降结肠，经盆腔的为乙状结肠。

38. E。**解析**：胰与肝总管汇合成肝胰壶腹，开口于十二指肠大乳头。胰横跨第 1～2 腰椎前，分头、体、尾三部，由外分泌和内分泌 2 部分组成，外分泌部分泌的胰液是最重要的消化液，内分泌部主要分泌胰岛素。

39. B。**解析**：呼吸是从环境中摄取氧气，排出二氧化碳，气体交换和组织换气以扩散方式进行，气体交换在肺泡和肺毛细血管之间，靠膈肌运动进行的呼吸为腹式呼吸，靠肋间肌运动进行的呼吸为胸式呼吸，呼吸由中枢神经系统的呼吸中枢调节。

40. A。**解析**：胸廓由胸骨、胸椎、肋骨、肋软骨构成，不包括锁骨，锁骨属于上肢带骨。

41. B。**解析**：上肢的前臂与上臂中轴不在一条线上，而是前臂向外侧偏 10°～15°，称为提携角。

42. E。**解析**：胸锁关节的构成包括锁骨内侧端，是上肢骨与躯干骨连结的唯一关节。由锁骨的胸骨端与胸的锁切迹及第一肋软骨的上面构成，属于多轴关节。

43. E。**解析**：咀嚼肌包括咬肌、颞肌、翼内肌和翼外肌，均左右成对配布于颞下颌关节周围，是上提下颌骨、使口闭合的一组头肌，参与咀嚼运动。属于骨骼肌。

44. C。**解析**：复层扁平上皮主要分布于皮肤表面、口腔、食管、阴道等器官的腔面。

45. C。**解析：**电子能量是电子在各个轨道上运动时具有的能量。

46. B。**解析：**原子能级用电子伏特表示，$1eV = 1.6 \times 10^{-19} J$。电子在各个轨道上具有的能量是不连续的，结合力与原子序数Z有关，Z越大，核内电子越多，需要的结合能越大，原子处于能量最低状态时叫基态。移走原子中某壳层轨道电子所需要的最小能量，称该壳层电子在原子中的结合能。

47. C。**解析：**每壳层上的电子数最多是$2n^2$，第3层最多容纳18个电子。

48. B。**解析：**入射光子能量恰好等于原子轨道的结合能时，光电效应的发生几率突然增大，是原子轨道边界吸收的结果。

49. C。**解析：**移走原子中某轨道电子所需的最小能量，被称为是这个电子的结合能。

50. D。**解析：**由带有正电荷的原子核自旋产生的磁场，称为核磁。

51. E。**解析：**受激辐射光放大的发生不是自然的，自然界没有哪种物质能够自然地发出激光来，只有人为地创造条件，才能得到激光。受激辐射发生后，产生大量特征完全相同的光子，即激光。

52. A。**解析：**将人体纵断为左右对称两部分的面称正中矢状面，左右两部分相等，居正中线上。

53. A。**解析：**喉头隆起相当于第5颈椎高度。

54. A。**解析：**原子结构K层最多容纳的电子数是2个。

55. B。**解析：**胸部左前斜位是依据被照体体位与胶片的位置关系命名的摄影体位。

56. B。**解析：**肩胛骨下角对第7胸椎，与第7后肋骨相平。

57. E。**解析：**胸膜是一薄层浆膜，胸膜包括脏层胸膜和壁层胸膜，脏层胸膜被覆于肺的表面，脏层胸膜与壁层胸膜间构成胸膜腔，左、右胸膜互不相通。

58. B。**解析：**呆小症的原因是幼年甲状腺激素分泌不足。成年人长期缺碘会引起单纯性甲状腺肿、甲状腺结节等。

59. B。**解析：**副交感神经属于内脏运动神经。

60. E。**解析：**《医疗机构从业人员行为规范》适用于各级各类医疗机构内所有从业人员，包括医疗机构的管理人员、医生、护士、药剂、医技人员和其他人员，共6个类别。

61. C。**解析：**X线的产生主要取决于管电压的峰值。

62. C。**解析：**X线放射有2种：连续放射和特性放射，连续放射X线量取决于管电压、管电流、靶物质的原子序数，连续放射是高速电子与靶物质的轨道电子作用的结果，特性放射产生X线由跃迁的电子能量差决定，特性放射的X线量主要取决于管电压。

63. D。**解析：**X线质又称X线的硬度，它是由X线的波长（或频率）来决定的。X线的波长越短（频率越高），X线的光子所具有的能量就越大，X线的穿透力就越强，即X线质硬；反之，X线的波长变长，穿透力变弱，X线的硬度就小。

64. C。**解析：**X线具有微粒性的现象是能量和动质量、能发光电效应、荧光现象；频率、波长、折射、反射均为X线具有波动性的现象。

65. B。**解析：**增加X线量的方法是增加mA。

66. E。**解析：**比释动能率——时间间隔内的比释动能的增量。

67. C。**解析：**医用X线范围内，X线吸收与衰减中，不发生汤姆逊散射，会发生光电效应吸收，不会发生光核反应吸收，发生康普顿散射和吸收，X线强度与距离平方成反比。

68. C。**解析：**人体对X线照射低感受性的组织是脂肪组织、神经组织、结缔组织。

69. C。**解析：**照射量和辐射剂量是两个完全不同的辐射量，1C/kg的照射量对应空气的吸收剂量根据 $D_{空气}=33.85X$ 可得为33.85Gy。

70. A。**解析：**因为照射量X的单位为R（伦琴），$1R=2.58\times10^{-4}C\cdot kg^{-1}$，若在空气中已测知某点的X线，照射量为X，那么这点上空气的吸收剂量为 $D_{空气}=33.85X=33.85\times2.58\times10^{-4}=8.7\times10^{-3}$（Gy）。

71. E。**解析：**甲种工作条件，指年照射有效当量剂量可能超过15mSv/年，要对个人剂量进行监测，对场所经常性的监测，建立个人受照量和场所监测档案。

72. C。**解析：**严格按均匀月剂量率加以控制的工作人员是育龄妇女。

73. D。**解析：**吸收剂量SI的单位为J/kg，专用名为Gy，原有单位为拉德（rad）。

74. A。**解析：**当量剂量的单位Sv与rem的关系是 $1Sv=10^2rem$。

75. B。**解析：**X线的物理特性包括不可见、非带电、穿透作用、荧光作用、电离作用、热作用，但不包括导电作用。

76. C。**解析：**矩阵是一个数学概念，它表示一个横成行、纵成列的数字方阵。

77. D。**解析：**像素又称像元，指组成图像矩阵中的基本单元。

78. C。**解析：**影像数据是指重建后某幅图像的数据。探测器直接接收到的数据称为原始数据。AD转换后数据的过程称为数字化。CT值是CT图像测量中用于表示组织密度的统一计量单位，称为亨氏单位。

79. E。**解析：**光核反应在诊断X线能量范围内不可能产生。

80. A。**解析：**造血系统的改变是外照射慢性放射病最常见的临床表现。一般外周血的变化早于骨髓的变化，尤其是白细胞总数和分类的变化。故在放射线照射晚期障碍时，出现疾患可能性最大的是白细胞数减少。

81. E。**解析：**将数字量转换成模拟量的过程称为数模转换，数字化过程中，取点的个数应当满足一定的条件，DAC可将数字量转换为模拟量，数字量可以用数模转换器转换为模拟量。

82. A。**解析：**脊柱的生理弯曲有4个，包括颈曲、胸曲、腰曲、骶曲。

83. D。**解析：**畸胎瘤好发于前纵隔，青年女性多见，在CT和MRI上发现骨化和（或）脂肪成分，为诊断畸胎瘤的有力证据。

84. A。**解析：**良性骨肿瘤的CT征象包括可见病理性骨折、一般无骨膜反应、可以是多发性病变、压迫邻近组织器官，但不包括浸润性生长。

85. C。**解析：**增强扫描是CT检查海绵状血管瘤的关键：在快速注射对比剂后20～30秒内扫描获得动脉期，可见肿瘤边缘出现散在斑状、结节状明显强化灶，接近同层强化的大血管密度；注射对比剂后50～60秒扫描获得门静脉期，可见散在的强化灶互相融合，同时向肿瘤中央扩展；数分钟后延迟扫描，整个肿瘤均匀强化，且强化程度逐渐下降，但高于或等于周围正常肝实质的强化密度。整个对比增强过程表现“早出晚归”的特征。部分海绵状血管瘤，延迟扫描时肿瘤中心可有无强化的不规则低密度区，代表纤维化或血栓化部分，然而肿瘤周围部强化仍显示“早出晚归”特征。

86. B。**解析：**量化是指将连续变化的灰度或密度等模拟信息，转化成离散的数字信息的过程，也就是在振幅方向上用适当的间隔将被样本化的信号分配到邻近规定值中的过程。量化需要借助模/数（A/D）转换器完成。

87. E。**解析：**信息采集的第一步是X线曝光或扫描，透过被照体的载有影像信息的X线被辐射接收器件（成像板、平板探测器、CCD阵列等）接收，将收集到的信号转换成数字形式，与此同时并将图像分割成若干个小单元，这种处理称为空间采样，简称采样。

88. A。**解析**：将连续变化的模拟量转换成离散的数字量的过程是量化。

89. B。**解析**：环状软骨是喉软骨中唯一完整的软骨环，位于甲状软骨的下方。它由前部低窄的环状软骨弓和后部高阔的环状软骨板构成。环状软骨弓平对第6颈椎，是颈部的重要标志之一。

90. C。**解析**：会厌软骨位于舌骨体后方，形似树叶，上宽下窄，上端游离，下端借甲状会厌韧带连于甲状软骨前角内面的上部。会厌软骨被覆黏膜构成会厌。会厌是喉口的活瓣，吞咽运动时喉随咽上提并向前移动，封闭喉口，阻止食团入喉并引导食团入咽。

91. D。**解析**：碘在33keV，衰减曲线具有锐利的不连续性，其临界水平成为K缘。

92. B。**解析**：能量减影也称为双能量减影，使用的两种管电压为70kV和130kV。

93. B。**解析**：描述成像系统分辨力的是MTF，即调制传递函数。

94. E。**解析**：量子检出效率是DQE。

95. D。**解析**：一个电子对的静止质量为1.02MeV，当入射光子能量等于或大于1.02MeV时可以出现电子对效应。

96. E。**解析**：光核反应作用就是光子与原子核反应产生的核反应，当入射光子能量大于物质发生核反应的阈能时，会发生光核作用。

97. B。**解析**：诊断X线能量范围内发生在碘剂中的主要作用形式是光电效应。

98. E。**解析**：在引起生物大分子损伤中具有实际意义的是间接作用。

99. D。**解析**：存在阈剂量的是确定性效应，由此引起的细胞丢失可在组织或器官中产生临床上可检查出来的严重功能性损伤，由此预计，确定性效应与剂量有关，而且存在一个阈值。

100. C。**解析**：随机效应的有害程度与受照剂量的大小无关。

相关专业知识

1. E。**解析：**X线球管焦点大小常以1.0、0.6等值标注，其值称为有效焦点标称值，有效焦点标称值是无量纲数字，无单位。

2. A。**解析：**滑环技术就是基于炭刷和滑环的一项技术。

3. C。**解析：**常规头颅摄影的摄影距离为100～120cm。

4. B。**解析：**高压变压器的变压比大；瞬间负荷功率大。高压变压器浸在绝缘变压器油中使用，凭借其良好的绝缘能力和流动性，达到绝缘和散热的目的。高压变压器次级绕组的中性点接地，可降低高压变压器的绝缘性能要求，缩小高压变压器的体积。

5. D。**解析：**X线管型号XD51－20－40/125中20代表小焦点功率。

6. D。**解析：**立柱、平板检测器、监视器、准直器属于X线诊断专用辅助装置，高压发生器不属于X线诊断专用辅助装置。

7. D。**解析：**1972年CT的问世，为现代医学影像学的建立开辟了先河。

8. D。**解析：**阴极由灯丝和集射罩两部分组成，灯丝由钨丝制成，其作用是发射电子，而加速电板与X线阴极无关。

9. D。**解析：**旋转阳极X线管阳极倾角一般在12°～19°。

10. A。**解析：**普通摄影时，一般使用的准直器是手动准直器。

11. C。**解析：**当毫安表线圈短路，毫安表处于高电位时，便会损坏高压元件，出现高压电击。

12. D。**解析：**CT机房的电源要求是电源波动小于10%，电源电阻小于0.3Ω，接地干线为铜质，线径不小于16mm，地线接地电阻应小于4Ω。电源变压器的功率不能小于设备要求。

13. C。**解析：**影像增强器或数字平板检测器，应具有每秒30帧以上的显像能力、理想的光敏度、适宜的亮度、较高的影像分辨率和最小的失真度，有适应不同部位使用的可变输出野。

14. D。**解析：**直接转换型平板探测器结构为玻璃基板、集电矩阵、非晶硒层、顶层电极。不包括半导体层。

15. B。**解析：**高压发生器精确控制千伏，要求高压输出稳定，采用高频逆变升压方式，工作频率为20～80kHz。

16. B。**解析：**输入屏密封于玻璃壳内，用于将X线对比信息转换成电子像。

17. E。**解析：**X线管的代表容量，又称额定容量热容量。旋转阳极X线管与固定阳极管相比，优点是焦点小，功率大。

18. C。**解析：**电子透镜由光电阴极、聚焦电极、辅助阳极和阳极各电极的电位形成，是能对电子束起聚焦作用的静电场。电子从弱电场进入较强电场，电子速度将加大，运动方向与电场界面法线的夹角变小。反之，运动速度变小，夹角变大。所以利用电场的改变可以进行聚焦。电子透镜等组成了影像增强器，最终形成缩小增强的电子像。

19. D。**解析：**逆变式高压发生器首先把工频电源整流滤波变成平稳直流，再由逆变器利用振荡方法把平稳直流变成几十千赫至上百千赫的交流电，再由变压器升压、整流、倍压至X线发生所需的直流高压。

20. E。**解析：**A/D转换器是一种将模拟信号转换为数字信号的电器元件。通过它可将探测器接收到的模拟信息转换为数字信号。

21. B。**解析**：mA 表属于低压部件，X线管、高压电缆、高压整流器、高压交换闸均属于高压部件。

22. B。**解析**：自动曝光控时分为光电管自动曝光控时和电离室自动曝光控时 2 种方式。

23. E。**解析**：数字 X 线摄影（DR）包括直接转换平板探测器、间接转换平板探测器、多丝正比室探测器、闪烁体 + CCD 摄像机阵列。

24. B。**解析**：单相全波整流使用 4 个高压整流器的单相桥式整流电路，使变压器输出的正负半周都得到利用，提高了输出功率。

25. B。**解析**：X 线管阳极选用高熔点的物质，用来完成高压电路的回路，阻止高速电子流的运动，选用原子序数较高的物质。

26. C。**解析**：X 线总滤过为附加滤过与固有滤过之和，滤过是把 X 线束中的低能成分吸收掉，固有滤过是指 X 线管本身的滤过，一般对低能量射线采用铝滤过板。铅当量表示材料的屏蔽性能，不表示滤过。

27. B。**解析**：铝当量的单位是 mmAl，X线质的另一种表示方法是半值层（HVL），诊断用 X 线的半值层一般用 mmAl 表示。

28. D。**解析**：探测器将吸收到的 X 线光子转换成电信号，电信号经放大器放大，输入 A/D 转换器，即将模拟信号转换成数字信号。

29. D。**解析**：X 线机滤线器一般使用的栅比为 8：1～14：1。

30. E。**解析**：X 线机的高压整流方式包括单相全波整流、单相半波整流、单相自整流、三相 6 波整流、三相 12 波整流等。不包括三相全波整流。

31. D。**解析**：现常用的准直器为方形、多页形。它以中心线对称开闭，由相互垂直排列的 2 对为一组的铅板组成。

32. C。**解析**：三相全波整流通常应用于大型心血管机组。

33. A。**解析**：乳腺摄影压迫器安全措施有曝光后立即自动释放压迫功能，断电后手动或电动紧急释放功能，断电时所有的运动均自动锁定功能，压迫腺体时垂直和倾斜运动均自动锁定。

34. C。**解析**：CT 机的准直器分为 2 种，前准直器和后准直器，前准直器位于 X 线管窗口。

35. A。**解析**：CT 扫描与常规体层摄影相比，根本区别是无层面外组织重叠。

36. D。**解析**：阳极高压电缆芯线只有 1 条起作用，并提供阳极高压。

37. A。**解析**：单相全波整流 X 线机，4 个半导体整流器件中有 1 个断路，摄影曝光时，mA 表指数减半。

38. A。**解析**：高压短路一般会伴随有千伏表下降。高压短路现象包括高压变压器有嗡嗡声、有烧焦的橡胶味、高压部件有放电声、mA 表上冲。

39. D。**解析**：高压电缆输送高压，输送灯丝加热电压，阳极侧的电缆与阴极侧相同，阳极侧高压电缆与阴极侧高压电缆结构完全相同，必要时可以换用。双焦点 X 线需选用三芯高压电缆。

40. B。**解析**：定子线圈的作用是产生旋转磁场使阳极转动，不能与阳极分开，必须在阳极端。

41. A。**解析**：高压发生器次级为中心点接地，两绕组对称，高压电缆对地电压为管电压的 1/2。100kVp 的一半即 50kVp。

42. D。**解析**：X 线管容量是指 X 线管在安全使用条件下能承受的最大负荷量，是一次负荷的安全性。即在确定曝光时间下所能允许使用的最大曝光条件 - 管电压和管电流。X 线机中设置容量保护电路就是为了防止一次性超负荷曝光，保护 X 线管。

43. E。**解析**：遮线器是限定 X 线照射视野的装置。其余选项都属于 X 线管管套的功能。

44. B。**解析：**通电试验过程要分步骤分单元的进行，一般要先低压电路后高压电路。

45. E。**解析：**二极管不属于开关元件。晶体管、可控硅、场效应管、晶闸管均可作为桥式逆变电路中的电子开关。

46. E。**解析：**DF、DSA、DR、CR属于X线设备，MRI是磁共振成像设备。

47. D。**解析：**固定阳极的靶面倾角一般为20°。旋转阳极的阳极倾角为12°~19°。

48. C。**解析：**灯丝变压器、高压变压器和高压交换闸等位于高压发生装置中，不在管套内。旋转阳极X线管套内主要包括旋转阳极定子线圈、变压器油、X线管、胀缩器。

49. B。**解析：**灯丝变压器属于降压变压器。次级输出电压一般小于20伏。灯丝变压器浸泡在变压器油内。X线管内有2个灯丝变压器。灯丝变压器的次级输出电压与高压电路连接，所以其初、次级线圈间要有适合高压环境的绝缘要求。

50. C。**解析：**由于使用不同管电流引起的电源电压不同，将影响到千伏的准确，为此，在管电压预示电路中加入随管电流调节改变的补偿电路，使kV表指示值与实际管电压一致。

51. A。**解析：**咽侧方的咽旁间隙较宽大，呈三角形，位于翼内肌、腮腺、脊柱与咽侧壁之间，上至颅底，下达舌骨平面，呈潜在性漏斗状的疏松结缔组织区域。以茎突及茎突周围肌为界分为咽旁前、后间隙，咽旁后间隙内有颈内动、静脉及第Ⅸ~Ⅻ对脑神经等。

52. C。**解析：**放射科信息系统（Radiology Information System，RIS）是指以放射科的登记、分诊、影像诊断报告以及放射科的各项信息查询和统计等基于流程管理的信息系统。

53. A。**解析：**PACS系统的核心层服务器由PACS、RIS主服务器及后备服务器构成。

54. D。**解析：**从使用角度而言，远程医疗可简单的定义为采用计算机和远程通讯技术的医疗信息传输系统。

55. B。**解析：**质量管理－quality management，就是制定质量计划，并为实现该计划所开展的一切活动的总和。

56. C。**解析：**质量管理方法包括集体思维、主次因素图、管理控制图、集体思维、因果关系图，但不包括组织管理图。

57. C。**解析：**PACS不具有患者管理功能。PACS的范畴包括影像获取、影像显示、影像存储、网络传输。

58. C。**解析：**明胶不溶解于水。明胶的性质包括热熔冷凝、吸水膨胀、参与坚膜、提供感光中心。

59. A。**解析：**所谓T颗粒胶片是指感光晶体颗粒呈扁平型。

60. A。**解析：**X线管自身具有单相导电性，在交流电的正半周阳极为正、阴极为负时，有管电流通过，X线发生；在负半周时，X线管被施加反向电压，管电流截止，不产生X线。流过X线管和高压变压器次级的电流为脉动直流，但不是稳恒直流电。

61. E。**解析：**容量保护电路是一次性预置保护，受管电压、管电流、曝光时间三参量联合控制，对多次累积性过载不起作用。

62. D。**解析：**灯丝一端与集射罩相连，因此具有相同的电位。灯丝发射电子的聚焦程度取决于集射罩的形状和灯丝在集射罩的位置。灯丝的宽度和长度决定了焦点的形状。灯丝一般绕成螺旋管形。阴极由灯丝和集射罩组成。

63. E。**解析：**减小电源电阻的方法包括尽量缩短电源线的长度、使用容量充分的电源变压器、将电源变压器安装在影像科附近、使用截面积足够的铜质电源线，但不包括使用截面积较小的铜质电源线。

64. C。**解析**：大多数直接升压式 X 线机调节管电压的方法是改变高压变压器的初级输入电压。

65. C。**解析**：绝缘油的作用是绝缘和散热。

66. D。**解析**：管电流调整电路也称灯丝电路。它由稳压器供电，即磁饱和稳压器供电。

67. E。**解析**：因 X 线管中存在空间电荷，其随着管电压变化而影响 mA 稳定性，故在灯丝电路内加上空间电荷补偿器。

68. C。**解析**：高压电缆一般是三芯。

69. B。**解析**：碘化铯晶体具有良好的 X 线－电荷转换特性，接收单个 X 线光子可产生 800～1000 个光电子。碘化铯是非晶硅探测器常用的闪烁体材料。

70. D。**解析**：X 线影像增强器输出屏的影像对比度减小。

71. D。**解析**：管理控制图主要应用于自动冲洗机药液的管理和 X 线机输出稳定性的管理。

72. C。**解析**：全面质量管理的重要意义不包括全盘采用组织管理。

73. C。**解析**：在经胼胝体压部的横断图上，侧脑室前角前方为胼胝体膝部，侧脑室前角外侧为尾状核头部。

74. C。**解析**：多层螺旋 CT 与单层螺旋 CT 的主要区别是探测器排数多。

75. B。**解析**：右肺门区结构从前向后是右上肺静脉、肺动脉和支气管。

76. D。**解析**：在视交叉的横断层图像上，鞍上池后方的相邻结构为中脑。

77. D。**解析**：影像增强器是由增强管、管套和电源组成的。输入屏、电子透镜和输出屏构成的是增强管。光学系统、摄像机、物镜、监视器属于光学系统和 X 线电视系统器件。

78. C。**解析**：立位滤线器滤线板处于直立位，X 线水平投射。使用立位滤线器最多的摄影部位是胸部。

79. E。**解析**：红外激光片的吸收波长为 670～820nm，光谱峰值为 820nm。

80. A。**解析**：肝转移瘤 MRI 表现为 T_1WI 呈稍低信号，T_2WI 呈稍高信号，中央坏死区无强化，呈“牛眼征”。肝海绵状血管瘤在 T_1加权图像上多呈均匀的低信号，质子加权即是均匀的高信号，T_2加权图像上则为很明显的高信号，呈“灯泡征”。如血管瘤发生纤维变或囊性变，则信号强度可不均匀。

81. B。**解析**：胸骨切迹平面相当于第 2 胸椎平面，该平面可显示通过肺尖的 6 条大血管，即双侧颈总动脉、颈总静脉和锁骨下动脉。

82. C。**解析**：子宫肌瘤是导致不孕的常见原因，CT 征象所示符合子宫肌瘤表现。葡萄胎及子宫内膜癌病变可位于子宫肌层，肌层密度不均匀，少有钙化。

83. A。**解析**：平扫示肝内多发低密度圆形、类圆形肿块，增强扫描不均匀强化，少数肿瘤中央见无增强的低密度影，边缘强化呈高密度影，外周有低于肝密度的水肿带，构成所谓的“牛眼征”，考虑肝转移癌可能。

84. C。**解析**：此胸部断层图像中箭头所指为右肺动脉。

85. B。**解析**：此颅脑断层图像中箭头所指为脑桥。

86. A。**解析**：两钮控制方式是单独调节 kV、mAs。

87. D。**解析**：一钮控制方式是单独调节 kV、自动曝光量控制。

88. B。

89. E。**解析**：典型的肺脓肿在 X 线上表现为巨大团块状阴影，其中有空洞。

90. A。**解析**：陈旧性肺结核 X 线以增殖性表现为主，胸部可表现为钙化灶、纤维灶，患者出现乏力、潮热等结核中毒的症状。

91. B。**解析：**频率编码是通过施加梯度场，使不同位置磁矢量的频率不同而进行编码定位。

92. A。**解析：**相位编码是通过施加梯度场，使不同位置磁矢量的相位不同而进行编码定位。

93. A。**解析：**描述X射线照片斑点特征的物理量是RMS、WS。

94. D。**解析：**MTF是描绘不同频率下成像系统细节分辨率的函数，故描述成像系统分辨率特性的重要参量是MTF。

95. C。**解析：**信噪比是SNR，信噪比越大，说明混在信号里的噪声越小，声音回放的音质越高，混在信号里的噪声越大，声音回放的音质越低。

96. B。**解析：**常规自动曝光摄影用的探测器是电离室式。

97. E。**解析：**自动曝光时用的探测器有荧光体探测器和电离室探测器，普通曝光限时器的种类有机械式、电子式、数字式等三种，而电子式限时器主要利用电容充放电原理来工作。

98. E。**解析：**LIS、远程放射学系统、HIS、PACS都是构成医院的临床综合信息管理和应用的系统。

99. A。**解析：**检验科信息系统的英文缩写是LIS。

100. B。**解析：**远程放射学系统可以通过从一个地方到另一个地方以电子方式传送、并能及时分析放射影像，给出诊断意见。

专业知识

1. D。**解析**：半影是通过观察影像来认识物体的主要障碍，半影又称为模糊阴影。

2. D。**解析**：从灯丝正面发射出的电子所形成的焦点称为主焦点。从灯丝侧面发射出的电子所形成的焦点称为副焦点。

3. D。**解析**：非晶硒平板探测器属于直接转换式平板探测器。X线照射到直接FPD上时，X线光子使非晶硒激发出电子－空穴对。

4. D。**解析**：感光现象是化学反应中的光化学氧化还原反应，有物质的变化。荧光效应是一个在物质内部进行能量转换的过程，没有物质的变化，因此不是感光现象。

5. D。**解析**：中心线从被检部位边缘通过，称切线投影。为了使某些边缘凸出、凹陷或表面病灶显示清楚，可采用此法。此法可使相邻部分X线吸收差异增大。

6. E。**解析**：照片反映出的各组织影像的密度等级为层次，表示信息量，密度等级越多，层次越丰富。照片上相邻组织影像的密度差为照片对比度。二者不是同一概念。

7. B。**解析**：影响照片密度值的因素包括照射量（正确曝光时照射量和密度成正比）、管电压（与管电压的n次方成正比）、摄影距离、增感屏胶片系统、被照体厚度及密度、照片冲洗因素。

8. B。**解析**：增感屏对影像效果的影响包括增感作用、增加对比度、降低清晰度、颗粒性变差、减少影像的层次。

9. A。**解析**：照片影像的对比度与射线对比度的比为反差系数。

10. C。**解析**：以透视的自然像作蒙片减影的方式是路标方式，为超选择插管的路标。

11. C。**解析**：能将X线束中的低能成分预吸收的措施是在X线管窗口加滤过板。

12. C。**解析**：$M = 1 + 0.2/F$，其中F为焦点尺寸，M为该焦点所允许的最大放大率。F为0.05，M为5。

13. C。**解析**：原发射线能量越大，所产生的散射线光子的散射角越小，与直进的形成影像的原发射线越靠近，对照片对比度产生的灰雾机会也越大。

14. E。**解析**：人体组织中骨骼对X线吸收最多。空气吸收X线最少，所以骨与空气产生X线对比度最大。

15. D。**解析**：观片灯将密度分布的影像，转化成可见光的空间分布。

16. D。**解析**：所谓X线照片噪声，是指X线照片斑点。

17. D。**解析**：照片对比度与胶片的γ值有关，胶片γ值因胶片的不同而不同。胶片γ值（胶片对比度）越小，照片对比度越小，所以X线摄影中尽量采用γ值大的X线胶片。

18. B。**解析**：散射线到达胶片，使胶片对比度受到损害，降低了照片对比度。

19. C。**解析**：使用γ值大的胶片，获得的照片对比度大。使用增感屏可提高照片对比度。高千伏摄影时，骨、肌肉、脂肪等组织X线量的吸收差异不大，所以获得的照片对比度低。降低散射线可提高照片对比度。冲洗技术可直接影响照片对比度。

20. D。**解析**：采用125kV摄影，滤过板应选用3mm铝＋0.3mm铜。

21. B。**解析**：栅密度为滤线栅表面上单位距离内，铅条与其间距形成的线对数。

22. A。**解析**：摄影时，可以人为控制运动模糊的是呼吸，心脏搏动、胃肠蠕动、痉挛、食管蠕动都不能人为控制。

23. E。**解析：**焦点的移动，光源面加大，是造成影像几何学模糊的原因之一。模糊随物-片距离的增大而加大；模糊度也称不锐利度；阳极端影像锐利度大于阴极端；是相邻两组织影像密度过渡的幅度。

24. B。**解析：**食管贲门失弛缓症行钡餐时的X线表现为钡剂潴留在食管下端，并显示为1~3cm长、对称的、边缘整齐光滑呈圆锥形、漏斗状或鸟嘴状的狭窄，其上段食管呈不同程度的扩张、延长与弯曲，无蠕动波。含服硝酸甘油可使食管贲门括约肌松弛。

25. D。**解析：**发病率最高的恶性骨肿瘤是转移性骨肿瘤。

26. D。**解析：**X线胶片特性曲线组成包括足部、直线部、肩部、反转部。不包括顶部。

27. A。**解析：**激光打印机中，胶片在高精度电机带动下精确地在Y轴方向上均匀地向前移动，完成整个胶片的“幅式打印”。

28. A。**解析：**胶片的标准储存温度为10~15℃，片盒应竖直放置，湿度为40%~60%，冷藏的胶片不可直接使用，有效期一般为出厂后18个月。

29. D。**解析：**高温快显胶片的特点包括175μm厚、低银薄层、需加入较多附加剂、需要防静电剂、是聚酯片基等。

30. D。**解析：**高温快显胶片的附加层包括防灰雾剂、稳定剂、增塑剂、表面活性剂和润滑剂等。润滑剂增强传递性能，附加层能抑制保存中的变化，坚膜剂提高胶片机械强度，有利于自动冲洗。

31. A。**解析：**扁平颗粒采用荧光交叠控制技术，减少影像模糊。扁平颗粒光采集容量提高，可获得最大光吸收，可减少散射光。

32. A。**解析：**像素12比特的CT图像，可表达从-1000到3095的灰阶范围，总数是4096（2^{12}）。

33. A。**解析：**特性曲线不能反映颗粒度特性。

34. C。**解析：**溴化钾是抑制剂。

35. A。**解析：**感蓝片应与钨酸钙增感屏组合使用，因为钨酸钙所发出的光谱正好与感蓝片相匹配。

36. D。**解析：**溴化钾的浓度一般为0.1~5g/L，含量越高抑制作用越强，可做抑制剂。

37. A。**解析：**显影液pH的管理是用pH监测方法来判定显影液的疲劳度，没有实际效果，pH变化微小。启动液添加量的管理，显影液温度的管理，显影液补充量的管理，定影液混入的管理都有实际效果。

38. B。**解析：**不含色素的胶片，其吸收光谱范围大都限制在500nm以下的蓝紫色区域，此称为卤化银“固有感色波长域”。

39. E。**解析：**与定影速度有关的因素包括定影温度、搅动情况、乳剂的性质、定影剂浓度，但不包括水流速度。

40. B。**解析：**氦氖激光片的吸收光谱峰值为633nm。

41. A。**解析：**显影液的主要成分为显影剂（米吐尔、菲尼酮等）、亚硫酸钠、碳酸钠、溴化钾、亚硫酸氢钠、硼酸、硼砂等。

42. E。**解析：**医用专业打印需要获得国家食品药品监督管理部门颁发的医疗器械许可证。可分为湿式打印和干式打印，可使用热敏纸，湿式打印不如干式打印，干式激光打印应用广泛。

43. B。**解析：**激光胶片分为干式胶片和湿式胶片，干式胶片感光成像层主要由极细微的银盐颗粒成色剂组成。湿式激光胶片有5层，乳剂层有4层，可分为氦氖激光胶片和红外激光胶片。

44. A。**解析：**显影、定影、水洗和干燥时间均取决于输片系统的输片速度。

45. A。**解析：**为防止影像的严重变形，应遵循的原则：①被照体平行胶片时，放大变形最小。②被照体接近中心线并尽量靠近胶片时，影像的位置变形最小。③通常中心线入射点应通过被检部位并垂直于胶片时，影像的形状变形最小。

46. C。**解析：**在自动冲洗机的动态管理中，冲洗机药液温度和补充速率的检测应每月最少 1 次。

47. A。**解析：**感光银盐颗粒晶体颗粒小，感光度高。

48. D。**解析：**自动冲洗机显影温度在 33～35℃。

49. E。**解析：**X 线胶片片基材料一般使用聚酯。片基是乳剂层的支持层，有透明和淡蓝色之分，可使胶片保持牢固。

50. A。**解析：**硫代硫酸铵常用于快速定影配方中。

51. D。**解析：**胶片特性曲线上的任一点的值，是曝光量所对应的密度值。胶片的反差系数，一般说 γ 值小的胶片其宽容度大，特性曲线与胶片的种类有关，特性曲线直线的斜率为 γ 值。照片的对比度与胶片的 γ 值有关。

52. A。**解析：**感绿片应与硫氧化钆等稀土增感屏搭配使用。

53. B。**解析：**应该用一只电子温度计或金属温度计（不可用水银式温度计）测量药液温度。用不同颜色的笔将显影、定影温度记录在质量管理卡上。

54. E。**解析：**X 线照片产生灰雾的原因有胶片本底灰雾、焦点外 X 线、显影处理、被检体产生的散射线，与胶片的最大密度无关。

55. C。**解析：**属于肝脏排泄对比剂的有碘番酸、碘阿芬酸、胆影葡胺。

56. B。**解析：**二氧化碳的溶解度较大，易弥散，即使进入血管也不会产生气体栓塞，但在器官和组织内被吸收也较快。

57. A。**解析：**胆影葡胺可用于静脉胆系造影。

58. E。**解析：**碘化钠为无机碘；碘番酸为经肝脏排泄的对比剂；硫酸钡为钡剂；只有胆影钠为阳性碘对比剂正确。

59. B。**解析：**直接引入是指通过人体的自然孔道、体表穿刺或者病理通道等途径，直接将对比剂引入需要显示的组织或器官。钡剂灌肠造影、逆行肾盂造影、子宫输卵管造影、瘘管窦道造影属于直接引入。静脉肾盂造影属于间接引入。

60. B。**解析：**泛影葡胺属于有机碘对比剂。离子型对比剂属阳性对比剂，非离子对比剂常用于心血管，复方泛影葡胺属于碘对比剂，碘对比剂均属于阳性对比剂。

61. C。**解析：**欧乃派克属非离子型对比剂，碘番酸、碘酞葡胺、泛影葡胺、碘阿酚酸属于离子型对比剂。

62. D。**解析：**碘化钠属于无机碘类对比剂。

63. C。**解析：**工作中不慎在显影液中混入定影液，会突然引起处理性能的异常表现，灰雾度上升，严重影响冲洗质量。

64. D。**解析：**明胶有参与坚膜作用。

65. A。**解析：**CRT 图像记录胶片不适用于普通 X 线摄影。

66. C。**解析：**刺激性干咳 2 个月，多次痰查癌细胞阴性，胸部 X 线片除右中肺叶局限性透亮度增加外，未见其他异常应考虑为早期肺癌。支气管结石 X 线片应该有高密度影，气管异物一般会有病史。

67. A。**解析：**软组织内急性血肿的 CT 表现是高密度。

68. B。**解析：**急性化脓性骨髓炎的 X 线摄片主要表现为骨质破坏。

69. C。**解析：**肺野内片状致密阴影，边缘模糊，其中心密度减低，形成透亮区，并有液平面，提示肺脓肿。

70. B。**解析：**周围型肺癌毛刺征是指肿瘤边缘呈放射状排列的僵硬短细毛刺。

71. C。**解析：**IP 是影像记录板，作用是记录模拟信息，是 CR 成像的关键元件，作为人体影像信息实现模拟信息转化为数字信息的载体，代替了传统的屏片系统，具有很大灵活性和多用性。

72. C。**解析：**CR 系统读取装置使用的能源是荧光。

73. B。**解析：** CR系统读取装置输出的信号是数字信号。

74. C。

75. C。

76. E。

77. C。

78. D。

79. B。**解析：** 自动洗片机由于采用快速高温显影，对胶片有很高的要求。乳剂层的含银量高，不利于快速化学反应。

80. E。**解析：** 照片干燥不良的原因：干燥设定温度低，干燥组件中的湿度大，风量不足，定影液疲劳，水洗不足。

81. A。**解析：** a为焦－片距，b为肢－片距，影像放大对像质的影响小于变形，有时要利用放大达到特殊目的。

82. C。**解析：** 放大摄影能将细小结构显示清楚，其原因是将高频信号转换成低频信号。比如原细小结构为8LP/mm，眼睛的视觉分辨率无法辨认，经放大后，将8LP/mm变成了4LP/mm，此时眼睛可将其辨别出来。

83. A。**解析：** 高压整流方式包括单相全波、单相自整流、三相六波、单相半波。不包括三相自整流的方式。

84. D。**解析：** 逆变整流先把工频变为平稳直流，再由变压器升压、整流、倍压至X线发生所需的直流高压。只有电容充电可将电能存在高压电容中，逆变整流体积小，短时曝光时不易受电源同步影响。

85. E。**解析：** 高压交换闸不属于控制电路的组成部分。控制电路部分包括管电压控制与调整、管电流控制与调整、限时器、旋转阳极启动与保护装置、自动曝光控制。

86. B。**解析：** 根据 $M=1+0.2/F$ 可知，放大率（M）与F（焦点）成反比。焦点小，允许的放大倍数大；焦点大，允许的放大倍数小。

87. C。**解析：** 根据 $M=1+0.2/F$，求得放大倍数最大为1.3。

88. B。**解析：** 根据 $M=1+0.2/F$，放大倍数为1.15倍时，带入公式可得F近似值为1.3。

89. C。**解析：** 栅比越大，消除散射线能力越强。栅比值相同，栅密度越大，消除散射线能力越强。聚焦滤线栅反置时栅板中线部分密度高，两侧密度逐渐减低。曝光量倍数越小越好，滤线栅可提高影像对比度。

90. E。**解析：** 密度变化与滤线栅的放置关系有关。可能使用的是聚焦式滤线栅，可能是滤线栅反置了，也可能是滤线栅双重偏离，密度变化可能是栅切割效应所致。

91. A。**解析：** 鼻咽血管纤维瘤早期无症状，多因鼻出血就诊，渐进性鼻塞是最常见的症状。根据题干所述临床表现，可判断为鼻咽血管纤维瘤。

92. D。**解析：** 鼻咽血管纤维瘤的首选检查方法是CT平扫及增强扫描。CT平扫时瘤体与周围组织分辨较差，注射对比剂后，瘤体则呈强化，一般呈均匀高密度，类圆形或可有分叶肿块，边界清晰。瘤体内一般不含钙化灶或静脉石。对周围组织推挤压迫，使骨结构受压变形。冠状CT扫描有助于了解鼻窦口受累情况。

93. C。**解析：** X线影像增强器由影像增强管、管套、电源构成。

94. A。**解析：** 铝箔位于荧光体层后，厚度约为0.5μm以下，与阳极相连；为改变边缘清晰度较中心差的现象，输出屏作成凹形。

95. B。**解析：** 9寸影像增强器的标称入射野尺寸为230mm（9英寸）。

96. E。

97. C。

98. B。

99. B。

100. E。**解析：** 生理运动伪影不可以完全消除。

专业实践能力

1. A。**解析：**大剂量静脉肾盂造影的禁忌证包括严重的血尿、甲状腺功能亢进、碘过敏试验阳性、急性传染病以及肝肾功能严重受损和妊娠期及产褥期。

2. E。**解析：**放大摄影不可使重叠的影像分开。所以要表现人体的结构，须采用前后和左右几个方向的摄影以减少影像重叠和掩盖现象。

3. C。**解析：**因为保持两侧对称是很重要的，双侧对比的方法有助于明确诊断和鉴别诊断。

4. B。**解析：**正位胸片上，胸骨几乎完全与纵隔影重叠，不能显示，仅胸骨柄两侧外上角可突出于纵隔影之外。但在侧位及斜位胸片上胸骨可以全貌显示。

5. B。**解析：**肺气肿因肺过度膨胀，肺泡扩大、破裂，血液减少，所以肺部组织的密度会降低，摄影时应减少管电压值。

6. B。**解析：**肺门影像是肺动脉、肺静脉、支气管及淋巴组织的总和投影，其中肺动脉和肺静脉的大分支为主要组成部分。在正位片上，肺门位于两肺中野、内带，通常左侧肺门比右侧高 1 ~ 2cm。

7. B。**解析：**胸部右前斜位显示不佳的解剖结构是左心室。胸部右前斜位摄影，左心房、右心房体部、肺动脉主干、右心室漏斗部均可清晰显示。

8. D。**解析：**颞骨内微小结构的评价最有优势的检查方法为高分辨率 CT。

9. E。**解析：**头颅侧位能显示的全部颅骨及下颌骨升支，包括顶骨、额骨、鼻骨、枕外隆突、蝶鞍。

10. B。**解析：**患者仰卧正中矢状面垂直床面，X 线管阴极端置于上腰椎侧，两髋、膝屈曲，双足踏床面，使腰部贴近床面，减少生理弯曲，胶片包括第 12 胸椎及部分骶骨，中心线对第 3 腰椎垂直入射。

11. E。**解析：**骨盆摄影常规应使用滤线栅，前后位为常规位置，侧位为非常规位置，摄影前可清洁灌肠。胎儿检查最为常用的是超声检查。

12. E。**解析：**听鼻线是指外耳孔与鼻前棘的连线，为常用的 X 线扫描基线。

13. B。**解析：**在 DSA 检查中，与提高信噪比直接相关的因素是 X 线剂量，剂量越大，信号越强，信噪比越高。

14. E。**解析：**柯氏位摄影时，患者仰卧，正中矢状面垂直于台面，与台面中线重合；额部及鼻尖置于床面上，下颌内收，听眦线垂直于台面，中心线向足侧倾斜 23°，鼻根对准探测器中心，暗盒长轴与床中线平行。

15. B。**解析：**静脉肾盂造影又称为静脉尿路造影，为防止对比剂经输尿管排出，压迫位置为肚脐两侧，相当于输尿管经过两侧骶髂关节处，压迫球呈倒“八”字形放置，压力为 80 ~ 100mmHg，观察全尿路时解除压迫。

16. D。**解析：**上臂摄影照片中，不属于肱骨的显示结构是鹰嘴突。外科颈、大结节、鹰嘴窝、内上髁属于肱骨的显示结构。

17. B。**解析：**许氏位摄影时，身体长轴与床面中线平行，中心线向足侧倾斜 25°，被检侧乳突贴近暗盒，瞳间线与暗盒垂直，被检侧耳廓前折。

18. C。**解析：**胸椎侧位摄影应使用滤线器摄影，患者侧卧于摄影台，腰部垫棉垫，使胸椎序列平行于台面，并置于台面中心，侧位是常规体位，中心线对准第 7 胸椎垂直入射。

19. C。**解析：**听眶线与听眦线的夹角为12°~15°。听眦线是外耳孔与同侧眼外眦的连线。

20. B。**解析：**胸部摄影时容易受呼吸运动的影响产生运动伪影，应使用短摄影时间。故胸部摄影两手背置于髋部，双肘内旋的主要目的是将肩胛骨拉出于肺影之外。胸部摄影应使用滤线器，焦－片距应为180cm，常规站立后前位。

21. C。**解析：**胸部后前位X线照片不能显示胸骨，胸骨于侧位显示。胸部后前位X线照片能显示的包括肋膈角、锁骨、心脏、肋骨。

22. A。**解析：**听眶线与听眦线在10°~15°范围。听鼻线与听眦线约呈25°，听口线与听眦线约呈35°，听眉线与听眦线约呈10°。

23. C。**解析：**平板探测器在整洁和适当的环境条件才能发挥最佳性能。DR每次开机应按要求预热，具备自动跟踪功能，不需要根据摄影部位大小选择不同的平板探测器，影像处理参数丰富。

24. A。**解析：**头颅经眶位（后前向）主要显示：颞骨岩部上缘位于眼眶内正中，内耳道显示在眶中。自上而下相邻影像显示有双侧额窦、筛窦、鼻腔、上颌窦及乳突尖。

25. C。**解析：**骨龄测量：1~6岁应摄取双手及双腕的正位；1岁以内应摄取双膝关节的正位或足正位。7岁以上应摄取双手、双腕、肘及肩关节的正位。

26. C。**解析：**乳突侧位为许氏位，患者俯卧，取头颅侧位摄影的标准位置，是检查中耳炎和胆脂瘤的常规摄影位置。

27. C。**解析：**瑞氏位用于观察视神经孔、筛窦和腭骨。体位需使听鼻线垂直胶片，头颅矢状面与胶片呈53°。

28. D。**解析：**掌下斜位用于观察第1、2、3掌指骨及其关节的侧斜位影像。第4、5掌骨部分重叠。

29. B。**解析：**角膜缘定位环法是将定位环缝合固定于角膜缘处，其位置固定，定位较准确，是确定角膜有无非金属异物的最佳摄影方法。

30. C。**解析：**髋关节前后位摄影时，患者仰卧于摄影床上，双下肢伸直并稍内旋，足尖向上，两趾接触，足跟分开。

31. A。**解析：**观察髋关节正位投影情况，可用于髋关节炎、髋关节结核、髋关节脱臼等关节病变，及股骨头、股骨颈、大小粗隆等部位的检查。

32. D。**解析：**髋关节前后位片的标准显示：①照片包括髋关节，股骨近端1/3，同侧耻、坐骨及部分髂骨翼。②股骨头大体位于照片正中或位于照片上1/3正中，大粗隆内缘与股骨颈重叠1/2，股骨颈显示充分。③股骨颈及闭孔无投影变形，申通线光滑锐利，曲度正常。④髋关节诸骨纹理清晰锐利，坐骨棘明显显示，周围软组织也可辨认。

33. B。**解析：**胸部后前位标准影像：①肺门阴影结构可辨。②锁骨、乳腺、左心影内可分辨出肺纹理。③肺尖充分显示。④肩胛骨投影于肺野之外。⑤两侧胸锁关节对称。⑥膈肌包括完全，且边缘锐利。⑦心脏、纵隔边缘清晰锐利。

34. C。**解析：**头颅平片检查的常规摄影体位是正位及侧位。可用于观察颅骨的对称性，颅缝宽度，骨板厚度，检查颅骨骨折、骨质破坏等颅骨病变。

35. A。**解析：**头颅侧位摄影患者俯卧于摄影床，矢状面与胶片平行，冠状面与胶片垂直。

36. B。**解析：**柯氏（Caldwell's）位摄影时，听眦线垂直于床面，中心线向足侧倾斜23°，故听眦线与中心线的角度关系是呈23°。

37. E。**解析：**瑞氏（Rhees's）位可观察到视神经孔。

38. C。**解析：**腰椎正位摄影，中心线入射点应是第3腰椎（脐上3cm）。第3腰椎椎体各缘呈切线状显示，无双边现象，椎间隙清晰可见。

39. D。**解析：**类风湿关节炎是一种慢性全身性自身免疫性疾病；可同时侵犯多处关节，机体其他器官或组织亦可受累；以对称性、进行性关节病变为其主要特征。手足小关节好发。X线摄影首选双手正位片，包括腕关节。

40. D。**解析：**克雷氏（Colles）骨折多采用腕部正侧位。

41. C。**解析：**椎管造影的造影剂应用非离子型、等渗或油剂；应用碘化钠（离子型、高渗）可引起严重的不适及过敏反应等。膝关节可用空气造影，食管、胃肠道可用钡剂造影，泌尿系可用泛影葡胺造影，心血管可用复方泛影葡胺造影。

42. B。**解析：**中心线与人体矢状面平行的入射方向称矢状方向。

43. C。**解析：**薄层扫描是指扫描层厚小于5mm的扫描，一般采用1～5mm。目的是减少部分容积效应，观察病变内部细节以及小病灶。目标扫描又称靶扫描或放大扫描，是对兴趣区进行扫描的一种方法。高分辨率CT扫描是通过薄层或超薄层、高的输出量、足够大的矩阵、骨算法和小视野图像重建，获得良好的组织细微结构及高的图像空间分辨率的CT扫描方法。动态扫描指静脉团注对比剂后，在极短的时间内对某一组织器官进行快速连续扫描，扫描结束后再重建图像的方法。重叠扫描指层间距小于层厚，使相邻的扫描层面部分重叠的CT扫描。

44. D。**解析：**CT检查前去除被检部位的金属物品，其目的是防止扫描伪影产生。

45. E。**解析：**CT扫描注意事项中包括认真阅读申请单；CT检查前，患者应先更衣、穿鞋套；需做增强扫描的患者常规做碘过敏试验；不合作患者，CT扫描前应作镇静或麻醉处理；根据患者身体情况要求确定扫描参数。

46. E。**解析：**作膀胱CT检查，需在检查前口服1.2%阳性对比剂，总量1500ml。若膀胱未胀满，还需饮水至膀胱胀满。

47. B。**解析：**颅脑CT扫描采用的基准线是听眦线，为外耳孔与同侧眼外眦的连线。

48. C。**解析：**颅脑CT横断面常规扫描的层厚/层距是10/10mm。

49. B。**解析：**一般耳部CT扫描需采用高分辨率扫描模式，扫描层厚和层距通常采用2mm，必要时采用1mm扫描。

50. C。**解析：**盆腔CT检查需分次口服1500ml稀释的对比剂，方法是每隔1小时口服300ml，直至检查。若膀胱未胀满，还需饮水至膀胱胀满。

51. B。**解析：**下列情况下必须拍摄骨窗：①涉及颅底、内听道和蝶鞍的扫描，必须摄骨窗。②观察颅脑外伤，需同时摄骨窗。③涉及颅骨本身的病变，或颅脑病变侵犯到颅骨，也要同时摄骨窗。

52. B。**解析：**脊柱CT的特殊扫描方法有椎管内造影CT扫描（脊髓造影）和骨密度定量测定。

53. A。**解析：**CT检查胃时，需用对比剂或清水充盈，胃周围脂肪线消失提示肿瘤已突破胃壁，CT检查胃癌可直接反映肿瘤的大体形态，直接观察对胃壁侵犯情况。

54. E。**解析：**腹部CT扫描，肾和肾上腺以肾上极为扫描基线，肝脏和脾脏以膈顶为扫描基线，胆囊和胰腺以肝门为扫描基线，腹膜后腔以肝门为扫描基线，腹部扫描采用标准或软组织模式。

55. A。**解析：**根据不同的部位和病变情况，灵活选用窗宽和窗位。若病变和周围组织密度接近时，可适当调窄窗宽；若伪影较多或需观察局部组织的丰富层次，可调低窗位，并适当调宽窗宽。鞍区CT图像常用软组织窗和骨窗，软组织窗窗宽为350～400HU，窗位为35～40HU。

56. C。**解析：**咽喉部CT扫描技术扫描范围为从口咽下1cm向上至颅底；喉部从舌骨平面至环状软骨下缘。平扫，患者仰卧，身体置于床面中心，头稍后仰，颈部与床面平行，两外耳孔与床面等距。咽喉部侧位定位像。常规检查一般采用横断位。扫描基线：扫描层面分别与咽部和喉室垂直。

57. B。**解析：**肋骨摄影应注意，膈上肋骨应深吸气后屏气曝光，膈下肋骨应深呼气后屏气曝光。

58. B。**解析：**华氏位摄影时，听眦线与床面成37°。

59. E。**解析：**腹部CT检查中常需口服阳性对比剂，其作用是使肠道充盈，易于与其他肿块组织区分。

60. D。**解析：**静脉团注法采用手推式或压力注射器，一般以2～6ml/s的速度将60～100ml（成人）的碘对比剂注入静脉，是CT增强扫描的常用方法。

61. B。**解析：**肩关节正位摄影的标准影像：①照片包括肩关节诸骨，其关节位于照片正中或稍偏外显示。②肩关节盂前后重合，呈切线位显示，不与肱骨头重叠，关节间隙显示清晰明了。③肱骨小结位于肱骨头外1/3处显示。④肱骨头、肩峰及锁骨纹理显示清晰，周围软组织层次清晰可辨。

62. A。**解析：**脑膜瘤占颅内肿瘤的第2位。垂体瘤绝大多数为垂体腺瘤，由垂体前叶和后叶及颅咽管上皮残余细胞发生，可向下生长侵入蝶窦，可发生坏死、囊变。

63. B。**解析：**脑膜瘤为常见的颅内肿瘤，仅次于神经上皮肿瘤。脑膜瘤在T_1WI多呈等信号，少数为低信号，T_2WI呈高信号、等信号或低信号。大部分肿瘤邻近脑膜发生鼠尾状强化，称为硬膜尾征或脑膜尾征。故脑膜瘤的MRI多能显示脑膜尾征。

64. C。**解析：**根据患者表现，考虑垂体病变，首先选取蝶鞍冠状位薄层增强扫描。

65. B。**解析：**肾结核的肾实质空洞与肾小盏相通，病变累及肾小盏时，显示肾小盏边缘不整，如虫蚀状，并可见小盏外侧有一团对比剂与之相连。根据患者表现，可考虑为肾结核。

66. B。

67. B。

68. C。**解析：**胸部正位片中心线对准第6胸椎高度垂直射入。

69. A。

70. C。**解析：**通过体表标志确定的脊柱平面：环状软骨下缘平对第6颈椎体下缘。

71. C。**解析：**颈静脉切迹约平对胸2～3椎间。

72. A。

73. C。

74. D。

75. B。**解析：**瓦氏位的标准影像为两侧上颌窦对称显示眼眶之下，呈倒置的三角形，颞骨岩部的投影位于上颌窦影的下方。

76. C。**解析：**瓦氏位是检查上颌窦的首选位置。体位要点包括头部后仰，听眦线与床面呈37°，鼻根部置于探测器中心，中心线经鼻根部垂直射入。

77. B。**解析：**胸部后前位标准影像：锁骨、乳腺、左心影内可分辨出肺纹理，肺尖充分显示，肩胛骨投影于肺野之外，两侧胸锁关节对称，心脏、纵隔边缘清晰锐利。

78. B。**解析：**胸部后前位标准影像，照片中无组织遮盖部分呈漆黑，第4胸椎以下椎体清晰可见，并呈侧位投影。从颈部到气管分叉部，能连续追踪到气管影像。心脏、主动脉弓移行部、降主动脉影像明了。胸骨两侧缘重叠良好。

79. C。**解析：**膈上肋骨前后位标准影像，两侧1～7前肋和1～10后肋正位影像显示在照片上，颈肋包括第6颈椎至第3胸椎。肋骨边缘及骨小梁显示清晰。肋膈角显示清晰完整。

80. C。**解析**：因心脏解剖位置靠近前胸壁，故采用后前位投照，心脏影像放大率小，并可减少心脏影像对肺脏的遮盖。RAO为右前斜位，又称第一斜位。正常人胸部正位摄影，主动脉弓投影于左上肺野内侧。吸气时，肺内含气量增加，横膈下降。

81. C。**解析**：冠状动脉 CTA 的适应证包括：长期不明原因胸痛，其他检查无异常者；冠状动脉血流动力学异常者；可疑冠状动脉存在解剖变异者；可疑冠状动脉狭窄者。不包括窦性心动过缓。

82. D。**解析**：冠状动脉 CTA 相关准备包括严格掌握适应证，检查前至少禁食 4 小时，扫描前 12 小时不饮用含咖啡因类物品，检查前至少提前半小时达到检查室，静坐稳定心率，检查时心率 65 次以下效果好，将电极放在清洁、干燥的皮肤处。

83. C。**解析**：导联电极连接后，应对患者进行超过 15 秒的屏气训练，在此期间注意观察患者的心率变化。心率变化在 10 秒内超过 5 次，可进一步处理后再行检查。

84. A。**解析**：进一步处理是给予 2 ~ 4L/min 纯氧。

85. C。**解析**：冠状动脉 CTA 扫描范围是气管分叉到心脏膈面。

86. C。**解析**：观察腰椎椎弓峡部、上下关节突及其关节间隙、椎体的斜位影像，临床上采用腰椎斜位摄影。

87. C。**解析**：腰椎双斜位照片显示的是靠近摄影台面侧的部位。

88. C。**解析**：上下方向（轴）是中心线经被照体头侧射向尾侧。

89. D。**解析**：中心线经被照体足背射向足底为背底方向。

90. C。**解析**：耳状面是髂骨的关节面。横断面、冠状面、矢状面、正中矢状状面均是解剖基准面。

91. A。**解析**：钙化积分扫描一般采用前瞻性心电门控轴位扫描。

92. A。**解析**：重建时间取决于机型硬件配置与算法，与图像质量无直接关联。其余选项均影响成像质量。

93. B。

94. C。**解析**：乳腺内侧及后侧组织在常规拍摄时，有可能包不全，故怀疑该区域病变时可在常规拍摄位置后加拍乳沟位。

95. D。**解析**：晶状体损伤包括晶状体混浊和脱位，晶状体混浊可用裂隙灯诊断，晶状体脱位可用眼部超声检查诊断。由于晶状体对射线较敏感，常规不用 CT 检查。

96. E。**解析**：神经性耳聋是由各种原因引起的听力下降，不会出现外耳道淡血性液体流出。

97. C。**解析**：临床怀疑脑出血用 CT 检查可快速准确得到诊断。

98. A。

99. B。**解析**：将三维容积数据中蕴含物体表面上的明暗阴影进行显示的方法为表面阴影显示，英文缩写为 SSD。

100. A。**解析**：可以把轴位二维图像重组为以体素为单位的三维数据，再用断面截取三维数据重组为二维图像的 CT 后处理技术是 MPR。

模拟试卷（三）答案与解析

基础知识

1. B。**解析：**白细胞的主要功能是保护机体、抵抗外来微生物（细菌等）的侵害。红细胞的功能主要由血红蛋白来完成，包括运输氧和二氧化碳；对机体产生的酸碱物质起缓冲作用。血小板可以参与止血、凝血及维持血管内皮的完整性。血浆是含有很多溶质的水溶液，溶质中血浆蛋白含量最大，无机盐较少，其余为非蛋白的有机物。

2. A。**解析：**同侧心房和心室借房室口相通，心房接收静脉，心室发出动脉。左房室口周缘附有二尖瓣。

3. A。**解析：**肩胛骨上缘靠外侧角的突起为喙突。

4. D。**解析：**近正中矢状面的位置为内侧，近头侧为上，近足侧为下。近腹侧为前，近背侧为后，近心侧为近端，远离心侧为远端。

5. E。**解析：**女性尿道细长，仅有排尿功能。肾是成对的实质器官，形似蚕豆，肾实质分皮质和髓质两部分。输尿管为细长的肌性管道，输尿管第3处狭窄位于膀胱入口。

6. C。**解析：**左心房是最靠后的一个心腔。肺静脉进入左心房开口处，无瓣膜，有左肺上、下静脉，右肺上、下静脉4个入口和左房室口1个出口。

7. E。**解析：**左右两肺分居膈的上方和纵隔两侧，肺尖指第1肋环下缘以上部分，肺表面被覆脏层胸膜，右肺宽短，左肺狭长，上纵隔内主要有胸腺、头臂静脉、上腔静脉、膈神经、迷走神经等。

8. C。**解析：**腰椎共有5个，横突最长的椎体是第3腰椎。

9. A。**解析：**食管壁由黏膜层、黏膜下层、黏膜肌层及纤维膜构成。黏膜肌层由纵行肌组成，上1/3段为骨骼肌，下1/3段为平滑肌，中段为骨骼肌和平滑肌混合组成。

10. B。**解析：**环状软骨位于甲状软骨下方，形似一带印章的戒指，为喉软骨中唯一呈环形的软骨，对于保持呼吸道畅通有极为重要的作用，损伤后易引起喉狭窄。

11. E。**解析：**机体内的血红蛋白是运输氧的主要工具。

12. D。**解析：**呼吸肌节律运动受控于中枢神经系统的呼吸中枢，呼吸中枢的神经细胞群产生和调节呼吸运动，血液中二氧化碳含量增加，将刺激呼吸加速，血液中pH值降低，将刺激呼吸加速，呼吸运动受神经性反射调节。

13. E。**解析：**血液的功能是供给机体所需的氧和搬运二氧化碳到体外；运输营养素和组织分解产物；运输体内各内分泌腺分泌的激素；维持机体内环境稳定，保持酸碱度的相对恒定；调节人体的体温；防御和保护功能。而维持血钙平衡不是血液的功能。

14. B。**解析：**中耳包括鼓室、咽鼓管、乳突窦及乳突小房。骨迷路为内耳结构。

15. D。**解析：**眼即视器，由眼球和眼副器构成；眼副器位于眼球周围或附近，包括眼睑、结膜、眼球外肌等。眼球由眼球壁及其内容物构成。眼球壁从外向内依次分为眼球纤维膜、血管膜和视网膜3层。眼球纤维膜即眼球外膜，由前向后分为角膜和巩膜两部分。眼球中膜是血管膜。眼球的内容物包括房水、晶状体和玻璃体。

16. C。**解析：**中耳包括鼓室、咽鼓管、乳突窦和乳窦小房。

17. D。**解析**：畏寒、反应迟钝，胫骨前非凹陷性水肿，利尿药治疗无效，提示黏液性水肿，此病是由于甲状腺激素分泌不足引起。

18. C。**解析**：垂体分泌的激素包括：生长激素、催乳素、黑色素细胞刺激素和促激素。

19. B。**解析**：胰岛细胞分为两种，一种是A细胞，分泌胰高血糖素；另一种是B细胞，分泌胰岛素，两者共同参与调节体内糖代谢。

20. A。**解析**：眼动脉与视神经一起经过视神经管入颅腔形成视交叉。

21. C。**解析**：脑室是脑内的腔隙，脑室共有4个，有双侧脑室、第三脑室和第四脑室，侧脑室借室间孔与第三脑室相通，第四脑室位于脑桥、延髓和小脑之间。

22. B。**解析**：排便反射的初级中枢在脊髓腰骶段。

23. E。**解析**：男性尿道起自膀胱的尿道内口，止于尿道外口。分前列腺部、膜部和海绵体部。海绵体为尿道穿过尿道海绵体的部分，长约12～17cm，临床上称为前尿道。在尿道海绵体尿道球内的尿道最宽，称尿道球部，尿道球腺开口于此。

24. D。**解析**：肾门一般平第1腰椎。肾后面的上1/3为膈，肾的后方，下部与腰大肌、腰方肌和腹横筋膜相毗邻。右肾与肝右叶、十二指肠降部和结肠肝曲相邻，左肾外缘邻接脾和结肠脾曲。

25. E。**解析**：盆腔前方为膀胱颈部和前列腺底部，后方为直肠，直肠和前列腺间可见输精管末端及精囊，脏器周围可见丰富的静脉丛，盆后壁为尾骨。

26. E。**解析**：肺循环由右心室输出，经肺动脉干及其各级分支到达肺泡毛细血管进行气体交换，再经肺静脉进入左心房。

27. B。**解析**：脑的动脉供应来自颈内动脉和椎动脉，颈外动脉主要供应颈部和颅外。

28. A。**解析**：右心房的入口和出口分别有3个、1个。右心房的入口为上、下腔静脉、冠状窦口，出口为右房室口。

29. B。**解析**：胃型分为钩型、牛角型、瀑布型、长型4种，没有横型。

30. D。**解析**：胃液的pH为0.9～1.5，其成分包括水、盐酸、氯化钠、氯化钾等无机物，及黏蛋白、消化酶和内因子等有机物。

31. E。**解析**：口腔到十二指肠称为上消化道，空肠以下为下消化道。

32. B。**解析**：在胸片上两侧肺脏表现为透明的区域称为肺野。深吸气时肺内含气量增多，透亮度增高，呼气时则透亮度减低。为便于标记病变部位，将两侧肺野依第2、第4肋骨前端下缘水平线分为上、中、下野，并纵行平均分为内、中、外带。肺门位于中肺野内带，第2肋前端下缘以上为上肺野，第2～4肋前端下缘之间为中肺野，第4肋前端下缘以下为下肺野。

33. D。**解析**：左肺分2叶，右肺分为3叶，左肺较狭长，肺尖超出锁骨上方，内侧面中央凹陷称肺门，肺位于胸腔内。

34. C。**解析**：鼻腔前下方鼻翼内面较宽大的部分为鼻前庭。

35. C。**解析**：神经胶质细胞遍布于神经元胞体之间和突起之间，构成神经元生长分化和功能活动的微环境，参与神经元的一些生理活动，并对神经元有支持、营养、保护、绝缘和引导作用，神经元受损时，参与神经组织的再生。

36. A。**解析**：疏松结缔组织常包围着血管、神经、肌肉等，血管内的血液与周围组织或细胞之间物质交换必须经此组织传递。所以，疏松结缔组织具有传送营养物质和代谢产物的功能。

37. C。**解析**：膝关节由股骨下端、胫骨上端和髌骨共同构成。

38. C。**解析：**宽短型胸部胸围较大、胸骨较宽、胸骨下角较大、肋骨近于水平、胸骨上凹不明显。

39. C。**解析：**关节绕矢状轴旋转时，骨的前面向内旋转为旋内，向外旋转称旋外。

40. B。**解析：**结合能与原子序数有关，原子序数越高，核内正电荷越多，对电子的吸引力越大。

41. C。**解析：**由 $Nn=2n^2$，L 壳层 $n=2$，可得 L 壳层最多可容纳的电子数是 8 个。

42. D。**解析：**电子在各个轨道上运动时具有的能量称电子能量。每个可能轨道上的电子都具有一定的能量（动能和势能的代数和）；且在各个轨道上具有的能量是不连续的，这些不连续的能量值，表示原子能量的状态，称为原子能级。

43. D。**解析：**X 线管靶面物质原子内沿一定轨道绕原子核旋转的是电子。

44. E。**解析：**原子核对电子的吸引力，靠近原子核的壳层电子结合力强，距核越远的电子结合力越小。同一原子中，原子核对壳层电子的吸引力最小的是 O 壳层电子。

45. A。**解析：**磁性原子核需要符合的条件有 3 种，中子为奇数，质子为偶数；质子为奇数，中子为偶数；中子和质子均为奇数。

46. E。**解析：**选项中只有氦氖激光型胶片属于激光相机成像胶片。

47. E。**解析：**激光的特性包括方向性好、强度高、单色性好、相干性好，但不包括无须防护。

48. C。**解析：**听眶线与解剖学水平面平行，与同侧听眦线约呈 12°。

49. D。**解析：**冠状线于左右方向，将人体纵断为前后两部，纵切面为冠状面。

50. E。**解析：**最外层电子数不超过 8 个。半径最小的是 K 层，第三层是 M 层，核外电子具有不同的壳层。

51. A。**解析：**依被检体与摄影床的位置关系命名的摄影体位是腹部左侧卧位。

52. C。**解析：**听眶线的英文缩写是 RBL，是外耳道上缘与眼眶下缘的连线。

53. D。**解析：**胸骨斜位片避免了纵隔及胸椎的重叠，曝光时需要连续均匀的呼吸，目的是让肺组织模糊，胸骨更清晰。

54. C。**解析：**后纵隔位于心包与胸椎之间，容纳气管杈及左右主支气管、食管、胸主动脉、奇静脉、半奇静脉、胸导管、交感干胸段和淋巴结等。后纵隔是支气管囊肿、神经瘤、主动脉瘤及膈疝的好发部位。

55. A。**解析：**眼球壁外膜结构分为角膜和巩膜两部分，是坚韧的结缔组织组成。

56. C。**解析：**人体中把不同细胞、组织和器官的活动统一协调起来的一套调节机构叫作神经系统。

57. E。**解析：**《医疗机构从业人员行为规范》的执行和实施情况，应列入医疗机构校验管理和医务人员年度考核，医务人员职称晋升、评先评优的重要依据，医疗机构等级评审，医务人员定期考核和医德考评。

58. C。**解析：**X 线的质，又称为 X 线的硬度，是由 X 线的波长决定的。

59. B。**解析：**1895 年，德国物理学家伦琴发现了 X 线。

60. D。**解析：**X 线有广泛的波长和频率，具有微粒性和波动性，真空中传播速度与光速相同。X 线只有运动质量，没有静止质量。X 线以波的方式传播。

61. C。**解析：**光电效应不产生散射线，大大减少照片灰雾，增高 X 线对比度。

62. E。**解析：**X 线量是指 X 线光子的数量，诊断 X 线范围常用 mAs 表示。

63. C。**解析：**软骨、关节、造血组织、骨、脂肪中，对 X 线照射的感受性最强的是造血组织。

64. D。**解析：**碘的 K 系吸收为 33keV，铅的 K 系吸收为 88keV，光子能量为33.17～88keV 之间时，碘比铅对 X 线吸收大。

65. C。**解析：**比释动能的单位为 J/kg，又名戈瑞，曾用单位为拉德（rad）。吸收剂量的单位 J/kg，专用名为戈瑞，原有单位为拉德。照射量的单位为 C/kg，原有单位为伦琴。当量剂量的单位与吸收剂量单位相同。

66. C。**解析：**吸收剂量的国际单位是 J/kg，专用名称为戈瑞，原有单位为拉德。

67. D。**解析：**辐射防护中常用的单位是当量剂量，专用单位为 Sv。

68. C。**解析：**《放射卫生防护基本标准》规定的丙种工作条件为年照射的有效剂量很少超过 5mSv/年。

69. E。**解析：**同一个体的不同组织、细胞的辐射敏感性有很大差异。①人体对辐射高度敏感的组织有淋巴组织、胸腺、骨髓、胃肠上皮、性腺和胚胎组织等。②中度敏感的组织有感觉器官、内皮细胞、皮肤上皮、唾液腺、肾的上皮细胞、肝的上皮细胞和肺的上皮细胞等。③轻度敏感组织有中枢神经系统、内分泌腺、心脏等。④不敏感组织有肌肉组织、软骨、骨组织和结缔组织等。

70. A。**解析：**白细胞数减少是放射线照射急性障碍在早期反复出现的症状。

71. B。**解析：**用来表示 X 线滤过当量的金属是铝。

72. C。**解析：**防护外照射的基本方法有固有防护、时间防护、空间防护和距离防护，以固有防护为主。

73. D。**解析：**原子能级以电子伏特表示，$1eV = 1.6 \times 10^{-19}J$。

74. A。**解析：**比较各种防护材料屏蔽效果的参量是屏蔽材料的铅当量，单位以 mmPb 表示。

75. D。**解析：**比释动能常用来计算辐射场量，推断生物组织某点的吸收剂量，描述辐射场的输出额等。比释动能率的国际单位是 Gy/s。

76. D。**解析：**矩阵与像素大小的关系，可由公式表示：像素大小 = 视野大小/矩阵大小。由公式可知，当视野一定时，矩阵越大，像素尺寸越小；当矩阵不变时，增大视野，像素尺寸会随之增大。

77. C。**解析：**视野一定时，像素数量多，则图像的空间分辨率高；矩阵一定时，增大视野可降低空间分辨率；像素数量少，则图像质量低；像素尺寸小，则图像分辨力高；像素值一定都是整数。

78. D。**解析：**将连续变化的灰度值转化为一系列离散的整数灰度值，量化后的整数灰度值又称为灰度级或灰阶，故灰度级数是离散的、不连续变化的。

79. E。**解析：**采样与量化都需借助于模/数转换器完成，如果信号比较微弱，则首先进行放大增益，再输入到模/数转换器进行信号转换，因此模/数转换器是实现图像数字化的核心部件。

80. B。**解析：**观察者操作特性曲线，又称为 ROC 曲线，是以人眼观察刺激反应判断的评价方法，属于主观评价，可对成像系统中微小病灶的检出能力进行评价。

81. A。**解析：**主观评价法和客观评价法二者各有优缺点，二者相互补充，相辅相成，单纯应用哪一种都是不全面的。

82. D。**解析：**X 线的本质是一种电磁波，具有波粒二象性。

83. D。**解析：**X 线片上有节育器但宫腔探查无节育器，应考虑节育器穿入腹腔。

84. B。**解析：**患者 2 年前曾患宫颈癌。现在肺部出现大小不等的多发结节，边界清晰，考虑为肺转移瘤。

85. D。**解析：**患者腹痛、腹胀伴呕吐，腹部透视见多个气液平面，提示肠梗阻。

86. A。**解析：**由不同组织构成，具有一定形态和功能的结构是器官。内脏器官的形态各不相同，按其构造可分为中空性器官和实质性器官。

87. B。**解析：**由彼此相互关联的器官共同构成的结构称为系统。其中，消化系统、呼吸系统、泌尿系统、生殖系统四个系统称为内脏系统。

88. C。

89. D。**解析**：舒张压加1/3脉压称为平均动脉压。

90. E。

91. D。**解析**：X线的化学特性包括感光作用和着色作用。感光作用可使胶片乳剂感光，能使很多物质发生化学反应。

92. C。**解析**：因人体组织吸收一定量的X线后，敏感程度不同，而出现种种反应，这个特性在肿瘤放射中被充分利用。所以肿瘤放射治疗的基础是利用生物效应特性。

93. A。**解析**：照射量的测量利用的是电离作用。

94. D。**解析**：光电效应X线与构成原子内层轨道电子碰撞时，将其全部能量传递给壳层电子，原子内层电子跃迁产生的是特征X线。

95. E。**解析**：诊断X线主要利用的是连续辐射，但在结构物质的光谱分析中使用的是特征辐射。

96. B。**解析**：显影剂是指将感光材料经曝光后产生的潜影显现成可见影像的药剂。常用的显影剂是$C_6H_4(OH)_2$。

97. D。**解析**：显、定影液共用的保护剂是Na_2SO_3。

98. B。**解析**：不同的电压对应不同的连线X线谱，每条线谱都有一个最大值，最大值对应的波长值称为最强波长，X线最强波长是$1.5\lambda_{min}$。

99. A。**解析**：用管电压可以求出最短波长，X线最短波长的计算式是1.24/kVnm。

100. D。**解析**：医用X线摄影的电压一般是25～150kV，医用X线波长范围是0.008～0.06nm。

相关专业知识

1. A。**解析：**蒸发率低、熔点高、容易拉丝成型以及在高温下有一定的电子发射能力都是金属钨的特点。灯丝的工作温度越高，蒸发越快，寿命就越短。

2. C。**解析：**X线摄影专用机的主机功率一般是30～65kW，配有活动滤线器摄影床和专用X线管支架。

3. B。**解析：**直接转换型平板探测器工作原理为入射X线光子在硒层中产生电子－空穴对，信号电流被相应检测单元的接收电极所收集，储能电容中电荷量与入射X线强度成正比，采集单元储能电容中积聚的电荷被依次读出。

4. A。**解析：**间接转换型平板探测器的结构包括光电二极管、基板层、非晶硅TFT阵列、碘化铯晶体层，不包括表面电极。

5. D。**解析：**X线管的代表容量是指一定整流方式和一定曝光时间下X线管所能承受的最大负荷。

6. B。**解析：**X线管机架立柱式类型包括天地轨式、双地轨式、附着轨道式、附着转轴式等。天轨悬吊式属于悬吊架式。

7. D。**解析：**冲洗机动态管理时，应在冲洗前确认显影温度正常，药液补充速率处于标准值。冲洗机的动态管理，要具备密度计和曝光仪。管理用片要选择使用量最大的片种。管理光楔片制作可采用简易铝梯曝光作相对比较。测量光楔片密度，找出密度1.2和2.2左右的两段作为参照物。

8. D。**解析：**纯钨靶抗热胀性差，容易出现龟裂，铼钨合金（铼占10%，钨占90%）是常规X线管靶面材料，可减轻龟裂发生。

9. E。**解析：**X线机控制装置的类型包括旋钮式、按键式、触摸开关式、触摸屏式。但不包括电离式开关。

10. E。**解析：**X线管旋转阳极结构的阳极为钨质材料，转子位于管壳内，定子位于管壳外，阳极呈圈盘形状。热量分散到整个靶盘上，避免了局部过热。

11. E。**解析：**500mA型X线机可选择的最大管电流是500mA。

12. E。**解析：**X线管检查项目，仅肉眼直观检查可完成的是有无气泡、水线、划伤及杂质，阴极芯柱和焊口焊接是否良好，灯丝位置是否正确，固定是否良好，大小及形状是否合格，阳极靶面平整是否无损、光洁度是否高。不包括灯丝是否全部均匀点亮无明显暗区。

13. C。**解析：**X线管管壳材料的特点有吸收X线少、有较高机械强度、热膨胀系数小、受热不变形、具有良好的绝缘性能。

14. D。**解析：**用于各种诊断目的的X线诊断专用装置包括心血管专用C形臂、滤线器摄影床、导管床、X线管支架，不包括X线管。

15. B。**解析：**遮线器结构包括正交排列的多层铅板、照射野指示灯、滤过片、吸收散射线的铅质方筒，不包括滤线栅板。

16. E。**解析：**旋转阳极启动电路中的剖向电容漏电时，转子不能得到正常启动转矩，从而不能达到正常转速，启动装置锁定控制电路，不能发生X线曝光。

17. B。**解析：**滤线器摄影床、立位滤线器、延时点片摄影装置，都使用活动滤线栅，驱动装置现在多用电机式或震荡式。

18. E。**解析：**X线机的电源不能与电梯、引风机等大功率的设备共用电源变压器。

19. A。**解析：**阳极热容量是说明X线管连续使用下阳极热量累积的最大允许值，即说明X线管连续负荷能力的指标。

20. B。**解析：**非同轴式高压电缆的结构，从内向外的结构为芯线－绝缘层－半导体层－屏蔽层－保护层。

21. E。**解析：**高压电缆的结构由外向内依次为保护层、金属屏蔽层、半导体层、主绝缘层、芯线间绝缘层、芯线。

22. B。**解析：**X线管的代表容量又称额定容量或功率，是一定整流方式和一定曝光时间下X线管所能承受的最大负荷。

23. E。**解析：**X线机容量保护调整的依据是X线管的最大负荷参数，即在确定曝光时间下所能使用的最大曝光条件。

24. B。**解析：**X线机的工作接地指的是高压次级中心点接地，这降低了高压部件的绝缘要求。

25. B。**解析：**X线管中形成高速电子流，需要电子源放出电子，高速冲击阳极靶面，还必须具备2个条件：①在X线管的阴极和阳极间加以高电压，通过在两极间产生的强电场使电子向阳极加速；②为防止电子与空气分子冲击而减速和灯丝的氧化损坏，必须保持高真空度。旋转阳极是旋转阳极X线管的组成，使用静止阳极X线管同样可以产生高速电子流，因此旋转阳极不是X线管中形成高速电子流的条件。

26. B。**解析：**X线管阴极的作用是发射电子并聚焦。

27. C。**解析：**选项中X线输出稳定性要求最高的设备是X线治疗机。

28. C。**解析：**通常X线球管用三芯高压电缆，而三极双焦点X线管必须用四芯高压电缆。

29. D。**解析：**X线管的外观检查包括管套的各封口处有无渗油、漏油现象，管套内有无气泡，看管套一端膨胀鼓的情况，管套内阳极靶面是否损坏。不包括焦点的大小和形状是否合格。

30. D。**解析：**选择电源线时，应使电源线的阻值 R_L、电源电阻 R_m 和电源变压器内阻 R_0 满足以下关系 $R_L \leqslant R_m - R_0$。

31. C。**解析：**目前生产的旋转阳极X线管靶面采用的材料为铼钨合金。

32. E。**解析：**单相全波整流式X线机的热量计算公式为 $HU = 1.35 \times kVp \times mA \times s$。

33. C。**解析：**乳腺机环形支架优势包括正面观察、双手操作、进行三维移动、俯卧位同机活检。

34. A。**解析：**与传统CT比较，滑环技术改进的核心是馈电方式。

35. A。**解析：**CT机要求X线输出稳定、单色性好，可设定曝光条件，X线球管的阳极热容量大。阳极热容量是衡量CT用X线球管的最重要指标。多层螺旋CT同样属于CT技术。

36. C。**解析：**高压电缆击穿瞬间会因为产生大电流而产生压降，kV表指针下降，同时机器出现过载声。

37. D。**解析：**对供电电源的要求应该满足电源内阻要求。

38. A。**解析：**X线管自身具有的单相导电性，在交流电的正半周阳极为正、阴极为负时有管电流通过，X线发生；在负半周，X线管被施加反向电压，管电流截止，不发生X线。这种X线管自身承担整流作用的电路称作自整流电路。自整流电路多用于移动式、牙科等小型X线机中。

39. D。**解析：**影像增强管的总增益等于缩小增益和流量增益两种增益的乘积。总增益一般在 $10^3 \sim 10^4$ 之间。

40. E。**解析：**影像增强管的输入屏由铝基板、荧光体层、隔离层和光电面4层组成。

41. E。**解析：**X线诊断专用影像装置包括影像增强器、平板检测器、数字处理系统、电视系统，但不包括PACS。

42. E。**解析：**阳极启动线圈位于管套的阳极端。

43. B。**解析**：灯丝发射特性曲线指管电压为一定值时，灯丝加热电流与管电流的变量关系绘制成的曲线。

44. D。**解析**：旋转阳极 X 线管必须使阳极旋转，并达到预定转速后方可曝光；透视时负荷小，一般使用小焦点。

45. C。**解析**：X 线管灯丝和灯丝变压器断路导致没有电子产生，高压变压器断路和 X 线管阳极侧高压电缆未接触导致没有高压，这两种情况都不会有 X 线产生。虽然 X 线管焦点变形破损，但产生 X 线的条件仍然满足，所以仍会有 X 线产生。

46. D。**解析**：超负荷使用或散热能力差，阳极未转动或达到额定转速前曝光都会引起阳极靶面的损坏。

47. D。**解析**：阴极传送 X 线管灯丝加热电压，既然灯丝能加热，说明阴极端高压电缆插头、插座间接触良好，故障应在高压次级到 X 线管两端之间的电路中。

48. A。**解析**：以上选项中只有旋转阳极 X 线管才有轴承。

49. D。**解析**：高压整流器属于高压部件，它的作用是将高压变压器次级的交流电整流，所以位于高压变压器次级和 X 线管之间。

50. B。**解析**：调节 X 线管灯丝电流的目的是控制产生 X 线的数量。

51. C。**解析**：静止阳极不旋转，无阳极轴承。静止阳极 X 线管的部件包括集射罩、灯丝。X 线管都是高真空器件。撞击面与 X 线管长轴垂直的夹角称为阳极倾角。

52. E。**解析**：X 线管的转速计算公式为：N＝（120f/p）（1－S）。当 150Hz 启动，转速为 9000 r/min。

53. E。**解析**：由于脂肪组织的衬托，腹部 X 线摄影可以显示肾轮廓。

54. A。**解析**：在横断层面上，髁间窝内的结构包括交叉韧带，防止胫骨后移。

55. C。**解析**：颅缝增宽 X 线平片的标准是＞4mm。

56. D。**解析**：负责图像的存储、归档、管理是影像存储管理系统的功能。影像采集系统的功能包括从各种影像设备采集数字图像，将图像送往 PACS 服务器，提供 PACS 与 HIS/RIS 接口，对图像进行预处理。

57. E。**解析**：PACS 的基础包括数字成像技术、计算机技术、网络技术、数字图像显示技术，不包括数字加密技术。

58. B。**解析**：质量管理包括质量保证和质量控制。质量不单是质量保证。质量决定产品适用性的性质，质量管理是制定质量计划，并为完成计划所进行的一切活动。影像质量对诊断的价值有重要意义，管理是制定并完成计划所进行的一切活动。

59. C。**解析**：PACS 中 C 英文全称为 communication，中文意为传输。

60. D。**解析**：一切遵循科学程序进行管理活动，这是全面质量管理的方法。

61. B。**解析**：表征影像显示标准性质的是可见程度，RMS、WS、MTF、ROC 都属于数字图像质量的评价方法。

62. E。**解析**：放射技术人员将管理控制图通常用于自动冲洗机药液管理和 X 线输出稳定性的管理。

63. B。**解析**：20cm 水模中心测得的 CT 值标准偏差范围应是 2～7HU。

64. E。**解析**：增感屏有钨酸钙屏、稀土增感屏、特殊增感屏（包括超清晰型增感屏、高电压摄影用增感屏、同时多层增感屏、感度补偿型增感屏、乳腺摄影专用增感屏、连续摄影用增感屏）。不包括口腔屏。

65. B。**解析**：为保证乳腺摄影的成像效果及质量，焦点应当控制在 0.5mm 以下，暗盒采用吸收系数较小的材料，只能使用单面后增感屏，实施加压技术，滤线栅常用 80LP/cm 超密纹栅或高穿透单元滤线栅。

66. D。**解析**：单台 X 线机供电的专用变压器的容量为计算容量的 1/2。

67. A。**解析：**栅控 X 线管包括 3 个电极。

68. A。**解析：**电子束撞击靶面时绝大部分能量（大于 99%）转变成热，小于 1% 转换成 X 线。

69. A。**解析：**电源内阻主要包括专用供电变压器内阻和电源线电阻。

70. E。**解析：**口腔专用机分牙片机和口腔全景机。胃肠专用机多配用增强电视系统，乳腺机的千伏调节范围一般是 20kV ~ 40kV，床边专用机也采用逆变式高压发生器，C 形臂、导管床用于心血管专用机。

71. E。**解析：**X 线管按阳极形式分固定阳极 X 线管和旋转阳极 X 线管。

72. C。**解析：**瞬间容量指旋转阳极的球管在曝光时间为 0.1 秒时的最大负荷，固定阳极的 X 线管曝光时间为 1 秒。

73. D。**解析：**旋转阳极 X 线管的代表容量是指三相六管全波整流电路中，曝光时间为 0.1 秒时，所能承受的最大负荷。

74. E。**解析：**非晶硒平板探测器储存信息的元件是储能电容，非晶硒产生的电荷存储在电容中。

75. A。**解析：**能够产生光激励发光的物质就是光激励发光荧光层（PSL）。

76. D。**解析：**影像板上的荧光物质对 X 线的敏感度高于普通 X 线胶片，要求有很好的屏蔽。

77. C。**解析：**散射线会使计算机摄影图像的清晰度降低。

78. C。**解析：**CT 准直器作用包括决定扫描层的厚度、控制 X 线束的宽窄、消除散射线的干扰、减少患者受辐射剂量。

79. E。**解析：**X 线管的真空度应保持在 133.3×10^{-6}Pa 以下。

80. A。**解析：**探测器不属于 CT 机 X 线发生部分。

81. A。**解析：**CT 机的后准直器位于探测器前方，对探测器的有效宽度进行准确限定。

82. B。**解析：**肝脓肿时，CT 检查可见单个或多个圆形或卵圆形界限清楚、密度不均的低密度区，内可见气泡。增强扫描脓腔密度无变化，腔壁有密度不规则增高的强化，称为“环月征”或“日晕征”。

83. E。**解析：**常见的胸腺形态：①帆型：外形似风帆状，为三角形软组织密度，内上缘与纵隔相连，外缘光滑，底边平直。有时可伸展至右侧水平裂。②波浪型：增宽的上纵隔边缘呈多个有规则的浅压迹，与相应的肋骨前端对应，形似波浪，以左侧多见，是由于柔软的胸腺边缘被邻近肋骨与肋软骨交接处压迫所致。③假性肿瘤型：形似球形或弧形，类似纵隔肿瘤，但对其邻近结构并不产生肿瘤效应，通过肿块影可以看到被掩盖的重叠血管影。侧位胸片可以显示其位于前上纵隔。④假性心影增大：当巨大的胸腺下界超过第 6 后肋时与心影相融合，或与心影间构成一小切迹，类似心影增大，故在胸片中仔细查找这一小切迹具有诊断价值。侧位胸片中可以看到左心室的后缘并不先后移位，这表明并不是真正的心影增大。⑤天使翼型：此型罕见，仅在纵隔积气的患儿中见到，真正的二叶胸腺被气体抬高所致。与心影分开，形同天使。

84. C。**解析：**恶性淋巴瘤是一组起源于淋巴造血系统的恶性肿瘤的总称，其主要临床表现是无痛性淋巴结肿大，全身各组织器官均可受累。淋巴瘤患者在发现淋巴结肿大前或同时可出现发热、盗汗、消瘦、皮肤瘙痒等全身症状。

85. C。**解析：**此颅脑断层图像中箭头所指为第三脑室。

86. A。**解析：**按照显示荧光屏的可显示像素数量分类的是 3MP 显示器。

87. E。**解析：**常见的液晶面板类型有 4 种，目前广泛使用的是 TFT - LCD 型液晶显示器，它采用“背光”原理，使用灯管作为背光光源，通过辅助光学模组和液晶层对光控制来达到理想的显示效果。

88. E。

89. A。

90. D。

91. A。**解析**：阳极由阳极头、阳极帽、阳极柄构成。阳极柄伸出管外，并设有散热块，浸在高压绝缘油中。通过其与油的热传导，把阳极头的热量散发出去。

92. B。**解析**：阳极帽设在阳极周围吸收二次电子，用来防止二次电子积聚到管壁上引起的纵向应力。

93. D。**解析**：高压变压器、高压交换闸、高压硅整流器、灯丝变压器属于高压部件。

94. A。**解析**：高压变压器具有中心点接地特点。

95. D。**解析**：逆变式X线机中存在的装置有高压变压器、高压交换闸、高压硅整流器、灯丝变压器，不包括自耦变压器。

96. A。**解析**：T颗粒胶片的感光银盐为溴化银。

97. D。**解析**：不能使用的感光银盐为氟化银。

98. C。**解析**：普通X线胶片采用的感光银盐为溴化银+碘化银。

99. A。**解析**：中央沟位于冠状缝的后方约两横指，且与冠状缝平行，其上端在鼻根与枕外隆凸连线中点后方1cm处。大脑半球额叶、顶叶的分界为中央沟，两大脑半球间是大脑纵裂。

100. B。**解析**：大脑半球顶叶、枕叶的分界为顶枕沟。

专业知识

1. A。**解析：**螺旋CT扫描最主要的不足是层厚响应曲线增宽，使纵向分辨率下降；可出现部分容积效应等。

2. C。**解析：**曝光量倍数值越小，滤线栅质量越好。

3. C。**解析：**X线照片对比度，又称光学对比度，是X线照片上相邻组织影像的密度差。

4. C。**解析：**照射野大小多用遮线器控制，包括控制散射线量和降低患者的辐射剂量。照射野大小与散射线量成正比。照射野越合适，影像质量越好。

5. A。**解析：**人眼在显示器上观察到的CR图像亮度属于模拟信号。

6. B。**解析：**被照体移动可以产生影像模糊。移动包括生理性移动，如呼吸、心脏搏动、胃肠蠕动等，其中只有呼吸移动可以通过屏息暂时加以控制。

7. E。**解析：**随空间分辨率增加，量子斑点的比例减少，胶片斑点的比例增大。

8. D。**解析：**照片密度随被照体厚度、密度的增高而降低。

9. C。**解析：**影像放大对影像质量的影响小于变形。但对需要测量部位的照片，如心脏测量、眼球异物定位等，影像放大则成为主要矛盾。此时，焦－片距很重要，心脏测量要在200cm，以缩小放大率。

10. D。**解析：**影响照片对比度的因素主要为胶片γ值、X线质（受管电压影响）和量以及被照体本身的因素（包括原子序数、密度、厚度）。

11. D。**解析：**X线信息影像的形成与传递中X线是信息载体，被照体为信息源。

12. C。**解析：**几何学模糊增加的因素包括3点，分别是X线管焦点的尺寸增大、被照体－胶片距离增大、以及焦点－胶片距离增大。

13. D。**解析：**胶片感光效应与摄影距离的平方成反比。

14. C。**解析：**F为已知焦点的尺寸；M为最大放大率；得出 $M = 1 + 0.2/F = 5$。

15. C。**解析：**影响照片对比度的因素主要为胶片γ值，其他因素有X线质和量以及被照体本身因素。使用屏－片系统摄影与无屏摄影相比，前者可提高照片对比度。

16. C。**解析：**照片的锐利度与对比度成正比，模糊值一定时，随着对比度的增加，锐利度越来越好。

17. C。**解析：**散射线是离开原射线线束的折射光子，管电压越高，散射线越多，增感屏感度和散射线无直接关系，在一定厚度内，被照体越厚，散射线越多，照射野是产生散射线的重要因素之一。

18. A。**解析：**锐利度从物理角度分析，与人眼的感觉并不始终一致。如当密度的移行角度相同，而对比度或密度移行距离不同时，从公式计算锐利度无改变，但人眼却感觉锐利度在变化。

19. E。**解析：**照片密度、照片对比度、照片锐利度、照片颗粒度都与影像形成有关，胶片感度与其无关。

20. B。**解析：**要求除去散射线率高时，须选用栅比大的滤线栅。滤线栅可按结构分类，分为静止式和运动式。栅密度值越大，吸收散射线能力越强；滤线栅的曝光倍数也称为滤线栅因子。

21. E。**解析：**减少和排除散射线的方法包括：①限制器。②低管电压。③被照体加压。④空气间隙法。但不包括扩大照射野。

22. C。**解析：**20世纪80年代初，日本富士公司生产的 CR 系统最早进入临床使用，使传统 X 线摄影的图像实现了数字化。

23. E。**解析**：X 线摄影时有效地缩小照射野，不仅减少了 X 线照射量，而且也提高了影像质量。但附加的散射线减少了，影像上的密度也相应地降低。

24. D。**解析**：放大摄影，允许放大率最大值 $K=1+0.2/F$，F 代表有效焦点。

25. E。**解析**：产生反转是由于潜影溴化。特性曲线是非线性的。感光速度越快，初感点越低。直线部密度与曝光量成正比。

26. C。**解析**：X 线胶片的感光材料未经曝光，而在显影加工后部分被还原的银所产生的密度，称为本底灰雾；它由乳剂灰雾和片基灰雾组合而成。

27. C。**解析**：CR 以获得单幅透射像为主，不适于多幅胶片。

28. A。**解析**：湿式激光胶片一般分 5 层，分别为保护层、乳剂层（又称感光层）、结合层（又称底层）、片基层、防光晕层。其中乳剂层的组成包括：①非感光的有机银盐。②还原剂（常包括显影剂）。③在显影成像过程中起催化作用的少量卤化银。④亲水的或疏水的黏合剂。

29. D。**解析**：热敏成像应用于医疗领域的技术主要有两种，分别是直接热敏成像和热升华成像技术。医用热敏相机分为直热式和热升华式。

30. C。**解析**：热升华式热敏相机是基于双膜部件系统设计的相机。

31. C。**解析**：热敏成像技术是通过热敏头直接在胶片上产生“热印”作用实现影像还原的。

32. D。**解析**：目前彩色热升华打印机多用于 ECT。

33. D。**解析**：从 20 世纪 90 年代开始，不要显影、定影技术的干式打印技术被广泛推广和使用，利用激光照射成像和热敏成像的干式打印机逐步替代湿式激光打印机。

34. A。**解析**：RC 相纸由于具有高防水性、高吸墨性、高精度打印的特性，所打印的图像质量可以与传统的卤化银照相纸相抗衡。

35. E。**解析**：控制系统包括键盘、控制板、显示板以及各种控制键或旋钮，用于控制激光打印程序、幅式选择、图像质控调节等作用。

36. B。**解析**：显影液中，促进剂的作用主要是维持显影液中 pH 的相对稳定，提高溶液的 pH，以促进显影剂的显影作用。

37. C。**解析**：显影液与定影液中均以亚硫酸钠用作保护剂。

38. D。**解析**：通过实践证明，当显影液疲劳过度不能应用时，显影液的 pH 基本无变化，以此进行显影液的管理没有实际效果。而定影液 pH 的变化对定影效果有明显的影响。

39. E。**解析**：在医学图像的发展历程中，从成像技术上看，基本可以划分为三个阶段：视频多幅照相、湿式激光打印和干式打印技术。20 世纪 80 年代开始，随着 CT 和 MR 的投入使用，大量的人体图像出现在计算机上，单幅的图像浏览不方便医生进行诊断，由此诞生了视频多幅照相机。

40. A。**解析**：彩色热升华打印机多用于核医学和超声学科的图像打印，其胶片使用透明片基或纸基，没有成像层结构。打印机的成像结构主要是热力打印头、色带和鼓筒。

41. B。**解析**：激光打印机脱胎于 80 年代末的激光照排技术，流行于 90 年代中期。它是将激光扫描技术和电子照相技术相结合的打印输出设备。激光调节器控制激光打印机激光束强度。

42. A。**解析**：激光成像技术是通过激光束扫描感光胶片实现影像还原的。激光打印机的光源为激光束，激光束使胶片曝光。

43. D。**解析**：红外激光片（IR 型）的吸收光谱峰值为820nm，是专门记录红外激光相机图像用的一种单乳剂层胶片。

44. A。**解析：**医用湿式激光相机的打印系统包括激光发生器、调节器、发散透镜、多角光镜、聚集透镜和高精度电机。

45. C。**解析：**稀土增感屏与钨酸钙增感屏相比，主要优点是增感倍数为其4~5倍。

46. A。**解析：**胶片特性曲线是以密度值(D)为纵坐标，以曝光量的对数值(lgH)为横坐标，绘制成的曲线。

47. B。**解析：**对某种感光材料来说，密度上升到一定程度时，不再因曝光量的增加而上升，此时的密度值称为最大密度。

48. C。**解析：**溴化钾是抑制剂，明矾是坚膜剂，碳酸钠是促进剂，硫代硫酸钠是定影剂，亚硫酸钠是保护剂。

49. A。**解析：**干式激光相机将激光扫描后的胶片进行加热而使其显影；湿式激光打印控制系统通过控制电路转变为激光扫描所需的光信号。激光束经校准后按“行式扫描”(从左至右)在胶片上形成图像信号的潜影。

50. C。**解析：**激光打印系统包括激光发射器、调节器、发散透镜、多角透镜、聚焦透镜、高精度电机及滚筒煤气，功能是完成激光扫描、使胶片曝光，属于激光相机的核心部件。

51. A。**解析：**聚酯材料常用于制作片基。激光胶片全部选用聚酯片基，有透明(白色)和淡蓝色两种色调，可使胶片保持牢固。

52. A。**解析：**感蓝胶片与能发蓝紫光的增感屏配合使用，对蓝紫光敏感，其吸收光谱的峰值是420nm。

53. A。**解析：**主要经肝脏排泄的口服对比剂是碘番酸。碘番酸是口服胆囊造影剂。

54. E。**解析：**注射的水溶性碘对比剂大约有99%经肾脏排出。

55. E。**解析：**胆影葡胺属于离子型对比剂。优维显、碘帕醇、碘海醇、碘曲仑均属于非离子型对比剂。

56. E。**解析：**对比剂物理、化学毒性的轻重与对比剂的注射速度及使用剂量密切相关；而对比剂过敏样反应的轻重则与对比剂剂量无关。

57. E。**解析：**注射高渗对比剂可引起血管内皮损伤，红细胞损害，血-脑屏障损害，心、肾损害，疼痛与血管扩张等。

58. C。**解析：**渗透压与化合物在溶液中离子浓度的关系是离子浓度越高，渗透压越高，离子浓度越低，渗透压越低。

59. E。**解析：**非离子型二聚体对比剂呈非离子状态。每个分子有6个碘原子(比率为6)，8个以上的羟基，没有羧基。碘曲仑(即伊索显)属于非离子型二聚体对比剂。而碘海醇、优维显属于非离子单体对比剂。

60. D。**解析：**离子型对比剂引起血管内皮损伤或血-脑屏障破坏的主要原因是钠盐或甲基盐。

61. C。**解析：**离子型对比剂是指溶液中含有离子的对比剂，其溶于水后可发生电离。离子型对比剂渗透压高，不良反应较常见。

62. D。**解析：**非离子型对比剂分子中不含羧基，为提高其亲水性，常在其侧链上结合羟基。

63. C。**解析：**红外激光片需要激光打印机的激光束曝光，不能用于直接X线摄影。

64. B。**解析：**医用直热式热敏相机的功能是把数字影像通过发热元件转换成灰阶影像。

65. B。**解析：**激光热敏干式打印机结构主要包括开关电源系统、数据传输系统、激光扫描系统、胶片传输系统、热敏加热显影系统及整机控制系统(操作系统)等部件，但不包括热力打印头。

66. B。**解析：**患者咳嗽、咳痰、咯血、胸痛，胸部影像学检查显示右下肺内有一类圆形病灶，呈分叶状，有小毛刺，密度不均匀，偏心空洞有壁结节，纵隔内见淋巴结肿大，可提示为周围型肺癌。

67. D。**解析**：硬膜下血肿是指颅内出血血液积聚在硬脑膜下腔，在颅内血肿中发生率最高。急性硬膜下血肿在脑表面呈新月形或半月形高密度影。而慢性硬膜下血肿在颅骨内板下可见一新月形、半月形混杂密度或等密度影，中线移位、脑室受压。故诊断为硬膜下血肿。

68. B。**解析**：患者3个月前发热，“发现右肺阴影”。CT扫描示右上肺胸膜下多房性空洞，部分空洞内可见小液平，病变周围散在小斑片状病灶，相邻胸膜增厚。结合病史及其影像学表现可诊断为慢性肺脓肿。

69. C。**解析**：慢性胆囊炎的CT特征性表现是胆囊小，囊壁增厚。

70. C。**解析**：急性胰腺炎的CT常见表现包括胰腺体积弥漫性增大、密度正常或轻度减低、肾周出现“脏脂肪”、可合并假性囊肿。

71. D。**解析**：医用感蓝胶片及感绿胶片均采用双乳剂层。

72. B。**解析**：扁平颗粒胶片又称感绿胶片。

73. A。**解析**：常用的医用特种胶片包括直接反转胶片、清洁用胶片。

74. C。**解析**：根据 $H = F \times b/a$，H表示几何模糊，F表示焦点尺寸，a表示焦－肢距，b表示肢－片距，H = 0.2mm为模糊阈值。

75. D。**解析**：X线放大摄影中随着放大率的增加，焦点面积产生的半影对图像质量的影响也越趋明显。人眼可观察到的模糊界限一般为0.2mm。因此设计各种焦点的最大放大率时应受该数值的制约。焦点最大放大率：$M = H/F + 1 = 0.2/F + 1 = 0.20/0.05 + 1 = 5$。

76. D。**解析**：锐利度与对比度成正比，与模糊度成反比，根据 $S = (D_2 - D_1)/H$ 得，H越大，锐利度越小；焦点越大，模糊度越大，锐利度越小。

77. D。**解析**：根据 $S = (D_2 - D_1)/H$ 得该影像的锐利度为1.2。

78. A。**解析**：管电压是决定X线质的最主要因素。

79. C。**解析**：骨骼中含有大量钙，故吸收X线最多。

80. B。**解析**：胶片上形成银颗粒的空间分布称为潜影。

81. A。**解析**：CR成像过程中，IP将X线转化为可见光。IP是CR成像系统的关键元件。

82. B。**解析**：CR成像时，将光信号转化为电信号的是光电倍增管，CR信息转换部分主要由激光扫描器、光电倍增管和A/D转换器组成。

83. D。**解析**：闪烁体只能将高能X射线转化为可见光信号。非晶硒、非晶硅、光电二极管、CCD相机均能将光信号转化为电信号。

84. D。**解析**：CR将透过人体的X线影像信息记录于影像板（IP）上，而不是记录于胶片上；影像的数字化信号经图像处理系统处理，可在一定范围内调节图像；CR的数字化图像信息可用磁带、磁盘和光盘长期保存；IP能重复使用；IP上的潜影经激光扫描系统读取，并转换为数字信号。

85. B。**解析**：CT成像利用X线，以组织的密度差为基础进行成像，故X线是CT成像物理源。

86. C。**解析**：CT图像的基本特征是数字化和体积信息。

87. D。**解析**：CT图像以像素为基本单位，HU是CT值的单位。

88. C。**解析**：常规DSA设备一般设计3个焦点，即微焦点、小焦点、大焦点。

89. E。**解析**：目前DSA设备多采用金属陶瓷管壳。

90. D。**解析：**被照体因素对照片对比度无影响的是被照体的面积。影响X线对比度的因素有X线吸收系数μ、物体厚度d、人体组织的原子序数Z、人体组织的密度、X线波长λ。

91. E。**解析：**人体各组织对X线的衰减按由大到小的顺序为骨、肌肉、脂肪、空气。

92. E。**解析：**胶片特性曲线的横坐标为曝光量，以对数值lgE表示；纵坐标为密度，以D表示。曲线产生反转是由于曝光过度所致，曲线为非线性，直线部密度与曝光量成正比，曲线可表示感光材料的感光特性。

93. E。**解析：**胶片特性曲线是描绘曝光量与所产生密度之间关系的一条曲线，曲线可以表示出感光材料的感光特性，特性曲线也称H－D曲线，曲线的横坐标为曝光量，纵坐标为密度。

94. C。**解析：**完整的X线胶片特性曲线分为趾部、直线部、肩部及反转部。其中，直线部是摄影中力求应用的部分，该部分密度与照射量的变化成一定比例关系。

95. B。**解析：**X线胶片的感光材料未经曝光，而在显影加工后部分被还原的银所产生的密度，称为本底灰雾。本底灰雾由乳剂灰雾和片基灰雾组合而成。

96. D。

97. C。**解析：**明胶的特点：能提高感光度；吸卤剂；热熔冷凝；保护未感光卤化银。

98. E。**解析：**明胶提高胶片感光度。明胶黏性好，与银离子作用后生成不稳定的络合物，有保护作用。

99. B。**解析：**该平板探测器属于直接转换，成像效果好于IP，数据转换不经过可见光，需要高压电场。

100. C。**解析：**场效应管的作用是开关。每个TFT形成一个采集图像的最小单元，即像素。每个像素区内有一个场效应管，在读出该像素单元电信号时起开关作用，在读出控制信号的控制下，开关导通，把存储于电容内的像素信号逐一按顺序读出、放大，送到A/D转换器，从而将对应的像素电荷转化为数字化图像信号。

专业实践能力

1. B。**解析：**焦点≤0.6mm；屏/片组合相对感度200；曝光时间<200ms；管电压55~65kV。

2. E。**解析：**足正位只显示趾骨、跖骨及部分跗骨正位像。跟骨与距骨重叠。全足正位采用2次不同方向的摄影，能把跟骨显示出来。

3. C。**解析：**膝关节副韧带损伤采用CT或MRI有助于确诊。

4. D。**解析：**腰椎左后斜位，显示右侧椎间关节。骶髂关节正位的中心线向头侧倾斜15°，骶髂关节斜位人体矢状面倾斜45°，胸椎左后斜位可显示右侧椎间关节。

5. B。**解析：**胆囊区平片摄影时，患者俯卧，右侧抬高20°~30°（即身体冠状面与台面呈20°~30°），以免胆管与脊柱重叠。

6. D。**解析：**腕部舟状骨在标准后前位，因它的长轴远端向掌侧倾斜，与X线片不平行，显示缩短。而腕关节尺偏位、腕关节外展位时，舟状骨位于照片正中，可以显示其实际长度。

7. E。**解析：**胸部摄影要求长距离、高千伏，要求滤线栅栅比是12：1或14：1。FFD 180~200cm，其采取的呼吸方式为深吸气后屏气曝光，自动曝光控制最短响应时间≤40ms，患者辐射体表入射剂量≤1.5mGy。

8. B。**解析：**汤氏位摄影中心线向足侧倾斜30°~35°，通过两外耳孔连线中点。

9. C。**解析：**视神经孔后前轴位摄影，矢状面与台面呈53°；视神经管投影于眼眶外1/4象限中。

10. C。**解析：**肾区及输尿管前后位摄影，中心线经剑突到肚脐连线中点，相当于第2腰椎。

11. C。**解析：**静脉肾盂造影的对比剂是泛影葡胺。

12. B。**解析：**体厚超过10cm，散射线对照片影像质量的影响就不能忽视了，应使用栅比8：1的滤线器。

13. D。**解析：**跟骨侧位像在距骨下关节面呈切线位显示，其关节间隙清晰可见。

14. D。**解析：**摄取膈下肋骨时常规采取仰卧正位体位摄像，因仰卧时膈下肋骨更贴近胶片，即胶片距小，放大图像更清晰。

15. D。**解析：**肠穿孔时必须摄取包括横膈立位腹平片，以观察有无膈下游离气体。

16. E。**解析：**X线特殊检查包括X线放大摄影、X线体层摄影、眼球异物定位、乳腺摄影。胸部高电压摄影是常规检查。

17. B。**解析：**指定体层面外一定距离上的组织，其影像被抹除的程度与照射角有关。照射角越大，其被抹除的程度越大。即照片上清晰影像所对应的组织厚度随照射角的增大而变薄。

18. E。**解析：**上肢骨借肩部与颈、胸部连接，其境界上为锁骨外侧和肩峰；前为三角肌、胸大肌间沟；后为三角肌后缘上部；下为通过腋前、后皱襞上的连线。

19. C。**解析：**手正位片为单手及双手的掌下正位影像，显示2~5掌、指骨的正位投影，拇指的掌指骨呈斜位像，腕骨的舟骨为轴位投影，豌豆骨与三角骨重叠，钩骨的钩突与体部重叠，其他骨的邻接面多有重叠，骨皮质与髓质层次分明，软组织可见轮廓。

20. D。**解析：**正中矢状面——将躯体分为左右对称的平面，矢状面——将躯体分为左右两部分的平面，水平面——将躯体分为上下两部分的平面，冠状面——将躯体分为前后两部分的平面。斜位主要看倾斜的角度，不一定分为后背皮肤面。

21. A。**解析：** 头颅摄影定位线除瞳间线、听眦线、听眶线、听鼻线外，还有听口线，但没有额鼻线。

22. D。**解析：** 髋关节正位照片，小粗隆全部显示时的体位是足尖内旋超过20°，使两拇趾相互接触。

23. B。**解析：** 听眉线与听眦线约呈10°。听眶线是人类学的基准线；听鼻线与听眦线约呈25°；眶下线是两眼眶下缘的连线，听眦线与听眶线呈12°～15°。

24. D。**解析：** 手部平片能观察手骨形态、软组织阴影、关节结构和异物。

25. B。**解析：** 侧位观察掌骨重叠，正位及斜位观察掌骨形态、掌骨内外侧骨皮质和指掌关节。

26. B。**解析：** 肘关节屈曲呈90°。

27. D。**解析：** 前臂正位摄影与呼吸无关。

28. E。**解析：** 肩关节正位摄影，中心线向足侧倾斜20°经喙突垂直射入胶片。

29. A。**解析：** 静脉肾盂造影第1张照片拍摄时间，在对比剂注射后5～7分钟，即刻冲洗胶片，以观察摄影位置条件以及肾盂、肾盏显影情况。

30. A。**解析：** 碘过敏试验最常用的方法是静脉注射试验，将1ml对比剂缓慢静脉注射，15分钟后观察。

31. E。**解析：** 诊断颅底凹陷症需照站立或坐位的高颈椎颅底侧位片，影片中要包括颅底部，以便测量钱伯林线。

32. A。**解析：** 中心线应向足侧倾斜30°。

33. D。**解析：** 乳突25°侧位又称为许氏位。

34. C。**解析：** 足的功能位（负重侧位）用以检查足弓测量。

35. E。**解析：** DSA检查和治疗时，医护人员被患者感染的主要原因是被针刺，也就是传染性疾病的患者的血液或体液接触到工作人员，也有患者血液或体液飞溅到工作人员口腔黏膜，皮肤伤口、眼睛等部位引起的感染。因此，在对患者操作时要充分考虑被感染的危险性，应注意3个原则：防止被针刺伤；不让有伤口的皮肤暴露在外；防止黏膜被感染源污染。

36. D。**解析：** 腹部CT血管造影常用于腹主动脉及其大分支的血管成像；检查前不宜口服对比剂；对比剂总量80～100ml；延迟扫描时间通常为15～20秒；层厚1～2mm，间隔1～2mm。

37. A。**解析：** 侧卧后前位是指在患者侧卧的体位下进行后前位摄影，即侧卧于摄影床上，X线从背侧射入，腹侧射出。

38. A。**解析：** 胸骨颈静脉切迹相当于第2、3胸椎水平；甲状软骨平第5颈椎水平；颈部后方最突出的骨的部分是第7颈椎棘突；胸骨角平第4、5胸椎水平；剑胸关节平第9胸椎水平。

39. C。**解析：** 颅骨骨折患者应尽量减少搬动，以避免加重损伤，所以应采用头颅前后位、仰卧水平侧位。

40. B。**解析：** 鞍区肿瘤、垂体瘤在头颅侧位上显示最为清晰。

41. A。**解析：** 胸部CT扫描的适应证包括纵隔淋巴结肿大、间质性肺炎、肺结核、胸膜增厚，不包括肋间神经炎。

42. C。**解析：** 在脂肪餐后15～30分钟摄片可清楚显示胆管，30～60分钟摄片可观察胆囊收缩和排空情况。

43. E。**解析：** 腹部CT扫描技术的适应证包括库欣综合征、慢性胰腺炎、肾动脉狭窄、肾结石等，但不包括胃痉挛。

44. E。**解析：** CT检查时，患者自己准备工作的主要依据是检查须知预约单说明。

45. C。**解析：** CT成像中，需要做眼眶增强扫描检查的是怀疑血管性疾病、眶内肿瘤、怀疑眶内病变向眶外侵犯的疾病。

46. B。**解析：** 静脉团注法给药增强扫描对病变的血管特征和病变范围、性质、血供均有良好显示，适用于头颅CT扫描的给药方法。

47. C。**解析**：甲状腺CT检查时的扫描范围是从第5颈椎下缘至第1胸椎。

48. E。**解析**：区分CT图像左右方位的操作是输入注释标记。

49. B。**解析**：CT图像测量病变的大小、病变的密度高低、病变的大致体积、病变增强前后CT值对比，病变的性质无法通过CT图像测量直接解决。

50. D。**解析**：通常较大的窗宽适用于对比度较大的部位，如肺和骨骼。

51. E。**解析**：肾脏、肾上腺检查通常需作增强扫描。它能够清楚的显示肾脏的血供、肾上腺和肾实质内病灶和周围血管及淋巴结情况等。

52. B。**解析**：肺部CT扫描，重点观察间质性、弥漫性病变时，一般采用高分辨率扫描模式，并改变层厚为1～2mm。

53. B。**解析**：颅脑CT扫描采用的听眶线是外耳孔上缘与眶下缘的连线，又称大脑基底线。

54. C。**解析**：上腹部CT检查前，一般需口服稀释的阳性对比剂，通常检查前30分钟一次口服的量是300～500ml。

55. C。**解析**：顶颏位是患者俯卧于扫描床上，两手平放于胸侧，两腿伸直，头置于头架内，下颌尽可能前伸，并紧靠床面，头颅后仰，两外耳孔与台面等距，正中矢状面与台面中线重合。

56. A。**解析**：增强扫描技术分为平扫后增强扫描和直接增强扫描2种方法。平扫后增强扫描是在平扫基础上加做的增强扫描。直接增强扫描是注入对比剂后的逐层连续扫描。增强后的扫描时间，依据病变的性质而定。与血管有关的病变，如脑血管畸形、动脉瘤等，可在注射对比剂50ml时开始扫描；颅内感染、囊肿等，可在注射对比剂60秒后开始扫描；颅内转移瘤、脑膜瘤等，可在注射对比剂6～8分钟后开始扫描。头部增强扫描可用平扫的参数，也可只对病变部位进行薄层扫描。

57. A。**解析**：眼及眼眶CT扫描技术包括：①横断位扫描，听眶线与床面垂直，扫描基线为听眶线或听眦线。②冠状位扫描，听眶线与床面平行，扫描体位可用颏顶位或顶颏位，扫描范围从眼球前部至海绵窦。

58. E。**解析**：耳部CT冠状位扫描常用70°与105°断面，70°冠状位扫描，其断面平行于枕骨斜坡长轴方向，X线与听眶线夹角呈70°。扫描体位选用颏顶位或顶颏位，105°冠状位扫描平面与听眶线夹角呈105°。

59. D。**解析**：冠状位CT扫描鼻窦技术层厚5mm，层间距5mm，扫描范围从蝶窦后壁起至额窦前壁止，扫描体位为头部颏顶位或顶颏位，扫描层面平行于上颌窦后缘或与听眦线垂直，用非螺旋扫描方式即可。

60. C。**解析**：胸部CT增强扫描时，扫描范围和扫描参数同平扫，静脉团注对比剂60～70ml，流速2～2.5ml/s，延迟扫描时间30～35s，采用螺旋扫描。

61. B。**解析**：胸大肌于两侧肺野的中外带形成扇形，均匀致密影，其下缘清楚，呈一斜线与腋前皮肤皱褶延续。

62. A。**解析**：儿童骨骼由于骨骺的存在及有机成分比例相对高，故儿童骨折特点为骺离骨折和青枝骨折。

63. A。**解析**：胆囊的阳性结石可以在平片上显示，但是胆囊阴性结石在平片上是不显影的。

64. A。**解析**：根据发病年龄、发病部位、临床表现以及肺门肿块，比较符合中央型肺癌的表现，右上肺不张更符合中央型肺癌的伴随征象。

65. D。**解析**：肺部增殖性病变的典型表现为结节状阴影。

66. A。**解析**：骨关节病变一般首选的影像学检查为X线片，故患者首选右小腿X线检查。

67. C。**解析：**交叉韧带损伤属于软组织损伤。因MRI对软组织更具有优势，故若患者可疑交叉韧带损伤，则进一步检查应选择右小腿MR检查。

68. B。**解析：**若患者可疑右膝关节撕脱骨折，则进一步检查应选择右小腿CT检查。

69. E。**解析：**检查原则：包括膝关节；包括胫腓骨正侧位；包括右小腿周围软组织；包括踝关节。无需检查左小腿以对比。

70. E。

71. B。

72. B。

73. E。**解析：**CT增强扫描不能显示毛细血管。

74. E。**解析：**交叠混淆伪影是假定在照射物体中不出现高于采样频率的空间频率而产生的。

75. A。**解析：**线束硬化伪影是因扫描范围内组织间密度差异较大而产生的。

76. A。**解析：**做椎间盘扫描时，应根据椎间隙角度使机架倾斜，与所扫描的椎间隙平行。

77. B。**解析：**腰椎前后位的中心线入射点为脐上3cm。

78. B。**解析：**观察椎间孔时，应加摄腰椎斜位。

79. D。**解析：**股骨粉碎性骨折，为避免进一步加重损伤，应采用仰卧水平侧位。

80. E。**解析：**髋关节正位中心线应对股动脉搏动点。

81. A。**解析：**足球赛后右膝关节疼痛，行走时交锁。体检显示右膝关节肿胀，外侧压痛明显。根据病史行MRI检查有助于确诊。

82. E。**解析：**关节镜有助于进一步诊断和治疗。

83. C。**解析：**本病最可能损坏的结构是半月板。

84. A。**解析：**血管成像最有效的方法或技术为采用团注跟踪法。

85. D。**解析：**VRT能立体显示血管情况。

86. D。**解析：**咽部CT扫描体位包括：患者仰卧；身体置于床面中间；头稍后仰；两外耳孔与床面等距；颈部与床面平行。

87. C。**解析：**咽部CT扫描的参数为层厚5mm，小病灶可用2～3mm，重建间距和层厚相同。

88. C。**解析：**咽部CT扫描的范围为从口咽下方1cm向上到颅底，若发现肿瘤可以扫描至颈根部。

89. B。**解析：**髋关节前后位摄影时，患者仰卧，双下肢伸直且稍内旋，足尖向上，使两趾接触。髋关节定位点是被检侧髂前上棘与耻骨联合上缘连线中点向外下作垂线5cm处。标准影像显示股骨颈及闭孔无投影变形，申通线光滑锐利，曲度正常。

90. D。**解析：**髋关节蛙形位是检查小儿髋关节脱位、复位的专用体位。

91. E。**解析：**肾、输尿管及膀胱前后位摄影要点：受检者仰卧于摄影床上，下肢伸直，人体正中矢状面垂直床面并与床面中线重合，两臂置于身旁或上举。照射野和探测器上缘包括横膈，下缘包括耻骨联合上缘。深呼气后屏气曝光。

92. A。**解析：**腹部立位前后位摄影要点：受检者站立，背部贴近摄影架探测器面板，双上肢自然下垂稍外展。人体正中矢状面与摄影架探测器垂直，并与探测器中线重合。照射野和探测器上缘包括横膈，下缘包括耻骨联合上缘。中心线水平方向，经剑突与耻骨联合连线中点射入探测器中心。源－像距离为100cm。深呼气后屏气曝光。

93. C。**解析：**标准内听道扫描后应选择的图像后处理方法是骨算法重建。

94. E。**解析：**标准算法影像最佳显示窗值为窗宽280，窗位40。

95. A。**解析：**标准内听道扫描原则为标准算法影像 + 高分辨力算法影像。

96. B。**解析：**根据患者的临床表现可初步判断为胃肠道急性穿孔。腹部站立后前位片可明确显示膈下游离气体，是最简捷有效的检查方法。

97. E。**解析：**若有消化道穿孔，口服稀钡检查可使钡剂逸入腹腔，导致局限性或弥漫性腹膜炎。

98. B。

99. A。

100. C。

模拟试卷（四）答案与解析

基础知识

1. E。**解析：**横纹肌属肌组织里面的骨骼肌，不属上皮组织。口腔黏膜、胃黏膜、生殖上皮、感觉上皮均属于上皮组织。上皮组织无血管、淋巴结，其营养由深部结缔组织的血管透过基膜供给。神经组织中有丰富的神经末梢，可感受刺激。

2. D。**解析：**输卵管壶腹部粗而长，壁薄腔大，腔面上有皱襞，血供丰富，行程弯曲，向外移行为漏斗部。卵子多在此受精，若受精卵未能移入子宫而在输卵管内发育，即成为异位妊娠。

3. A。**解析：**肾小球滤过的氨基酸和葡萄糖一样，主要是在近端小管被重吸收。

4. D。**解析：**肺间质的构成包括结缔组织、血管、淋巴管、淋巴结、神经等。肺泡属于肺实质。

5. B。**解析：**根据脏器被腹膜覆盖的情况，可将腹部、盆腔脏器分为三种类型，即腹膜内位、间位和外位器官。肾脏是腹膜外位器官，位于腹膜后。

6. E。**解析：**血小板没有携带营养物质的作用。正常成年人血液中的血小板数量为（100～300）$\times 10^9/L$。血小板参与止血、溶解纤维蛋白过程。血小板有助于维持血管内皮的完整性，对毛细血管内皮细胞有营养作用。

7. E。**解析：**人体含有大量的液体，总称为体液。体液总量约为体重的60%，分为细胞内液（约占体重40%）和细胞外液（约占体重20%）。

8. A。**解析：**正常人每100ml血液经组织释放5ml氧。

9. C。**解析：**静脉是引导血液回心的管道。静脉与伴行的动脉相比，静脉管壁薄而柔软，管径较粗，弹性也小，压力较低，血流缓慢。

10. B。**解析：**颈静脉孔内通过的结构为颈内静脉、舌咽神经、迷走神经和副神经。

11. D。**解析：**肋膈隐窝是立位时胸膜腔位置最低的部分。

12. E。**解析：**髋骨是由髂骨、坐骨、耻骨三骨结合而成，三骨会合于髋臼。窝内半月形的关节面称月状面。窝中央的凹陷部分称髋臼窝。

13. D。**解析：**鼻窦包括额窦（开口于中鼻道）、筛窦（分为前、中、后三组，前、中组开口于中鼻道，后筛窦开口于上鼻道）、上颌窦（开口于中鼻道的半月裂孔）、蝶窦（开口于蝶筛隐窝）。

14. B。**解析：**左肺二叶，右肺三叶，由于膈的右侧较左侧高以及心脏偏左，故右肺较宽短，左肺较狭长。左肺动脉跨越左主支气管。所以，左肺门阴影位置高于右肺门。

15. D。**解析：**肋骨呈细长的弓形，其中1～7肋软骨与胸骨相连，称为真肋，11～12条肋前端游离，8～10肋与上一条肋软骨相连。

16. B。**解析：**回肠主要位于中、下腹部和盆腔，空肠与回肠之间无明显分界，空肠位于左上、中腹部，空肠黏膜皱襞常显示为羽毛状。小肠的蠕动速度慢，推进的距离短。

17. C。**解析：**胆囊只贮存和浓缩胆汁。左肝管和右肝管合成为肝总管，肝总管与胆囊管汇合成胆总管，胆囊分底、体、颈3个部分，胆总管与胰管汇合，形成肝胰壶腹，开口于十二指肠大乳头。

18. E。**解析：**血浆蛋白的功能包括运输功能、免疫功能、缓冲功能、血液凝固功能。血浆蛋白形成血浆胶体渗透压，而血浆中的晶体物质，主要是 NaCl，形成晶体渗透压。

19. E。**解析：**在胃内，食物很少被吸收，仅有乙醇和少量的水分以及某些药物（如阿司匹林）可在胃内被吸收。

20. A。**解析：**蜗管上有耳蜗螺旋器，耳蜗螺旋器为听觉感受器，能感受声波的传导。

21. B。**解析：**晶状体位于虹膜后方，呈双凸透镜透明体，前面比后面平坦，具有弹性，为无血管和神经的透明体。

22. D。**解析：**视细胞分为视杆细胞和视锥细胞，视杆细胞能够感受弱光，不能辨色，视锥细胞分布于视网膜的中央部，可感受强光并具有辨色能力。

23. A。**解析：**胰岛分为两种细胞，即胰岛 A 细胞和胰岛 B 细胞，胰岛 A 细胞分泌胰高血糖素。胰岛 B 细胞分泌胰岛素。

24. E。**解析：**松果体位于背侧丘脑的后上方，以柄连于第三脑室顶的后部。

25. B。**解析：**生殖腺男、女不同。男性睾丸分泌男性激素，其作用是激发男性第二性征出现，并维持性功能。女性卵巢分泌女性激素，可刺激子宫收缩、阴道和乳腺生长及第二性征的出现。

26. A。**解析：**脑脊液的循环途径为左、右侧脑室 - 室间孔 - 第三脑室 - 中脑水管 - 第四脑室 - 正中孔和左、右外侧孔 - 蛛网膜下腔 - 蛛网膜粒 - 上矢状窦。

27. D。**解析：**蛛网膜与软脑膜之间的腔隙称为蛛网膜下腔。

28. A。**解析：**神经纤维在中枢内聚集的部位称白质。

29. A。**解析：**膀胱三角是肿瘤、结核和炎症的好发部位，膀胱镜检查时应特别注意。2 个输尿管口之间的皱襞称输尿管间襞，膀胱镜下所见为苍白带，是临床寻找输管口的标志。

30. C。**解析：**前列腺位于膀胱与尿生殖膈之间，前列腺上端与膀胱颈、精囊腺和输精壶腹相邻；前列腺的前方为耻骨联合，后方为直肠壶。

31. B。**解析：**肾脏内侧缘中部的凹陷称肾门，为肾的血管、神经、淋巴管及肾盂出入的结构。肾门诸结构为结缔组织所包裹称肾蒂，因下腔静脉靠近右肾，故右肾蒂较左肾蒂短。肾蒂内主要结构排列，由前向后依次为肾静脉、肾动脉、肾盂。

32. D。**解析：**奇静脉起自右腰升静脉，在右侧上升至第 7 ~ 8 胸椎高度，接受左侧的半奇静脉和副半奇静脉的横干。奇静脉达第 4 胸椎高度，形成奇静脉弓转向前行，跨越右肺根上缘，注入上腔静脉。

33. A。**解析：**心脏是脊椎动物身体中最重要的一个器官，主要功能是为血液流动提供压力，把血液运行至身体各个部分。

34. D。**解析：**主动脉由左心室发出，起始段为升主动脉，升主动脉唯一分支是冠状动脉。升主动脉发出左右冠状动脉。

35. B。**解析：**鼻咽部的两侧壁上，于下鼻甲后方约 1cm 处，各有一咽鼓管咽口，咽腔经此口通过咽鼓管与中耳的鼓室相通。咽鼓管咽口平时是关闭的，当吞咽或用力张口时空气通过咽鼓管进入鼓室，以维持鼓膜两侧的气压平衡。咽部感染时，细菌可经咽鼓管波及中耳，引起中耳炎。由于小儿的咽鼓管较短而宽，且略呈水平位，故儿童患急性中耳炎远较成人为多。咽鼓管咽口的前、上、后方的弧形隆起称咽鼓管圆枕，它是寻找咽鼓管咽口的标志。

36. B。**解析：**胆总管起自肝总管与胆囊管汇合处。

37. E。**解析：**临床上通常把口腔到十二指肠这一段称为上消化道。

38. A。**解析：**两肺下缘的体表投影相同，在同一部位肺下界一般较胸膜下界高出2个肋的距离。即在锁骨中线处肺下缘与第6肋相交，在腋中线处与第8肋相交，在肩胛线处与第10肋相交，再向内于第11胸椎棘突外侧2cm左右向上与肺后缘相移行。

39. A。**解析：**气管位于食管的前方。

40. E。**解析：**前纵隔在胸骨之后。

41. B。**解析：**平滑肌存在于消化系统、呼吸系统、泌尿系统、生殖系统及血管的管壁。皮肤竖毛肌、眼瞳孔括约肌等也是平滑肌。心肌不属于平滑肌。

42. B。**解析：**细胞是一切生物体形态结构、生理功能和发育分化等生命现象的基本单位。

43. C。**解析：**蝶骨大翼根部可见卵圆孔。卵圆孔位于蝶骨。

44. E。**解析：**通常成年人共有206块骨，形态分长、短、扁、不规则骨，骨膜含有丰富的血管和神经，成人骨髓相对静止，维持骨骼的生理状态。骨质分骨松质和骨密质2种。

45. C。**解析：**滑车神经通过眶上裂。

46. A。**解析：**壳层半径从小到大为 $K<L<M<N<O$。距离原子核越近，电子轨道半径越小，反之则越来越大。

47. E。**解析：**主量子数为n的壳层可容纳的电子数为$2n^2$；半径最小的壳层叫K层，最多容纳2个电子，越外面的壳层可容纳的电子数愈多，但最外层电子数最多不超过8个。

48. A。**解析：**原子核对电子的吸引力称为结合力。

49. A。**解析：**原子能级与结合能的关系是原子能级是结合能的负值。

50. B。**解析：**被显影还原的卤化银仅为全部卤化银的20%～25%，其余75%～80%的卤化银仍保留着感光的性能。

51. E。**解析：**激光在医学上应用包括：①激光治疗：激光手术、弱激光治疗、激光光动力学疗法、激光内镜术治疗。②激光诊断。③用于医学基础研究的激光技术。

52. E。**解析：**角膜、房水、晶状体和玻璃体构成眼的折光系统。

53. A。**解析：**描述“内侧”和“外侧”方位的参考标志是正中矢状面。正中矢状面将身体分为左右相等的两部分。

54. E。**解析：**男性双乳头连线中点前面观对应平面相当于第6胸椎椎体。

55. D。**解析：**均匀连续浅呼吸方式一般应用于胸骨正位（后前位）摄影，由于此种呼吸运动可使近影像接收器的胸骨不动或活动度小，而与之重叠的远胶片侧组织因呼吸运动使其影像模糊，从而衬托胸骨的影像。

56. C。**解析：**描述中心线与被照体间关系所说的矢状方向投射是指前后方向。

57. E。**解析：**切线位摄影是X线中心线与被摄局部的边缘相切，不属于正位、侧位、斜位、轴位，应属于特殊位。

58. B。**解析：**正常人左肺肺段一般为8个，右肺一般分为10个肺段。

59. E。**解析：**上颌骨不属于耳部的结构。

60. D。**解析：**视锥细胞分布于视网膜的中央部，可感受强光并具有辨色能力。

61. D。**解析：**医疗机构从业人员违反《医疗机构从业人员行为规范》，由所在单位视情节轻重，给予批评教育、通报批评、取消当年评优评职资格或低聘、缓聘、解职待聘、解聘。其中需要追究党纪、政纪责任的，由有关纪检监察部门按照党纪、政纪案件的调查处理程序办理；需要给予行政处罚的由有关卫生行政部门依法给予相应处罚；涉嫌犯罪的，移送司法机关依法处理。条文中关于行政处罚的规定并未明确处罚方式。

62. C。**解析：**管电压是影响X线照片密度、对比度、信息量的重要因素。与感光效应成正比。

63. C。**解析：**康普顿效应是散射线的主要来源。

64. E。**解析**：X线的化学特性包括感光作用和着色作用。

65. D。**解析**：X线的干涉与衍射等现象，证明了它的波动性，光电效应、荧光作用等证明了它的微粒性。

66. C。**解析**：影响X线质的因素包括管电压、滤过情况及整流方式。

67. B。**解析**：半值层的缩写是HVL，它反映了X线束的穿透能力，表示X线质的软硬程度。对同样质的X线来说，不同物质的半值层是不一样的。但就同一物质来说，半值层值大的X线质硬，半值层值小的X线质软。

68. D。**解析**：巴尔金定位法中代表角膜前缘的是侧位片中6点钟位与12点钟位的连线，测量时可直接读出异物在角膜缘后的数值及在眼球轴线上、下的数值。

69. D。**解析**：质量吸收系数的单位是 $kg \cdot m^{-2}$。

70. D。**解析**：高感受性组织包括生殖腺、造血组织、淋巴组织、肠上皮、胚胎组织等。

71. C。**解析**：X线生物效应的最终阶段是生物学阶段。

72. B。**解析**：X线防护原则中，建立剂量限值体系是针对个人而言，即个人剂量限值，指在实施正当化与最优化两项原则时，同时保证个人所受照射的剂量不超过规定的相应限值。

73. D。**解析**：X线主防护是指对原发射线照射的防护。

74. B。**解析**：未满16岁者不得参与放射工作，未满18岁不得在甲种工作条件下工作。

75. B。**解析**：吸收剂量是单位物质吸收电离辐射能量大小的物理量。吸收剂量的单位Gy与rad的换算关系为 $1Gy = 10^2 rad$。

76. B。**解析**：半值层是指入射X线强度衰减到初始值的1/2时，所需标准吸收物质的厚度。

77. B。**解析**：在影像中区分低对比信号的能力称为密度分辨力。空间分辨力是指在高对比条件下分辨2个距离很近的微小组织或病灶的能力。信噪比是信号噪声比的简称，是图像质量控制参数之一。

78. B。**解析**：噪声是指在X线数字成像中，影像上观察到的亮度水平随机出现的波动。伪影是指在成像过程中产生的错误图像特征。影像与实物不相似称为失真。影像与实物具有几何尺寸的改变，又有形态上的改变，称为变形。

79. E。**解析**：噪声是观察到的亮度水平的随机波动，噪声幅值相同、位置随机的称为椒盐噪声，幅值大小随机分布且存在于每个点的是高斯噪声。噪声不可以完全消除。噪声越大，对病变的识别能力越弱。

80. D。**解析**：RMS是颗粒度的物理量均方根值。维纳频谱即Wiener spectrum（WS），ΔD（x）的自相关函数的付氏变换为WS，用WS分析形成X线照片斑点的原因及所占比例。

81. B。**解析**：100kV产生X线的最短波长是0.0124nm，即当 $\lambda_0 = 1.24/100nm = 0.0124nm$。

82. D。**解析**：核外电子具有不同壳层，当核外电子层数为n时，这个电子层电子数最多为 $2n^2$ 个，但整个原子最外层不超过8个，次外层不超过18个，倒数第三层不超过32个。

83. C。**解析**：胃肠管壁溃烂面凹陷，被钡剂充填称龛影。切线位观察为突出腔外的含钡影像。正面观察为无钡剂的低密度影。良性龛影周围黏膜向心性集中，无破坏。恶性龛影周围黏膜常破坏。

84. E。**解析**：原发性肝癌的CT表现为平扫肿块内可见高密度影，可有更低密度区，强化类型为肝动脉供血型，肝门可变形移位，肿瘤的假包膜一般呈延迟强化表现。增强扫描呈“快进快出”特点。

85. C。**解析：** Colles 骨折时，远侧断端向背侧移位。

86. A。**解析：** 颈外动脉在胸锁乳突肌深面上行，其主要分支包括甲状腺上动脉、舌动脉、面动脉、颞浅动脉、上颌动脉。

87. D。**解析：** 腹主动脉的成对脏支有肾上腺中动脉、肾动脉、睾丸动脉（男性）或卵巢动脉（女性）；不成对的脏支包括腹腔干、肠系膜上动脉和肠系膜下动脉。

88. B。**解析：** 锁骨下动脉主要分支有椎动脉、胸廓内动脉等。

89. A。**解析：** 对于给定的靶原子，各线系的最低激发电压最大的是 K 层。

90. A。**解析：** 最内层电子被激发所产生的 X 线波长最短，K 层在最内层。

91. B。**解析：** 在诊断射线能量范围内所占比例很小的是相干散射，不足百分之五。

92. D。**解析：** 在诊断射线能量范围内发生在造影剂的主要作用形式是光电作用。

93. E。**解析：** X 射线的发现基于荧光作用，1895 年德国物理学家伦琴发现 X 射线。

94. B。**解析：** 热作用是指 X 线被物质吸收，最终绝大部分都变为热能，使物体产生升温。测定 X 线吸收剂量的量热法就是依据这个原理。

95. D。**解析：** 照射量是 X 线或 γ 射线在单位质量空气中产生的所有次级电子，完全被空气阻止时，所形成的任何一种符号离子的总电荷量的绝对值，故只适用于在空气中测量。

96. A。**解析：** 间接电离辐射与物质相互作用时，能量辐射有两个步骤，第一步是直接传递给电离粒子，第二步是直接电离辐射在物质中引起电离、激发，直至电离辐射能被物质完全吸收。比释动能适用于间接致电离辐射，受照物质可以是任何物质。

97. B。**解析：** 吸收剂量适用于任何电离辐射和受照的任何物质。

98. E。**解析：** 当量剂量是不同射线类型对组织和器官形成辐射危害的度量。

99. A。**解析：** 以统计决策评价成像系统性能的是 ROC。是一种信号检出概率的方式，是对成像系统在背景噪声中的微小信号检出能力进行解析与评价的方法。

100. D。**解析：** 具有面积的单位但不表示面积的是 WS。

相关专业知识

1. D。**解析：** 蜂窝状滤线栅铅条间不用填充物，它提高了有用射线的通过率，增加了对散射线的吸收效果，使所有方向的散射线都被吸收。

2. B。**解析：** X 线发生装置由控制器、高压发生器、X 线管等组成，不包括影像装置。

3. A。**解析：** 采用简单的数学式：5 ÷ LP/cm = 线径（mm），得出 5 ÷ 50LP/cm = 0.1mm。

4. B。**解析：** 适当的 X 线量可改善照片对比度，是因为把组织的密度值移到了胶片特性曲线的直线部。

5. A。**解析：** 滤线栅起消除散射线的作用，没有 X 线影像转换介质的作用。

6. A。**解析：** 影像增强器的增益由缩小增益和流量增益形成。缩小增益可以提高亮度。

7. D。**解析：** 英文缩写 CCD 代表的是电荷耦合器件。是一种用电荷量表示信号大小，用耦合方式传输信号的探测元件。

8. B。**解析：** 碘化铯闪烁体层是非晶硅平板探测器的主要结构，作用是将 X 线转化为可见光。非晶硒平板探测器存在 X 线转换介质，即非晶硒光电材料，直接将 X 线转换为电子信号，因而不需要碘化铯闪烁体层。

9. D。**解析：** 网络服务器不属于 DSA 成像系统部分。DSA 成像系统中包括图像检测器、X 线机、图像采集卡、快速图像处理机。

10. E。**解析：** 我国电视标准规定场扫描的频率是 50Hz。我国电视标准规定将一幅图垂直分成 625 行，宽高比为 4∶3，隔行扫描，每秒传送 25 帖，负极性调制。

11. D。**解析：** 肝脏是人体中最大的消化腺，分泌胆汁，属于外分泌腺。

12. E。**解析：** 选项中属于诊断应用装置的是检查床。

13. B。**解析：** 小型 X 线机的供电电源多采用单相 220V。

14. B。**解析：** 工频式医用诊断 X 线机主电路主要由普通电工器件组成，成本低，电路简单，电源电压经调整后直接送至高压发生器初级。

15. C。**解析：** 旋转阳极 X 线管的代表容量是指在三相六管全波整流电路中，曝光时间为 0.1 秒时，所能承受的最大负荷。

16. E。**解析：** 高压部分是指从高压变压器开始，包括高压整流（倍压、滤波）器、高压交换闸、高压电缆、大小 X 线管灯丝加热变压器等功率部件。

17. D。**解析：** 单相全波整流 X 线机的最短曝光时间是 0.04 秒。

18. E。**解析：** X 线管焦点标称值如 1.0、0.6，其值实际是指有效焦点或实际焦点的宽的尺寸，焦点标称值无量纲，无单位。

19. B。**解析：** V = 2d + C 式属于变动管电压法，管电压按被照体厚度改变，公式中 V 代表欲选管电压。

20. A。**解析：** 影像板由保护层、荧光物质层、基板层组成，还有为了防止在输送过程中产生静电而设计的导电层。但不包括光电阴极。

21. D。**解析：** 增感屏摄影降低影像的清晰度，影像颗粒性变差，减少 X 线照射量，增加影像的对比度。

22. B。**解析：** 区域体层指照射角应小于 10°。

23. A。**解析：** 体层摄影中，X 线管从开始运行到终止，摆杆与支点构成的夹角称为荡角，即 X 线管运行的幅度。

24. A。**解析：** 高压初、次级电路断路时，高压继电器工作，高压指示灯亮，但无X线产生，毫安表无读数。

25. B。**解析：**使用AC 380V，可降低X线机对电源电阻的要求，降低线路压力，尤其在大型机组时，更应使用AC 380V。

26. B。**解析：**X线管放置较长时间后，球管内会蒸发出少量游离气体，使管内真空度下降，再次使用前，须做老化训练，俗称训练球管。从低的管电压开始断续曝光，逐渐增加管电压，使管内少量空气电离吸收，保证X线管的正常使用。

27. E。**解析：**旋转阳极控制及保护电路就是保证一段延迟时间使转子全速运转后曝光，转子未转或转速达不到时不曝光，透视时负荷小，旋转阳极可以不启动。

28. E。**解析：**X线管允许输入的最大功率与整流方式和曝光时间有关，因此对固定阳极X线管，规定由单相全波整流电路供电，负载时间为1秒时的X线管容许负载为代表容量；对旋转阳极X线管，规定由三相全波整流电路供电，负载时间为0.1秒时的管子容许负载为代表容量。

29. A。**解析：**阴极在X线管中的作用是发射电子，并使之适当聚焦，所以可称为电子发射器。

30. B。**解析：**高压变压器初级输入300V，其次级输出电压为90kV，则变压比为1∶300。

31. C。**解析：**只有到达离接地电极15米以上的距离处，电位才降为零。故测量距离应15米以上。

32. C。**解析：**靶面材料应具备以下条件：原子序数高、X线发生效率高、熔点高、金属蒸发率低、导电率高以及热传导率高。

33. A。**解析：**按照标称功率来分，X线机分为小型、中型及大型3种。按主电路的工作频率来分，X线机分为工频、逆变和电容充放电X线机3种，程序控制X线机是工频X线机的一个重要发展方向。按用途来分，不同功率X线发生装置和各种辅助装置可组成各种专用X线机，X线机发生装置由控制装置、高压发生器及X线管组件3部分组成。

34. A。**解析：**焦点的极限分辨率R是在规定测量条件下能够成像的最大空间频率值。线量分布为单峰时R大，线量分布为多峰时R小，R值小的焦点成像性能好，焦点尺寸小时R大。

35. E。**解析：**X线管的焦点包括实际焦点、有效焦点、大焦点、小焦点。但不包括虚焦点。

36. B。**解析：**X线管产生连续混合线线束的原因包括高速电子由脉动电压加速、高速电子撞击靶原子核的情况不同、高速电子作用的靶面深度不同、电子原始能量不同。

37. E。**解析：**根据国际电工委员会（IEC）336号出版物（1982年）规定，标称有效焦点的尺寸用无量纲数字来表示。

38. D。**解析：**管电压的单位是kV。诊断X线发生装置的管电压调节范围在40～150kV，小型机在40～90kV或40～125kV。

39. B。**解析：**有效焦点面积大于0.3时透视时曝光可以不转动，小于0.3时必须旋转。

40. A。**解析：**乳腺X线摄影使用钼靶X线机，X线管阳极靶面为钼制成，可产生软X射线。

41. D。**解析：**与单层螺旋CT相比，多层螺旋CT的优点包括检测效率提高，节省X线管消耗，同层厚时的扫描速度提高，同层面对X线剂量需求减小。

42. B。**解析：**变压器绝缘油的绝缘性能要求高于3.0kV/2.5mm。

43. E。**解析：**X线管内电子轰击靶面的面积，称为实际焦点。有效焦点是实际焦点在各个方向上的投影。

44. E。**解析：**电源变压器容量、电源频率、电源电压、电源电阻都属于电源质量的范围，高压整流方式影响的是X线管两端高压波形。

45. D。**解析**：诊断用X线机高压变压器一般按最大容量的1/5～1/3设计。

46. A。**解析**：从灯丝正面发射的电子形成的焦点称为主焦点，边缘发射的电子形成的焦点称为副焦点，主焦点与副焦点合成实际焦点，实际焦点在投射方向的投影称为有效焦点，球管外壳上标的表示焦点大小的无量纲数字称为标称焦点。

47. D。**解析**：同轴式高压电缆结构从内到外分五层，包括芯线、绝缘层、半导体层、金属网层、保护层。

48. E。**解析**：有效焦点尺寸属于X线管的构造参数。属于X线管电参数的有最高管电压、最大管电流、最长曝光时间、最大允许功率等。

49. D。**解析**：X线机的输出与管电压、管电流、曝光时间有关，灯丝电子加速电压是产生X线的必备条件，与X线机的输出相关。焦点大小与图像质量有关。

50. B。**解析**：与固定阳极管套相比，旋转阳极定子线圈和转子组成单相电机，旋转时需要外接电源，所以管套内有定子线圈和阳极端盖上设有三根接线柱。

51. B。**解析**：高压发生器输出高压，但不输出控制电路所需的各电压。

52. A。**解析**：用不同的管电压摄影时，由于空间电荷的影响，管电压变化引起管电流的变化，需要调整空间电荷抵偿变压器来使所选择的毫安值与实际值基本相等。

53. D。**解析**：腹部平片易于发现肾区和输尿管的异常钙化灶，阳性结石显示高密度灶。

54. E。**解析**：PACS系统包括影像存储管理系统、影像采集系统、影像工作站系统、网络及通讯系统。

55. E。**解析**：PACS的组成包括五部分：数字影像采集、通讯和网络、医学影像存储、医学影像管理和各类工作站。PACS系统软件架构选型主要有C/S（客户机/服务器）和B/S（浏览器/服务器）模式。B/S构架常用于广域网内，信息安全性较弱，但有利于信息的发布。C/S构架常用于局域网中，信息安全性较高，由于客户端运算内容较多，因此减少了网络数据的传输，运行速度较快，界面灵活。

56. C。**解析**：医院信息系统（Hospital Information System，HIS）是指覆盖医院所有业务和业务全过程的信息管理系统。

57. D。**解析**：使影像具有良好的对比与层次，是临床X线诊断的最基本要求，不能只要最佳的对比度，还要考虑层次。

58. D。**解析**：影像质量管理目标就是体现代价、危害、利益三方面的最优化，具体包括提高影像科全体人员的专业技术及管理水平；促进影像科各专业之间的相互沟通，同心协力，为影像学科的发展提出更加客观、正确的决策，对全面质量管理达成共识；建立健全各项影像学检查技术的标准化、规范化及评价方法；通过代价、危害、利益分析，以经营者的观点管理影像科。

59. B。**解析**：影像质量控制标准以诊断学要求为依据，以能满足诊断学要求的技术条件为保证，同时考虑减少影像检查的辐射剂量，应提供重要的影像细节。

60. E。**解析**：全面质量管理是一项将企业中所有部门为质量开发、质量保证、质量改进所付出的努力统一、协调起来，从而能取得效果的组织管理活动。

61. C。**解析**：自动曝光控制系统中，探测器的种类有荧光体探测器、电离室探测器2种。

62. B。**解析**：X线管的结构参数是由X线管的结构所决定的非电性能的参数，包括外形尺寸、阳极靶面倾角、有效焦点尺寸和固有滤过当量等。

63. A。**解析**：控制电路最终控制的是灯丝电路的通断。

64. D。**解析：**旋转阳极X线管的代表容量是指三相六管全波整流电路中，曝光时间为0.1秒时，所能承受的最大负荷。

65. C。**解析：**X线管处最大冷却率时，允许承受的最大热量称热容量。

66. C。**解析：**电容充放电式X线机的原理：使用的三极X线管栅极控制存在负电位，X线不能发生。对电源要求低，曝光时一般不会有较明显的电源电压下降。

67. B。**解析：**电磁波在电磁场中进行传播，有很广泛的波长和频率，在真空中传播速度与光速相同（$C=3\times10^8 m/s$），但无静止质量。

68. B。**解析：**X线管真空度的要求保持在$1.333\times10^{-6}Pa$以下。X线管壳为密封壳体，用以保持管内的高真空，并支持固定阴极、阳极于确定位置。

69. E。**解析：**目前使用的高速旋转阳极X线管的转速（转/分）是8100～9000。

70. B。**解析：**普通旋转阳极X线管阳极启动的时间一般在1.0秒以内。

71. D。**解析：**非晶硒探测器TFT像素尺寸的大小，直接决定图像的分辨率，在该平板探测器中，薄膜晶体管（TFT）起开关作用，每个TFT控制一个影像像素，硒层的主要作用是接收X线的照射，产生电子－空穴对，在平板探测器扫描电路未清除硒层中的潜影和电容上的电荷时，不可以继续使用，X线影像转换成数字影像的过程中，没有可见光的产生。

72. C。**解析：**非晶硅型平板探测器与非晶态硒型平板探测器最大的区别是在影像的转换中有可见光产生，利用线曝光成像技术。

73. A。**解析：**探测器接收X线强度的模拟信息，模拟信息被A/D转换器识别并转换为数字信号。

74. A。**解析：**Hounsfield在1971年9月研制出了世界上第一台CT。

75. E。**解析：**激光相机是用于打印图像的设备。

76. D。**解析：**第四代CT机采用了探测器环，只需X线管做旋转运动。

77. A。**解析：**高档螺旋CT扫描速度达0.27秒，扫描速度是扫描架的转动部分带动X线管和探测器对患者完成360°旋转扫描所用时间，扫描时间越长，时间分辨率越低，图像质量越差。

78. C。**解析：**X线机用380V电源与用220V电源相比，可降低对电源的功耗要求。

79. E。**解析：**典型的数字化医院的工作流程为患者首先办理就诊卡或住院登记；临床医生开具检查申请单；影像科进行检查，即由技师操作医学影像采集设备进行影像采集；生成的图像首先自动发送到PACS系统进行管理以及在存储器中储存。

80. D。**解析：**中档CT机的阳极热容量在3～5MHU。

81. E。**解析：**“低热、乏力、腰痛”为结核的临床表现。CT示病灶内钙化影，增强扫描示邻近肾实质受压变薄，肾盏轻度扩大，左肾上极有多个囊腔，囊壁中等程度环状强化，符合肾结核改变。故诊断为左肾上极结核。

82. C。**解析：**结合“低热，右胸刺痛，活动后气促，胸片上右肺下野有大片致密阴影，上缘呈反抛物线状，该侧肋膈角、横膈被遮盖的影像表现”，考虑为右侧渗出性胸膜炎。

83. D。**解析：**浸润性结肠癌主要表现为黏膜皱襞破坏、不规则充盈缺损，肠管向心性或偏心性狭窄，肠壁明显增厚，形成肿块。由于癌瘤生长不平衡，可呈高低不平或偏于一侧的环行狭窄，狭窄长度多在4cm以下。

84. C。**解析：**胆囊腔内明显低信号占位，结合患者体征考虑胆囊结石可能性大。

85. A。**解析：**由胸片可见右下肺可见大片均匀致密影，形态与右下肺叶相近，结合其病史多考虑右下肺炎。

86. E。**解析：**由左、右椎动脉合成的动脉为基底动脉，在脑桥的基底沟内走形。

87. C。**解析：**连接颈内动脉和大脑后动脉的为后交通动脉。后交通动脉在视束下面向后行，与大脑后动脉吻合，是颈内动脉系与椎-基底动脉系的吻合支。

88. A。

89. D。

90. E。**解析：**髌韧带附着点在髌骨处。

91. E。**解析：**PACS 的子系统包括存储系统、核心层服务器、PACS 汇聚层服务器、接入层设备和工作站，不包括影像数据采集处理服务器。

92. C。**解析：**影像科室的部门级 PACS、RIS 服务器及住院部和门诊部影像前置服务器构成的是 PACS 汇聚层服务器。

93. D。**解析：**数字化医学影像成像设备属于 PACS 的接入层设备和工作站。

94. C。**解析：**高压整流方式决定 X 线高压发生装置输出高压波形。

95. A。**解析：**逆变式能够减小高压变压器体积的主电路工作方式。

96. E。**解析：**普通摄影应用管电压为 40~100kV。

97. A。**解析：**高千伏摄影应用管电压为 120~150kV。

98. D。**解析：**软组织摄影应用管电压为 25~40kV。

99. D。**解析：**CR 是计算机 X 射线（computed radiography）的英文缩写。CR 的中文全称为计算机 X 线摄影。

100. B。**解析：**DR 是由电子暗盒、扫描控制器、系统控制器、影像监视器等组成，是直接将 X 线光子通过电子暗盒转换为数字化图像，是一种广义上的直接数字化 X 线摄影。DR 的中文全称为数字 X 线摄影。

专业知识

1. C。**解析：**胸部高电压摄影，管电压一般选择在120kV以上，管电压越高，散射线的散射角越小，所以，选用滤线栅的栅比不应小于12∶1。

2. B。**解析：**1982年国际电工委员会（IEC）336号出版物上阐述了用无量纲的数字如2.0、1.0等，来表示有效焦点的大小，此数字称为有效焦点标称值。

3. E。**解析：**照片中可见到不规则的颗粒，对颗粒聚集的区域称为斑点（噪声）。

4. D。**解析：**干式激光打印机将放射技术人员从暗室里解放出来，大大改善了工作环境，也减少了工作量，提高了工作效率，是一次划时代的改进。

5. D。**解析：**缩小照射野可以减少散射线的发生。

6. D。**解析：**影响照片锐利度的因素中，最大的是几何学模糊。

7. D。**解析：**消化道通过对比剂来增加组织间影像的对比度，以扩大诊断范围和提高诊断准确性。

8. A。**解析：**滤线栅的物理性能中，原发X线与散射线之和称为全X线。

9. C。**解析：**照片阻光率的对数值称作照片的光学密度值，用D表示：$D=\lg(I_0/I)$，密度也称黑化度。密度值是一个对数值，无量纲。其大小决定于I_0或I的比值，而不决定于I_0或I的值。D值的大小由照片吸收光能的黑色银粒子多少决定，与观片灯的强弱无关。但人眼对密度值大小的感觉，却随观片灯光线的强弱而有差异。人眼识别的密度值为0.25～2.0。

10. D。**解析：**射线对比度大，则照片对比度大，二者成正比。

11. E。**解析：**非激光、含银盐直接热敏胶片结构由保护层、影像记录层（热敏层）、片基和抗静电层组成。

12. E。**解析：**极限分辨力大的焦点成像性能比极限分辨力小的好。

13. C。**解析：**胶片γ值决定X线对比度的放大能力。

14. A。**解析：**人眼感觉的影像锐利度与锐利度的计算值并不始终一致。

15. E。**解析：**中心线是投照方向的代表。

16. C。**解析：**光学密度也称黑化度。光学密度值是照片阻光率的对数值，无量纲，表示为：$D=\lg I_0/I$。式中，I表示透过光线强度，I_0为入射光线强度。大小取决于I_0/I。D值大小由照片吸收光能的黑色银粒子多少决定，与观片灯的强弱无关。但是，人眼对密度值大小的感觉却随观片灯光线的强弱而有差异。人眼识别的密度值在0.25～2.0。

17. B。**解析：**骨骼摄影距离为100～110cm。

18. E。**解析：**影像增强器可作为X线影像信息传递和接受介质。

19. D。**解析：**X线束到达被照体前，长波X线已被X线管壁（玻璃）、管套内油层、管套窗口、固定滤过板等吸收。活动滤线器在X线经过被照体后，吸收散射线。

20. B。**解析：**摄影是应用光或其他能量表现被照体信息状态，并以可见影像加以记录的技术。

21. D。**解析：**由于阳极面的倾斜角度，X线管阳极端的X线强度及有效焦点尺寸均小于阴极端，这种效应为阳极效应。

22. E。**解析：**照片总模糊度大于单一系统的模糊度，小于它们的算术和。

23. D。**解析：**X线照片影像的五大要素：密度、对比度、锐利度、颗粒度及失真度，前四项为构成照片影像的物理因素，后者为构成照片影像的几何因素。

24. A。**解析**：影响照片密度值的因素中，能增大照片密度的是增加照射量，减小焦－肢距。

25. E。**解析**：影响影像放大的2个主要因素是焦－片距与肢－片距。

26. B。**解析**：由于阳极面的倾斜角度，X线管阳极端的X线强度及有效焦点尺寸均小于阴极端，这种效应称为阳极效应或焦点的方位特性。

27. A。**解析**：摄影的成像过程为光或能量－信号－检测－图像形成。

28. B。**解析**：X线照片上相邻组织影像的密度差，称为照片对比度。胶片对比度是X线胶片对射线对比度的放大能力。

29. A。**解析**：成像技术参数包括摄影设备、标称焦点、管电压、管电流、总滤过、滤线栅比、摄影距离、照射野大小控制、曝光时间，防护屏蔽等。

30. C。**解析**：软X线多用于女性乳腺摄影，显影效果好。

31. C。**解析**：同一被照体的不同部位产生不等量的放大，称为变形。分为放大变形、位置变形、形状变形。

32. D。**解析**：特性曲线不能反映颗粒度特性。

33. C。**解析**：感蓝胶片的吸收光谱峰值为420nm，与钨酸钙增感屏激发出的蓝紫色光区（峰值在420nm）相匹配。

34. E。**解析**：湿式激光胶片的乳剂层包括4部分：①非感光的有机银盐，例如山萮酸银、硬脂酸银等。②还原剂（通常包括显影剂）。③在显影成像过程中起催化作用的少量卤化银。④亲水的或疏水的黏合剂。

35. B。**解析**：湿式激光胶片与传统卤化银胶片相比，特点有：①单分散卤化剂呈八面体晶型。②调配不同的增感染料，使胶片适应不同的激光光谱。③采用浓缩乳剂、低胶银比和薄层挤压涂布技术，以适应高温快显特点。④乳剂层中适量加入防静电剂、防腐蚀剂、防灰雾剂和坚膜剂等成分。

36. C。**解析**：干式激光胶片的结构分5层，有保护层、感光成像层、结合层、片基层、防反射层。

37. D。**解析**：氦氖激光打印机特点包括衰减慢、性能稳定、可聚集到原子级、激光波长633nm、需要先预热。

38. B。**解析**：红外激光打印机特点为电注入、调制速率高、寿命长、体积小、效率高，直接调制输出方便，抗震性能较好，波长为670～820nm。

39. E。**解析**：卤族元素不包括氧元素，因此氧化银不属于卤化银。

40. B。**解析**：感绿胶片是一种配合发绿光的增感屏使用的正色片，其吸收光谱的峰值在550nm。

41. A。**解析**：医用特种胶片包括直接反转片、自动冲洗机辊轮洁片、清洁用胶片等。

42. A。**解析**：增感屏受激发，产生荧光的物质是荧光体。

43. B。**解析**：坚膜剂对胶片乳剂起固定和收敛作用，常用的坚膜剂为钾矾和铬矾。

44. C。**解析**：正确的照片冲洗（水洗）处理程序是显影－中间处理（漂洗）－定影－水洗－干燥。

45. B。**解析**：连续工作量大时，补充量可适当减少20%。

46. E。**解析**：增感屏中的荧光物质不能用强光照射，否则会使荧光强度变弱。

47. D。**解析**：X线胶片对射线对比度的放大能力称为胶片对比度。通常采用胶片特性曲线的最大斜率（γ值）或平均斜率来表示。

48. A。**解析**：光学对比度与X线对比度的关系式为：$K=\gamma \cdot \lg K_x$（K：光学对比度；

γ：胶片的γ值；K_x：X线对比度）。

49. B。**解析：**常用普通医用X线胶片属于银盐感光材料的一种。

50. C。**解析：**传统X线胶片的感光物质是溴化银加上微量的碘化银，扁平颗粒胶片的感光物质仅为溴化银。

51. E。**解析：**完整的X线胶片特性曲线的组成包括足部、直线部、肩部、反转部。不包括高清晰部。

52. B。**解析：**特性曲线反映胶片的感光特性，特性曲线上各部的γ值不相等，特性曲线直线部的斜率即γ值，照片对比度与胶片的γ值有关，一般γ值大的胶片其宽容度小。

53. A。**解析：**显影液中，碳酸钠、氢氧化钠为促进剂；对苯二酚为显影剂，亚硫酸钠为保护剂。

54. D。**解析：**胶片本底灰雾是由乳剂灰雾与片基灰雾组成。

55. C。**解析：**打印冲印一体机设备构造复杂、胶片行程长，易出故障，受显影、定影环节影响，容易污染环境，不利于图像质量保证。

56. B。**解析：**碘化油不能用于心血管造影。

57. C。**解析：**硫酸钡是适用于胃肠道造影的对比剂。

58. A。**解析：**碘过敏试验采用静脉注射试验。

59. E。**解析：**造影时患者出现重度碘过敏反应，最有效的措施是停止造影，进行急救，并立即请医生共同处理，同时马上给氧气吸入。

60. E。**解析：**重度过敏反应的临床表现包括血压明显降低，休克，严重的气管、支气管痉挛，严重的喉头水肿，甚至引起死亡。

61. D。**解析：**碘化钠属无机碘的对比剂。

62. B。**解析：**碘曲仑是非离子型二聚体对比剂的代表性药物。优维显、碘帕醇、碘海醇属于非离子型单体对比剂。甲基泛影葡胺属于离子型单体对比剂。

63. C。**解析：**单体离子型对比剂的分配系数比单体非离子型对比剂的分配系数小，因为前者分子中有离子基团。

64. D。**解析：**水溶性对比剂中，分配系数是表示亲水性的指标。分配系数越小，亲水性越高，水溶性越好。

65. D。**解析：**直热式热敏相机采用热敏打印头直接使干式热敏胶片显像，核心部件是热敏打印头。

66. A。**解析：**肺部病变呈大叶性分布、有大小不一的斑片状影，可见空气支气管征，考虑大叶性肺炎。

67. E。**解析：**腹部CT平扫优于X线平片检查，能发现腹腔内少量的游离气体，能早期发现腹腔积液并能大致了解其性质，直接显示腹腔内肿块结构，有无钙化、坏死、液化，能早期发现实质性脏器大小及空腔脏器管腔大小的改变，但CT平扫未必均能明确诊断，不可代替X线平片检查。

68. D。**解析：**肾细胞癌的CT表现包括较大肾癌密度不均匀、平扫多呈等密度或略低密度、肾静脉和下腔静脉内可有癌栓、中心或边缘可有钙化等。

69. B。**解析：**胆管结石的影像表现位于胆管走行区，一般合并胆管壁增厚，结石水平以上胆管扩张，可呈圆形、斑点状，单发或多发。

70. C。**解析：**急性胆囊炎的CT表现为胆囊增大，胆囊壁增厚，增强扫描胆囊壁内层呈线样强化，外层呈低密度带环绕胆囊等征象（最有价值）。

71. E。**解析：**可作为软组织摄影用X线管阳极靶面材料的是钼。阳极靶面材料双组合时包括钼铑等。

72. A。**解析：**软X线摄影管电压一般在40kV以下，此时X线与物质的相互作用以光电吸收为主。影像对比度提高，但患者受线量小。

73. B。**解析**：乳腺以软组织为主，故需软 X 线摄影，以光电吸收为主。

74. D。**解析**：AgF 易溶于水，故不能用于感光材料。

75. E。**解析**：AgBr + AgI 为传统颗粒胶片的感光材料。

76. B。**解析**：AgBr 为扁平颗粒胶片的感光材料。

77. C。**解析**：胶片颗粒的晶体颗粒大小不一，宽容度大。晶体颗粒小，感光度低、分辨力高。

78. B。**解析**：感蓝胶片也称色盲片。

79. E。**解析**：感绿胶片银盐颗粒呈扁平状。

80. D。**解析**：乳腺摄影用胶片：是一种高分辨率、高对比、对绿色光敏感的乳腺专用胶片。乳腺摄影用胶片也称正色片，为单面乳剂结构，利于放大摄影，荧光交叠效应低。

81. E。**解析**：肾癌的临床表现为无痛性肉眼血尿和腹部肿块，X 线平片表现为肾盂破坏变形，主要系肿瘤受压所致，也可表现为肾轮廓局限性外凸。该患者的临床表现符合肾癌的表现。

82. E。**解析**：腹部 CT 扫描检查是临床诊断肾癌和进行临床分期最主要的手段，是肾癌首选的检查手段，可对大多数肾肿瘤进行定性诊断，具有较高的诊断敏感度和特异度。

83. E。**解析**：Reid 基线为眶下缘至外耳门中点的连线，又称为人体学基线或下眶耳线。

84. C。**解析**：冠状断层标本的制作常以 Reid 基线的垂线为基线。

85. A。**解析**：头部断层标本的制作常以 Reid 基线为准。

86. D。**解析**：连合间线为前连合后缘中点至后连合前缘中点的连线，又称 AC – PC 线，现作为标准影像扫描基线。

87. A。

88. C。

89. D。

90. D。

91. B。

92. D。**解析**：源于被照体本身的差异称为物体对比度，是 X 线影像形成的基础。

93. B。**解析**：X 线对比度又称射线对比度，X 线到达被照体之前 X 线是强度分布均匀的一束射线，当 X 线透过被照体时，由于被照体对 X 线的吸收，散射而减弱，透过被照体的透射线形成了强度分布不均，这种 X 线强度的差异称为射线对比度。

94. C。**解析**：可见光形式即用于观察诊断的形式，是经数据采集系统逻辑放大后的数据。

95. D。

96. C。**解析**：软组织摄影时，应选用低管电压，管电压越低，对比度越高。

97. C。**解析**：因康普顿效应而产生的散射线向四周各个方向传播，充满机房的任何角落。X 线摄影中所遇到的散射线几乎都是来自这种散射。

98. E。

99. E。**解析**：对比剂应具备下列条件：①与人体组织密度对比相差大，显影清晰；②无毒性，刺激性小，副作用少；③理化性能稳定，长久存储不变质；④易于吸收与排泄，不在人体内存留；⑤使用方便；⑥价格低廉。

100. A。**解析**：阳性对比剂是指密度高、原子序数高、吸收 X 线量多、比重大的物质，能使组织本身密度升高的对比剂。X 线照片或显示器上显示为影像密度低或白色的影像。常用的有钡剂和碘剂。氧气属于阴性对比剂。

专业实践能力

1. B。**解析**：颏顶位又称为下上轴位。颅脑冠状位扫描患者有颏顶位和顶颏位。

2. B。**解析**：前臂常规位置均为侧位摄影，尺侧靠近暗盒，肘部屈曲约 90°，掌面垂直暗盒，肩部尽量放低。

3. E。**解析**：X 线摄影原则中包括 X 线管允许的情况下，尽量增大焦点至胶片的距离，故成人常规心脏摄影，焦 - 片距离应为 200cm。

4. D。**解析**：腹部常规体位是腹部仰卧前后位，疑有肾下垂或游走肾时应加摄腹部前后立位。

5. C。**解析**：腕关节摄影常用于手外伤检查，可观察小儿腕部发育，腕关节正位中心线对准尺、桡骨茎突连线中点垂直射入，侧位摄影时中心线对准桡骨茎突垂直射入，一般不使用滤线器，桡腕关节显示清晰。

6. D。**解析**：胸椎病变的常规摄影体位是前后位及侧位。胸椎正位中心线对准胸骨角与剑突连线中点，与探测器垂直射入。

7. B。**解析**：股骨摄影检查采用的体位包括股骨侧位、股骨前后位、股骨颈前后位、股骨颈仰卧水平侧位，不包括股骨轴位。

8. B。**解析**：足部摄影检查的常规体位是足部正位（足部前后位）及内斜位。足部正位中心线对准第 3 趾骨基底部，垂直射入探测器中心。

9. D。**解析**：足内斜位摄影时，足底与暗盒的夹角为 30°～45°。第 3 趾骨基底部置于 IR 中心，上缘包括足趾软组织，下缘包括足跟。

10. D。**解析**：采用平静呼吸屏气方式摄影的部位是上臂、颈部、头部、心脏等部位，因呼吸会导致这些部位产生模糊。

11. D。**解析**：手部常规 X 线摄影适于诊断手发育畸形、类风湿关节炎、软组织肿块、手外伤骨折。

12. C。**解析**：肺部、胸骨侧位、膈上肋骨采取深吸气后屏气的呼吸方式。因为深吸气后屏气会使肺内气体含量增加，肺内对比度增加，同时使膈肌下降，显示更多肺野及肋骨。

13. D。**解析**：静脉肾盂造影中，腹腔巨大肿块时，不行腹部加压；常用对比剂是复方泛影葡胺；可疑肾下垂患者应加摄立位片；肾盂造影不用清晰显示肾上腺；肾盂积水应加大对比剂剂量。

14. D。**解析**：依创始人的名字命名的摄影位置如：乳突劳氏位、乳突许氏位及髋关节谢氏位。

15. E。**解析**：强直性脊柱炎是一种慢性进行性疾病，病因不明。体位选骶髂关节正位、脊柱正侧位。

16. C。**解析**：前弓位显示的是胸部半轴位影像，多用于观察肺尖部病变，对观察心脏、大血管价值不大。

17. C。**解析**：椎弓根投影于椎体正中。

18. E。**解析**：视神经孔——Rhees′s，岩骨半轴位——Towne′s，华氏位——Water′s，柯氏位——Caldwell′s，斯氏位——Stenever′s，许氏位——Schüller′s。

19. D。**解析**：外伤、病重者及小儿摄头颅前后位时，中心线对准眉间垂直射入胶片。

20. C。**解析**：急腹症时，为了清晰显示游离气体或气液平面，首选摄取腹部站立前后位。

21. A。**解析**：全手正位片影像能显示的是包括腕骨（舟骨、月骨、三角骨、豌豆骨、大多角骨、小多角骨、头状骨、钩骨)、掌骨、指骨和部分尺桡骨，选项只有三角骨属于手骨。

22. E。**解析**：足部常规摄影体位是足部正位和内斜位，用于足内侧弓下陷的检查位置是足负重侧位。

23. D。**解析**：胸部正位摄影常规选用前后位。观察肺实质与肺纹理对比应采用高千伏摄影。胸部正位摄时同一患者胸部照片复查，应尽力确保照片密度的一致性，肺部容易受呼吸运动的影响，产生运动伪影，故曝光时间要短。高电压摄影技术可扩大观察范围。

24. E。**解析**：许氏位（Schüller's）摄影入射点为对侧外耳孔后1cm、上8cm处。许氏位摄影要点包括：患者俯卧、头呈标准侧位、被检侧耳廓前折、需摄双侧以资对比。

25. E。**解析**：膀胱造影的方法包括静脉肾盂法、逆行造影法、双重造影法、空气造影法，但不包括钡剂灌注法。

26. E。**解析**：椎动脉造影常规标准体位应选水平侧位+汤氏位。

27. A。**解析**：斯氏位是显示内听道的最佳体位，颅底位、汤氏位显示内听道也比较清楚。

28. E。**解析**：额窦、蝶窦、筛窦的最佳摄影位置分别是柯氏位、鼻窦侧位、华氏位。

29. B。**解析**：胸腔游离积液时，侧位体位可使积液沉向近地侧，摄取后前位可清晰显示液平面；包裹性积液时，可根据后前位和侧位显示的积液位置摄取切线位；左心房增大时，在右前斜位时显示最清晰，摄取吞钡像，可以更加清晰地显示左心房边界。

30. A。**解析**：外耳孔与X线方向接近平行，不可清晰显示。内听道显示清晰，可显示于眼眶正中。

31. D。**解析**：胸部后前位摄影时，锁骨、乳腺、左心影内可分辨出肺纹理，膈肌、心脏、纵隔边缘清晰，肺门阴影结构可辨，肺尖充分显示，肩胛骨需完全显示于肺野之外。

32. D。**解析**：颈椎前后位标准影像中，颈椎骨质、椎间隙、颈椎关节均应显示清晰。颈椎棘突位于椎体正中，横突左、右对称显示，第3~7颈椎及第1胸椎显示于照片正中，下颌骨显示于第2、3颈椎间隙高度，第1肋骨及颈旁软组织包括在照片内。

33. C。**解析**：颅底骨折患者因伤情严重，应尽量避免头颅移动、过伸或过抑，不采用颏顶位摄影，必要时可选取颅底水平侧位摄影。头颅摄影时可取平静呼吸下屏气曝光，颅骨切线位可不用滤线器，中心线倾斜角度必须准确，焦-片距一般为100cm。

34. C。**解析**：胸部正位取后前位摄影时，肺组织几乎充满于整个胸腔，无关于前后靠近胶片。心脏位于前纵隔，采取后前位的主要目的是使心脏放大率缩小，减少与肺组织的重叠，相对暴露出更多的肺组织，有利于对肺野的观察。

35. D。**解析**：腹部、膈下肋骨摄影的呼吸方式为深呼气后屏气。深呼气后屏气可以使肺内气体减少，膈肌上升，有利于显示膈下脏器。

36. E。**解析**：腹部仰卧前后位摄影中心线入射点应为剑突与耻骨联合连线中点。患者仰卧于摄影床上，腹部正中矢状面与床面垂直，胶片下缘低于耻骨联合下3cm，胶片上缘超出剑突末端向上3cm。

37. C。**解析**：颈椎张口位摄影时，头后仰，上颌切牙咬合面与乳突尖连线垂直于床面，尽量张大口。中心线通过两嘴角连线中点，垂直射入探测器中心。主要观察寰椎、枢椎。

38. A。**解析**：腰椎前后位摄影时中心线应对准第3腰椎垂直探测器射入。腰椎的常规体位是腰椎前后位和腰椎侧位，所以常与侧位片一同摄取，腰椎前后位摄影时应保持双髋、双膝屈曲，双足踏床面，使腰部贴近床面，减少生理弯曲。

39. C。**解析：**骶尾椎前后位摄影的中心线向足侧倾斜15°，经耻骨联合上3cm射入。

40. B。**解析：**听眶线为外耳孔上缘与眶下缘的连线。

41. A。**解析：**腹部CT扫描前将对比剂加入温开水中配制成1%～2%的浓度给患者口服。CT增强患者应严格掌握适应证，并做好碘过敏试验。

42. E。**解析：**耳部CT常规采用的扫描层厚/层距通常是2/2mm，必要时采用1/1mm扫描。

43. A。**解析：**颅脑CT增强扫描颅内转移瘤、脑膜瘤等，可在注射对比剂后6～8分钟后开始扫描。

44. D。**解析：**鼻与鼻窦CT扫描技术包括横断位扫描、冠状位扫描、螺旋扫描。冠状位扫描能整体观察鼻腔、鼻窦及其周围的详细结构，对鼻窦病变的上下关系能清晰显示。扫描范围从蝶窦后壁起至额窦前壁止。横断位扫描时，患者仰卧，先扫头颅侧位定位像，扫描层面与硬腭平行，扫描范围从硬腭至额窦。

45. C。**解析：**鼻咽部的扫描范围是从蝶鞍床突上扫描至硬腭上缘。

46. A。**解析：**咽喉部CT扫描的常规检查，一般以横断位、非螺旋扫描为主。咽部扫描适应证包括咽喉部肿瘤、外伤等。定位像为咽喉部侧位定位像。扫描时，患者仰卧，使正中矢状面与床面垂直，两外耳孔与床面等距。增强扫描的延迟扫描时间为20～25秒。

47. C。**解析：**胸部CT扫描技术常规扫描一个胸部正位像做定位像，患者仰卧、头先进，两臂上举抱头，身体置于床面正中，侧面定位线对准人体正中冠状面。驼背患者可改为俯卧位。扫描范围从肺尖开始，一直扫描到肺底。

48. D。**解析：**颅脑CT后处理根据疾病诊断的需要，灵活选用窗宽、窗位。观察软组织时用窗宽300～400HU，窗位35～45HU。颅脑CT图像常用脑窗摄影，观察脑时用窗宽80～100HU，窗位35HU左右。骨窗的窗宽1000～1400HU，窗位300～500HU。

49. A。**解析：**鞍区CT扫描的扫描范围从听眶线至鞍区上缘。

50. C。**解析：**30°轴位扫描时，头稍前曲，使听眉线与床面垂直；冠状位扫描时，选用颏顶位或顶颏位；颞骨横断位扫描常用0°和30°断面；横断位扫描范围从外耳道下缘至岩骨上缘，冠状位扫描范围从下颌髁状突后缘至岩锥后外侧。

51. C。**解析：**胸部CT扫描时扫描基线从肺尖开始，扫描到肺底。患者仰卧、头先进。常规胸部CT扫描采用螺旋扫描，层厚5～10mm，间隔5～10mm。常规扫描一个胸部前后正位像做定位像。

52. D。**解析：**腹部CT扫描检查前应尽可能食用少渣饮食，特别是不能服用含有金属的药品，或进行消化道钡剂造影等。CT增强扫描的患者应严格掌握适应证，并做好碘过敏试验。

53. A。**解析：**腹部CT扫描技术中，常规体位为仰卧位，也可根据观察部位的需要采用侧卧位或俯卧位，胆囊和胰腺以肝门为扫描基线，肝脏和脾脏以膈顶为扫描基线，腹膜后腔以肝门为扫描基线。为确定扫描基线和扫描范围应摄取一个正位定位像。

54. A。**解析：**头部CT检查常以听眦线作为扫描基线。扫描基线有听眦线、听眶线、听眉线。经听眉线扫描的图像对显示第四脑室和基底节区组织结构较好。

55. E。**解析：**怀疑眶内肿瘤、炎症、血管性病变及眶内肿瘤向眶外侵犯时，需做增强扫描。

56. E。**解析**：耳部 CT 横断位扫描中，0°轴位扫描时，头稍仰，使听眶线与床面垂直；30°轴位扫描时，头稍前曲，使听眉线与床面垂直，扫描基线为听眉线（与听眶线夹角呈 30°）。

57. C。**解析**：脊柱 CT 图像的观察窗技术参数中，软组织窗的窗宽 200 ~ 350HU，窗位 35 ~ 45HU，骨窗的窗宽 800 ~ 1500HU，窗位 200 ~ 400HU。

58. C。**解析**：膝关节 CT 检查的体位是仰卧位，足先进，膝关节下略垫高，使关节稍弯曲。

59. A。**解析**：CT 定位扫描是正式扫描前确定扫描范围的一种扫描方法，它和一般扫描的不同之处是平扫和增强扫描时 CT 的扫描机架是围绕患者做 360°旋转，每扫描一层检查床移动相应的距离，而定位扫描时，扫描机架在 12、9、3 点钟位置固定不动，只有检查床做某个方向的运动。

60. D。**解析**：颅骨凹陷性骨折摄影应选头颅局部切线位，可观察任一位置颅骨凹陷。

61. B。**解析**：病变与周围组织密度接近时，为突出病变。CT 窗的调整应为适当调窄窗宽。

62. A。**解析**：患者食欲缺乏、腹胀 1 年余，加重伴多次黑便 20 天。CT 检查示门静脉直径约 1.9cm，肝尾叶明显增大，最可能的诊断是肝癌。肝细胞癌通常亦称为原发性肝癌或肝癌，病理学上分为三型：巨块型、结节型、弥漫型。肝细胞癌易侵犯门静脉和肝静脉而引起血管内癌栓或肝内外血行转移；侵犯胆道引起阻塞性黄疸。

63. D。**解析**：关节结核的关节面破坏首先发生在关节非持重部分，滑膜附着处。

64. A。**解析**：X 线检查患侧肺部肺野呈均匀密度增高，纵隔向患侧移位，患侧肋间隙变窄，健侧呈代偿性肺气肿，其可能诊断为一侧性肺不张。

65. C。**解析**：筛窦黏液囊肿 CT 结果显示病变均不同程度突入眼眶，并压迫眶内组织，筛窦扩大，内可见一类圆形膨胀性软组织密度影，密度较均匀。仅有少数患者因鼻塞、流浓涕首先就诊于耳鼻喉科。根据临床症状及其 X 线检查表现，考虑为筛窦黏液囊肿。

66. E。**解析**：结合病史，查体颈部活动受限，不能平卧，考虑寰枢椎关节半脱位。

67. E。**解析**：骨质病变一般首选 X 线检查，寰枢椎关节半脱位首选的检查为寰枢椎张口位片。

68. A。**解析**：寰枢椎张口位片中心线或定位线是两嘴角连线中点，影像显示为第 1、2 颈椎于上、下齿列之间显示。

69. E。**解析**：寰枢椎张口位标准影像的显示：第 1、2 颈椎于上、下齿列之间显示，第 2 颈椎位于其正中，上、中切牙牙冠与枕骨底部相重，第 2 颈椎齿突不与枕骨重叠，单独清晰显示。齿突与第 1 颈椎两侧块间隙对称，寰枕关节呈切线状显示。

70. E。

71. E。

72. D。**解析**：跟骨骨折，对跟骨摄片应采用跟骨侧位 + 轴位。

73. D。**解析**：跟骨轴位摄影：被检者坐于摄影床上，被检侧下肢伸直。足尖向上，足背极度背屈（可用布带牵拉）。中心线向头侧倾斜 35° ~ 45°角，经跟骨中点射入（或对准探测器中心）。

74. D。**解析**：CT 扫描前，患者必须去除金属物品是为了避免产生图像伪影。

75. A。**解析**：新鲜出血的 CT 值范围是 60 ~ 80HU，陈旧性出血的 CT 值范围是 15 ~ 45HU。超急性期的时候 CT 值最高。

76. B。**解析**：主动脉夹层患者多伴有高血压和动脉粥样硬化，年轻患者多见于动脉囊性中层坏死（如马方综合征），或因中膜弹力纤维和平滑肌病损、发育缺欠等。此外，外伤和医源性损伤也是发病原因之一。

77. E。**解析：**主动脉夹层 X 线平片显示主动脉弓部和降主动脉上部影增宽，还可见心脏增大，心包或左侧胸腔积液。

78. D。**解析：**肝血管瘤：肿瘤边界清晰，低回声型，较大血管瘤的周边常为 2～4mm 厚的带状高强回声，呈“花瓣状”，较小高回声型肿瘤边界清楚，犹如浮雕，在肝血管瘤诊断中具有较高的特异性。患者无肝炎病史，超声检查肝内稍高回声占位，边界清晰，符合肝血管瘤的表现。

79. C。**解析：**目前最可能的诊断考虑肝血管瘤。较小的高回声型血管瘤声像图表现具有特异性，具有很高的准确率。较大高回声型、混合回声型血管瘤，常规超声检查定性诊断较困难，需结合增强 CT、超声造影等影像学检查方法综合分析。

80. E。

81. C。**解析：**垂体微腺瘤放大动态扫描能清楚地观察微腺瘤及其与周围组织结构的关系。在增强扫描的早期阶段，增强的垂体组织内微腺瘤呈局限性低密度影，边界多数清楚；在晚期阶段，微腺瘤可呈等密度或高密度病灶。总之，动态扫描可观察微腺瘤血供的全过程，有利于对微腺瘤的诊断。

82. E。**解析：**颅脑增强扫描分为平扫后增强扫描（平扫基础上加做的增强扫描）和直接增强扫描（注入对比剂后逐层连续扫描）2 种方法。增强后的扫描时间依据病变的性质而定。与血管有关的病变，如脑血管畸形、动脉瘤等，可在注射对比剂 50ml 时开始扫描；颅内感染、囊肿等，可在注射对比剂 60 秒后开始扫描；颅内转移瘤、脑膜瘤等，可在注射对比剂 6～8 分钟后开始扫描。头部增强扫描可用平扫参数，也可只对病变部位进行薄层扫描。

83. D。**解析：**逆行肾盂造影对比剂用量是一侧注射 8～15ml。

84. C。**解析：**静脉尿路造影检查前 12 小时禁食、水，防止过敏反应时呕吐造成窒息。

85. D。**解析：**肝肾功能严重受损不能进行静脉尿路造影检查的原因包括不能正常显影、机体抵抗力低下、不能正常排泄对比剂、损伤肝肾功能。但不包括必然发生过敏反应。

86. D。**解析：**华氏位摄影时，被检者俯卧于摄影床上，正中矢状面垂直于床面，并与床面中线重合。下颌骨颏部置于床面上，头稍后仰，听眦线与床面呈 37°，鼻根部对准探测器中心。

87. C。**解析：**华氏位的标准影像显示两侧上颌窦对称，显示于眼眶之下，呈倒置的三角形；颞骨岩部的投影位于上颌窦影的下方；后组筛窦及额窦显示良好。

88. A。**解析：**华氏位摄影时，其中心线经鼻根垂直射入探测器。

89. E。**解析：**颈椎张口位照片显示寰枕关节成切线位显示，寰枢椎显示于上、下齿列之间，齿突与寰椎两侧块间隙对称，上、中切牙牙冠与枕骨底部相重叠，第三、四颈椎不显示于口中，第一、二颈椎可显示于上、下齿列之间。

90. B。**解析：**颈椎张口位影像显示齿突与枕骨重叠，摄影体位不当之处是下颌过仰。

91. D。

92. A。**解析：**尺桡骨 X 线摄影注意事项：除去受检部位金属饰品、膏药等；向受检者说明检查情况，取得被检者配合；包括骨两端或邻近病变一端的关节；近日禁用不透 X 线的药物，如硫酸钡、钙片等；被检者可以穿棉制衣服摄片。

93. C。**解析：**受检者俯卧于摄影台上，两臂放于头部两旁，使头颅正中矢状面垂直台面并与台面中线重合；颌内收，听眦线与台面垂直，两侧外耳孔与台面等距；照射野和探测器包含下颌骨的整个头部；源－像距离为100cm；中心线垂直对准枕外隆凸，经眉间垂直射入探测器中心。

94. B。

95. E。**解析**：鼻骨侧位摄影要点：受检者俯卧，头颅成标准侧位；中心线经鼻根下1cm处垂直射入探测器；照射野和探测器包括整个鼻骨；源－像距离（SID）为100cm。

96. A。

97. B。

98. C。

99. B。

100. A